reinhardt

Bausteine der Kinder- und Jugendlichenpsychotherapie; Band 5

Herausgegeben von Prof. Dr. med. Franz Resch und Prof. Dr. med. Michael Schulte-Markwort

Wilhelm F. Preuss

Geschlechtsdysphorie, Transidentität und Transsexualität im Kindes- und Jugendalter

Diagnostik, Psychotherapie und Indikationsstellungen für die hormonelle Behandlung

Mit einem Vorwort von Franz Resch und Michael Schulte-Markwort

Ernst Reinhardt Verlag München Basel

Dr. med. *Wilhelm F. Preuss*, Facharzt für Psychiatrie und Psychotherapie und Facharzt für Psychotherapeutische Medizin, ist am „Institut für Sexualforschung und Forensische Psychiatrie" des Universitätsklinikums Hamburg-Eppendorf tätig.

Hinweis: Soweit in diesem Werk eine Dosierung, Applikation oder Behandlungsweise erwähnt wird, darf der Leser zwar darauf vertrauen, dass die Autoren große Sorgfalt darauf verwandt haben, dass diese Angabe dem Wissensstand bei Fertigstellung des Werkes entspricht. Für Angaben über Dosierungsanweisungen und Applikationsformen oder sonstige Behandlungsempfehlungen kann vom Verlag jedoch keine Gewähr übernommen werden. – Die Wiedergabe von Gebrauchsnamen, Handelsnamen, Warenbezeichnungen usw. in diesem Werk berechtigt auch ohne besondere Kennzeichnungen nicht zu der Annahme, dass solche Namen im Sinne der Warenzeichen- und Markenschutz-Gesetzgebung als frei zu betrachten wären und daher von jedermann benutzt werden dürften.

Bibliografische Information der Deutschen Nationalbibliothek

Die Deutsche Nationalbibliothek verzeichnet diese Publikation in der Deutschen Nationalbibliografie; detaillierte bibliografische Daten sind im Internet über <http://dnb.d-nb.de> abrufbar.
ISBN 978-3-497-02554-1 (Print)
ISBN 978-3-497-60265-0 (E-Book)
ISSN 1862-3255

Printed in Germany
Reihenkonzeption Umschlag: Oliver Linke, Hohenschäftlarn
Covermotiv: Schülerarbeit von der St.-Martins-Schule, Bruckberg. Der Verlag dankt Herrn Axel Pelzer, Schulleitung, für die Zurverfügungstellung dieser Monotypie.
Satz: JÖRG KALIES – Satz, Layout, Grafik & Druck, Unterumbach

Ernst Reinhardt Verlag, Kemnatenstr. 46, D-80639 München
Net: www.reinhardt-verlag.de E-Mail: info@reinhardt-verlag.de

Inhalt

Hinweise zur Benutzung des Buches

Zur schnelleren Orientierung wurden in den Randspalten Piktogramme benutzt,
die folgende Bedeutung haben:

Literaturempfehlung

Beispiel

Merksatz

Definition

Studie

Vermeidbare Fehler

Vorwort der Herausgeber

Kaum ein Bereich des menschlichen Lebens und der menschlichen Entwicklung unterlag weltweit in den letzten 10 Jahren so tiefgreifenden Veränderungen wie die Sexualität. Erst 30 Jahre nach der „sexuellen Revolution" in den Industrienationen zeigen sich Veränderungen, die damals schon angemahnt worden sind, für die der Zeitgeist aber offensichtlich noch nicht bereit war. Der Aufweichung der strengen, vermeintlich biologisch bedingten Grenzen zwischen männlich und weiblich standen und stehen bis heute an Konventionen orientierte Zuschreibungen entgegen.

So wenig es darum geht, tatsächliche biologische Grenzen zu verleugnen, so sehr sollten individuelle Spektren von weiblich-androgyn-männlich gesehen und respektiert werden. Die Anerkennung eines dritten Geschlechts in Indien zeigt auf, welche gesellschaftlichen Entwicklungen möglich sind.

Sexualität ist auch in der aktuellen Kinder- und Jugendpsychiatrie und Psychotherapie ein Bereich, der immer noch sowohl diagnostisch als auch therapeutisch zu wenig Berücksichtigung findet. So sehr die Bedeutung sexuellen Missbrauchs Eingang gefunden hat in die tägliche klinische Praxis, so wenig kümmern wir uns um die sexuelle Entwicklung, um sexuelle Identität, Vorlieben, Irritationen. Nur wenige kinder- und jugendpsychiatrische Kollegen trauen sich die Diagnostik und Begleitung von geschlechtsdysphorischen oder Transgender-Patienten zu.

Es ist das Verdienst von Dr. Wilhelm Preuss, dass mit dem Erscheinen dieses Arbeitsbuches, wie er es nennt, das Thema der Geschlechtsdysphorie nicht mehr der persönlichen Fortbildung in den — ebenfalls wenigen — Instituten der Erwachsenen-Sexualtherapie in Deutschland überlassen werden muss. Auf der Basis eines fundierten Erfahrungsschatzes eines ganzen Berufslebens gehört Wilhelm Preuss zu den wenigen Psychiatern, Sexualtherapeuten und Psychotherapeuten, der sich aus der Behandlung von erwachsenen Patienten in Hamburg hin zu einem transitorischen Erfahrungsschatz entwickelt hat. In der gemeinsamen Ambulanz der Kinder- und Jugendpsychiatrie und der Sexualforschung unter der Leitung von Professor Peer Briken begleitet Wilhelm Preuss seit vielen Jahren die Diagnostik und Behandlung von Jugendlichen mit einer Transgenderentwicklung und überführt sie professionell in ihr Erwachsenenleben. Über diese Versorgung ohne Brüche ist eine optimale Behandlung und Begleitung möglich.

Das vorliegende Arbeitsbuch von Dr. Preuss ist ausführlich, differenziert und umfänglich. Es ermöglicht dem fachinteressierten Leser einen fundierten Einblick in die Bereiche der Geschlechtsdysphorie, Transidentität und Transsexualität im Kindes- und Jugendalter. Die genannten Begriffsbestimmungen zeigen auf, wie differenziert und gleichzeitig breit Wilhelm Preuss das Thema angeht. Das bezieht sich nicht nur auf die Begrifflichkeiten, sondern auch auf alle anderen Themen von der Diagnostik über die psychotherapeutische Behandlung bis zur endokrinologischen und operativen Geschlechtsumwandlung.

Das Verdienst von Wilhelm Preuss für die Kinder und Jugendlichen, die nicht im „richtigen" Geschlecht aufwachsen, ist unermesslich. Möge sich dies in einer möglichst breiten und zufriedenen Leserschaft niederschlagen.

Hamburg und Heidelberg im Januar 2016

Michael Schulte-Markwort und Franz Resch

Vorwort des Autors

Gewidmet meinen Patienten,
von denen ich lernen durfte.

Das vorliegende Buch soll Kinder- und Jugendpsychotherapeuten, Kinder- und Jugendpsychiatern und Kinderärzten helfen, bei ihren heranwachsenden Patienten, Geschlechtsdysphorie und Geschlechtsidentitätsprobleme leichter und schneller zu erkennen, um eine geeignete Behandlung veranlassen zu können.

Der noch kleinen aber langsam wachsenden Schar von Kinder- und Jugendpsychiatern und -psychotherapeuten, die sich für die Behandlung von geschlechtsdysphorischen Kindern und Jugendlichen interessieren, soll mein Buch als praxisorientierte Anleitung für ihre klinische Arbeit dienen. Vielen Kindern und Jugendlichen, die unter geschlechtlichem Unbehagen oder Geschlechtsdysphorie leiden, ist schon mit wenigen Gesprächen einschließlich Beratung der Eltern oder mit einer psychotherapeutischen Behandlung geholfen. Für etwa ein Fünftel, maximal für ein Viertel der Kinder und Jugendlichen, die an geschlechtlichem Unbehagen leiden, reicht Psychotherapie alleine nicht aus. Wenn sich ihr geschlechtliches Unbehagen zu dauerhaft quälender Geschlechtsdysphorie steigert, können sie nur *multimodal*, d. h. mit zusätzlichen somatischen geschlechtsangleichenden Behandlungsmaßnahmen erfolgreich behandelt werden. Diese Jugendlichen leiden an einer transsexuellen Entwicklung bzw. an einer Transsexualität.

Der Begriff der Transsexualität wird hier über die Notwendigkeit einer hormonellen Behandlung definiert. In sozialen Kontexten spreche ich lieber von transidentischen Menschen oder von Transidentität.

Für Kinder- und Jugendtherapeuten, die bei transsexuellen Jugendlichen die Verantwortung für die Indikation einer pubertätsunterdrückenden Behandlung und später auch für eine gegengeschlechtliche Behandlung übernehmen, gibt es bisher keine einheitliche Bezeichnung. Ich wähle hier den Begriff „Transgender-Spezialist für Kinder und Jugendliche" oder kurz „Gender-Spezialist", wie er auch im Rahmen der Behandlung erwachsener transsexueller Patienten verwendet wird. Leider gibt es bisher in Deutschland noch sehr wenige „Transgender-Spezialisten für Kinder und Jugendliche".

Lehrbücher und Standards bzw. Leitlinien zur Behandlung transsexueller Patienten sind notwendig und können als Unterstützung und Kontrolle für die klinische Arbeit hilfreich sein. Sie können sich aber auch durch falsch verstandene „Anwendungen" sehr negativ auf jugendliche wie erwachsene transsexuelle Patienten auswirken. Gender-Spezialisten müssen sich immer wieder bewusst machen, dass die Befolgung starrer Normen und die Einteilung in Klassifikationen ihren Patienten schaden können. Aus dieser Erfahrung heraus möchte ich mein Buch nicht als Lehrbuch sondern als Arbeitsbuch verstanden wissen, das Anregungen geben soll, sich auf die spezifischen Bedürfnisse geschlechtsdysphorischer Kinder und Jugendlicher möglichst gut einzustellen.

Gender-Therapeuten müssen bereit sein, direkt von ihren Patienten zu lernen, um ihnen wirksam helfen zu können. Nur in der unmittelbaren Begegnung mit ihnen können Therapeuten ein Verständnis davon entwickeln, was es bedeutet, an einer anhaltenden Geschlechtsdysphorie zu leiden, und/oder transidentisch bzw. transsexuell zu sein.

Kein Kinder- und Jugendpsychotherapeut sollte zur Übernahme der Funktion eines Gender-Spezialisten (fremd-) bestimmt werden. Jede Gender-Spezialistin und jeder Gender-Spezialist muss für sich selbst entscheiden, ob sie oder er im individuellen Fall die Verantwortung für oder gegen die Indikation irreversibler geschlechtsangleichender Maßnahmen übernehmen kann oder will. Allerdings wäre es wünschenswert, wenn es in jeder größeren kinder- und jugendpsychiatrischen Behandlungseinheit Mitarbeiterinnen und Mitarbeiter gäbe, die sich für geschlechtsdysphorische Kinder und Jugendliche interessieren.

Derzeit gibt es noch keine formalisierte Weiterbildung für Gender-Spezialisten, weder für erwachsene Patienten noch für Kinder und Jugendliche. Nur in wenigen Universitätskliniken wie Hamburg, Frankfurt, München, Münster oder Zürich bestehen Möglichkeiten, zum kinder- und jugendpsychiatrischen bzw. kinder- und jugendpsychotherapeutischen Gender-Spezialisten ausgebildet zu werden. Vor diesem Hintergrund würde ich mich freuen, wenn sich Kliniken melden, von denen mir bisher nicht bekannt war, dass es dort Gender-Spezialisten gibt.

Obwohl als klinisches Fachbuch konzipiert, würde ich mich freuen, wenn mein Buch auch „Fachkräften" im psychosozialen Bereich helfen könnte, die Probleme transidentischer Jugendlicher, die (noch nicht) oder schon als „transsexuelle" Patienten in Behandlung sind, noch besser zu verstehen. Dazu gehören z. B. Lehrer, Sozialarbeiter, Sozialpädagogen und Sexualpädagogen in der Jugendarbeit, die bereits vielfach wertvolle Arbeit leisten und auf Grund ihrer so gewonnen Erfahrung schon zu wichtigen Multiplikatoren für die Belange von Trans-Jugendlichen geworden sind.

Das vorliegende Buch stützt sich auf meine über zwanzigjährige Erfahrung in der Behandlung von erwachsenen transsexuellen Patienten, die in unterschiedlichen Ausprägungen retrospektiv betrachtet einmal geschlechtsdysphorische Kinder und Jugendliche waren, und meine daraus erwachsene über zehnjährige Erfahrung in der Behandlung von transsexuellen Jugendlichen. Diese Erfahrungen haben sich erweitert und vertieft, nachdem ich am Universitätsklinikum Hamburg-Eppendorf mit Kolleginnen und Kollegen der Klinik für Kinder- und Jugendpsychiatrie, -psychotherapie und -psychosomatik (Direktor Prof. Dr. med. Michael Schulte-Markwort) und des Instituts für Sexualforschung und Forensische Psychiatrie (Direktor Prof. Dr. med. Peer Briken) die „Interdisziplinäre Sprechstunde für Kinder und Jugendliche mit Problemen der Geschlechtsidentität" mit aufbauen konnte.

Sie trägt jetzt den offiziellen Namen: „Spezialsprechstunde Unsicherheiten in der Geschlechtsidentität (Geschlechtsdysphorie)", unter dem sie auch auf der Web-Site des Universitätsklinikums Hamburg-Eppendorf zu finden ist.

Insofern ich kein Kinder- und Jugendpsychiater bin, handelt es sich bei diesem Buch nicht um ein kinder- und jugendpsychiatrisches Werk im formalen Sinne. Es ist jedoch geschrieben für Kinder- und Jugendpsychiater und Kinder- und Jugendpsychotherapeuten, denen ich meine klinischen Erfahrungen und Reflektionen bei der Behandlung geschlechtsdysphorischer Kinder und Jugendlicher sowie transsexueller Jugendlicher zur Verfügung stellen möchte.

Mein Dank gilt vor allem meinen Team-Kolleginnen und Kollegen Saskia Fahrenkrug, Julia Schweitzer, Inga Becker, Timo O. Nieder, Johannes Fuß und Viktoria Märker, die mir wichtige Hinweise zu den Autismus-Spektrum-Störungen gab. Achim Wüsthof, mit dem ich 2003 das erste transsexuelle Mädchen (geburtsgeschlechtlich ein Junge) am Universitätsklinikum Hamburg-Eppendorf behandelt habe (Preuss 2005) danke ich dafür, dass ich auf seine Empfehlungen zur hormonellen Behandlung zurückgreifen durfte. Georg Romer und Birgit Möller (Münster/Westfalen), sowie Hertha Richter-Appelt sei gedankt, dass ich mit ihnen die Spezialambulanz für geschlechtsdysphorische Kinder und Jugendliche aufbauen konnte. Meinen Kolleginnen Susanne Cerwenka, Franziska Brunner, Christina Handford und Urszula Martyniuk möchte ich für wichtige wissenschaftliche und klinische Anregungen danken. Herrn Silvano Barbieri danke ich für seine Hilfe bei der Zusammenstellung der Links. Für wertvolle Rückmeldungen während der Erstellung des Manuskripts danke ich sehr herzlich Katrin Schümann-Riquelme, Horacio Riquelme, Karin Heister-Grech, Ute Lampalzer und Katinka Schweizer, die mir half, die aktuellen Entwicklungen im Bereich Intersexualität bzw. „Divergenter Sexueller Entwicklungen" zu berücksichtigen. Besonders herzlich gedankt sei Frau Diana Pflichthofer, die mir Mut gemacht hat, mich an das Projekt eines Ein-Autoren-Buches zu wagen. Ich danke auch meiner Familie, Eric Weinberger (Ashville, North Carolina), Annette Güldenring und allen Freunden und Kollegen, die mich emotional während der Arbeit am Manuskript unterstützt haben, sowie meiner wunderbaren Lektorin Frau Ulrike Landersdorfer für ihre professionelle und menschliche Unterstützung. Michael Schulte-Markwort danke ich, dass er mich in Kontakt mit dem Ernst Reinhardt Verlag gebracht hat. Zuletzt möchte ich noch meinen Förderern und Lehrern Gunter Schmidt und Friedemann Pfäfflin danken. Zu meinen Lehrern zähle ich auch Domenico Di Ceglie (London) und Peggy Cohen-Kettenis (Amsterdam). Peggy Cohen-Kettenis hat mit ihrem Team durch ihre unermüdliche klinisch-wissenschaftliche Pionierarbeit und durch ihre außergewöhnlich integrative Kraft die multimodale Behandlung transsexueller Jugendlicher überhaupt erst entwickelt und darüber hinaus viele andere Behandlungsteams ermutigt und dabei unterstützt, es ihr und ihrem niederländischem Team nachzutun.

Hamburg, Januar 2016   Wilhelm F. Preuss

Einleitung

Transsexuelle Jugendliche sind im Verlauf der letzten zehn Jahre in der Mitte unserer Gesellschaft z.B. in den Schulen und in der Medien-Öffentlichkeit angekommen. Ihre Existenz lässt sich nicht mehr in Frage stellen. Sie und ihre Familien brauchen sich nicht mehr zu verstecken. Das zeigt sich in Presseberichten, Fernseh-Reportagen, in Filmen und im Internet und dort vor allem in den sozialen Medien. So sind mit wenigen Computer-Klicks unter dem Suchbegriff „Transgender-Jugendliche" oder „Transgender-Kinder" zahlreiche Selbstdarstellungen von jungen Trans-Männern und Trans-Frauen zu finden. Für einen „schnellen" Zugang zum Thema sei auf Beiträge verwiesen, die Wandlungsprozesse im Zeitraffer zeigen. Mehrere Trans-Jugendliche haben ihre Transition in täglichen oder wöchentlichen Selbstportraits über zwei bis drei Jahre auf dem Online-Video-Portal YouTube veröffentlicht. Dort sieht man z.B. am Anfang eines solchen Zeitrafferfilms ein unglücklich dreinschauendes (biologisch männliches) Menschenkind und dann seine Metamorphose in eine hübsche junge Frau, die authentisch wirkt und sich offenkundig nach ihrem Wandlungsprozess wohl und stimmig fühlt (www.youtube.com/watch?v=tZFAK77l35A; 12.2.2016).

Mit **Transition** ist der mindestens ein bis zwei Jahre dauernde Prozess des Übergangs in die Geschlechtsrolle gemeint, die dem empfundenen Geschlechtsidentitätsgefühl der Trans-Mädchen bzw. der Trans-Jungen entspricht. Zum Prozess der Transition gehören das Coming-Out, die Alltagserprobung, die begleitende psychotherapeutische Behandlung durch einen Gender-Spezialisten, eine pubertätsunterdrückende Behandlung und die darauf folgende gegengeschlechtliche Hormonbehandlung durch einen qualifizierten Endokrinologen, sowie die gesetzlich mögliche – aber für eine Behandlung nicht erforderliche – Vornamens- und Personenstandsänderung nach dem so genannten Transsexuellengesetz (TSG).

Nicht immer lässt sich im Folgenden eine einheitliche Handhabe der Begriffe „Kinder" und „Jugendliche" durchhalten, weil die Trennlinien zwischen Kindheit und Jugend im Hinblick auf Entwicklungsalter und gesetzliches Alter individuell variieren.

Betrachtet man das **numerische Alter**, an das sich die Gesetzgebung hält, ist mit einem „Kind" eine Person gemeint, die das 14. Lebensjahr noch nicht vollendet hat. Als „Jugendlicher" gilt, wer älter als 14 und noch keine 18 Jahre alt ist. Mit 18 Jahren ist gesetzlich der Status eines Erwachsenen erreicht.

Nach **entwicklungspsychologischer Einteilung** endet die Kindheit mit dem Beginn der Pubertät. Der Beginn der körperlichen Pubertät, der schon mehrere Jahre vor dem 14. Lebensjahr (also schon im gesetzlichen Kindesalter) einsetzen kann, markiert gleichzeitig den Anfang der Adoleszenz bzw. der Jugendzeit.

Transsexuell heißt in diesem Kontext, dass bei dieser Gruppe die Geschlechtsdysphorie nicht alleine psychotherapeutisch erfolgreich behandelt werden kann. Bei transsexuellen Jugendlichen muss unter Beachtung besonderer Voraussetzungen nach Beginn der Pubertät zunächst eine pubertätsunterdrückende Behandlung und bei eindeutigem Verlauf auch eine gegengeschlechtliche Hormonbehandlung durchgeführt werden.

Den so genannten Gender-Spezialisten fällt die Aufgabe zu, beide Gruppen, also die (nur) geschlechtsdysphorischen Kinder und Jugendlichen *und* die transsexuellen Jugendlichen richtig zu diagnostizieren und adäquat zu behandeln.

Aus methodischer Vorsicht werden die Begriffe „Trans-Kind" oder „transsexuelle Kinder" im Folgenden vermieden. Dafür sprechen zwei Gründe: 1. Wenn im klinischen Kontext von „Transsexualität" oder einem „transsexuellen Patienten" gesprochen wird, so ist das gleichbedeutend damit, dass somatische geschlechtsangleichende Maßnahmen in Frage kommen. Die Bezeichnung „transsexuelles Kind" könnte suggerieren, dass schon „Kinder" hormonell behandelt werden, ohne dass klar ist, ob es sich um eine Person unter 14 Jahren handelt oder um eine Person, die entwicklungsmäßig noch präpubertär ist. 2. Wie die empirische Forschung zeigt (Steensma et al. 2013b), entwickelt der größte Teil der (präpubertären) Kinder, die unter

Geschlechtsdysphorie leiden und die Kriterien für die Diagnose „Geschlechtsidentitätsstörung im Kindesalter" nach ICD-10 erfüllen, im weiteren Verlauf ihrer Adoleszenz keine Transsexualität. Klar ist auch, dass vor der Pubertät eine „pubertätsunterdrückende Behandlung" zur Behandlung einer Geschlechtsdysphorie keinen Sinn macht.

Würde man transsexuellen Jugendlichen eine hormonelle Behandlung vorenthalten, so würde sich ihr Leiden unter ihren nicht stimmig empfundenen Geschlechtsmerkmalen (Geschlechtsdysphorie) nachhaltig schädigend auf ihre psychische Entwicklung auswirken. Dabei muss die geschlechtsangleichende Hormonbehandlung möglichst sorgfältig in eine entwicklungsbegleitende psychotherapeutische Behandlung mit ausreichender Betreuungsintensität und Betreuungsfrequenz eingebettet sein. Meistens ist dafür das Setting einer „verteilten Behandlung" erforderlich, d. h. parallel zur Behandlung durch den Gender-Spezialisten ist noch eine kinder- und jugendpsychotherapeutische Mitbehandlung z. B. durch einen wohnortnahen Therapeuten notwendig.

So sehr ich mich für eine hormonelle Behandlung sicher diagnostizierter transsexueller Jugendlicher einsetze, so wichtig erscheint es mir, die Kontroversen um ihre hormonelle Behandlung damit keinesfalls außer Acht zu lassen. Vielmehr möchte ich diese Kontroversen aufgreifen, damit betroffene Kinder und Jugendliche und ihre Eltern über verschiedene Behandlungsoptionen umfassend aufgeklärt werden können, insbesondere auch über Behandlungsoptionen, die ohne somatische Interventionen auskommen. In Einzelfällen kann das bedeuten, dass ein transsexueller Jugendlicher seine Geschlechtsdysphorie auch ohne gegengeschlechtliche Hormonbehandlung einigermaßen ertragen lernt. Voraussetzung ist aber, dass er im Setting einer höherfrequenten Psychotherapie als Trans-Mädchen bzw. als Trans-Junge voll anerkannt wird. Fühlen sich solche Patienten mit ihrem So-Sein in der therapeutischen Beziehung gesehen, ernstgenommen und gehalten, können sie ihre Transidentität innerlich festigen und sich so in Ruhe auf ein späteres Coming-Out vorbereiten.

Mit dem Erscheinen von Trans-Jugendlichen und ihren Eltern in der Öffentlichkeit in den letzten zehn Jahren melden sich mehr und mehr geschlechtsvariante bzw. gendervariante oder gender-non-konforme Jugendliche zu Wort. Damit sind Jugendliche gemeint, die nicht-polare bzw. nicht-binäre Geschlechtsidentitäten zum Ausdruck bringen und leben wollen. Ausgehend von studentischen Subkulturen bezeichnen sich junge Leute als „gender-queer" oder „trans*" (gesprochen: „Trans mit Sternchen"), die sich nicht binär-polar geschlechtlich verorten lassen wollen. Viele von ihnen suchen sich von somatischen Behandlungsmethoden unabhängig zu machen. Auch wenn für diese Jugendlichen und Jung-Erwachsenen körperliche Veränderungen nicht im Vordergrund stehen, können sie durch ihr unkonventionelles Äußeres Diskriminierungen anheim fallen oder zeitweise auch unter stärkerem geschlechtlichem Unbehagen leiden. Gerade für die Probleme dieser Jugendlichen braucht es spezialisierte Psychotherapeutinnen und Psychotherapeuten, die sich mit dem gesamten Spektrum der Geschlechtsidentitäten (gender-variety) auskennen und mit den Sorgen und Nöten betroffener junger Menschen umgehen können, ohne sie gleich zu pathologisieren.

Ich habe mich bemüht, die jeweiligen Themen mit kürzeren Fallgeschichten zu illustrieren. Die aufgenommenen Fallvignetten sind mit Absicht in denjenigen Elementen, die für den Zusammenhang nicht wichtig sind, verfremdet. Alle genannten Namen sind verändert bzw. anonymisiert. Bei ausführlichen Darstellungen von Behandlungsfällen habe ich das Einverständnis der Patienten eingeholt.

Am Schluss der Einführung möchte ich noch zwei Anmerkungen zur Sprachwahl bei der Verfassung meines Buches machen. Diagnosen, Klassifikationen, Begriffe, Konstrukte, Auffassungen von der Geschlechtlichkeit des Menschen usw. verändern sich im Lauf der Zeit. Im vorliegenden Text verwende ich „Transsexualität", (selten) „Transsexualismus", „Transidentität" und die zugehörigen Adjektive „transsexuell" und „transidentisch" synonym bzw. als kontextabhängig austauschbar. In nicht-klinischen Zusammenhängen ziehe ich es vor, anstatt von „transsexuellen Menschen" von „transidentischen Menschen" zu sprechen.

Die Verwendung des Begriffes „Transgender" ist eher uneinheitlich. Zum einen wird „Transgender" synonym zu den vorgenannten Begriffen verwendet, z. B. im Internet, wo von „Transgender-Jugendlichen" die Rede ist. Zum anderen aber dient der Begriff „Transgender" zur Bezeichnung von Menschen, die sich dem anderen Geschlecht zugehörig fühlen und in der entsprechenden Geschlechtsrolle leben, jedoch auf geschlechtsangleichende Operationen verzichten oder ohne sie auskommen.

Der Begriff „Trans*" kann für eine Vielfalt von geschlechtsvarianten Identitäten angewendet werden, die zwischen den beiden herkömmlichen Geschlechtern anzusiedeln sind. Beispiele sind: „gender-queer", „in between", „weder noch", „gender punk", etc.

Gender-Spezialisten brauchen ein hohes Maß an Sprachgefühl, sprachlicher Flexibilität, sprach-kritischem Verständnis und Reflexionsvermögen. Das gilt hinsichtlich des Sprechens mit Patienten, die während ihrer Transition oft sehr vulnerabel und sprachempfindlich sind; das gilt aber auch hinsichtlich des fachlichen Austausches mit Kolleginnen und Kollegen, besonders bei Diskussionen, in denen es zu Kontroversen kommt. Ein und derselbe Begriff kann von verschiedenen Perspektiven her völlig konträre affektive Reaktionen hervorrufen. Der Wortgebrauch und die Bedeutung benutzter Begriffe muss in Vorträgen, Diskussionsbeiträgen und Gesprächen gerade im Bereich der Vielfalt der Geschlechtsidentitäten immer wieder neu definiert und justiert werden.

Bei der Verwendung des Genus d. h. des grammatikalischen Geschlechts habe ich mich nur in besonderen Fällen für die Nennung beider Geschlechter entschieden, z. B. wenn es wichtig war, Mädchen und Jungen oder junge Frauen und junge Männer voneinander zu unterscheiden, seien sie transsexuell oder cis-sexuell. „Cis-sexuell" bedeutet, dass Geschlechtsidentitätsgefühl und körperliches Geschlecht übereinstimmen.

Um den Lesefluss zu erleichtern, greife ich meist auf den Gebrauch des generischen Maskulinums bzw. auf generische Maskulina zurück. Der Begriff „Therapeut" z. B. schließt somit Therapeutinnen und Therapeuten ein.

1   Einführung in die Klinik

 Unter dem Begriff der **Geschlechtsdysphorie** versteht man das Leiden, das entsteht, wenn das zugewiesene Geschlecht mit dem empfundenen und/oder zum Ausdruck gebrachten Geschlecht nicht übereinstimmt (Steensma et al. 2013).

Bei anhaltender Geschlechtsdysphorie kann sich ein Geschlechtsidentitätsempfinden entwickeln, das nicht mit den körperlichen Geschlechtsmerkmalen übereinstimmt.

Geschlechtsidentitätsempfinden

Die Qualität des Geschlechtsidentitätsempfindens
oder auch des Geschlechtsidentitätsgefühls
oder auch des Geschlechtszugehörigkeitsempfindens
oder auch des geschlechtlichen Zugehörigkeitsempfindens
oder auch des geschlechtlichen Zugehörigkeitsgefühls
kann nur annähernd umschrieben werden.
Es handelt sich um
das Empfinden,
das Grundgefühl,
die innere Überzeugung,
das Wissen,
die Gewissheit,
dem weiblichen oder dem männlichen Geschlecht
oder einer anderen Geschlechtsidentität aus dem Gender-Spektrum
anzugehören.

Den Begriff Geschlechtsidentitätsempfinden könnte man auch durch Begriffe wie „Geschlechtszugehörigkeitsempfinden" oder „Geschlechtsidentitätsgefühl" oder „Geschlechtszugehörigkeitsgefühl" austauschen.

Die Begriffe „Geschlechtsidentitätsempfinden" oder „Geschlechtszugehörigkeits*empfinden*" haben den Vorteil, dass sie rein phänomenologisch, subjekt-nah und konstrukt-fern, und damit alltagssprachlich, verwendet werden können. „Subjektnah" heißt: es wird nach dem subjektiven Erleben des Patienten gefragt, eben nach seinem „Empfinden". „Konstrukt-fern" will sagen, dass sich die Frage nach dem Empfinden von Konstrukten wie „Kerngeschlechtsidentität" oder „Geschlechtsidentität" fernhalten will.

> *Empfinden* beschreibt, was ein Mensch in sich als gegeben vor*findet*. Was ein Mensch in sich vorfindet, kann er sich nicht aussuchen.

Wenn Gender-Spezialisten vor Psychotherapeuten über die Behandlung transsexueller Patienten sprechen, kommen in Diskussionen schnell zwei emotional aufgeladene Themen zur Sprache, die auch beim Lesen von wissenschaftlichen Artikeln oder Fachbücher zum Thema Transsexualität aktiviert werden können. Zum einen werden „Beweise" gefordert, dass man mit Hilfe psychogenetischer Theorien Transsexualität nicht heilen kann, und dass man das damit verbundene Leiden, die Geschlechtsdysphorie, d. h. „im falschen Körper" leben zu müssen, nur mit einer gegengeschlechtlichen Hormonbehandlung und geschlechtsangleichenden Operationen effizient behandeln kann. Zum anderen aber geht es immer um die heikle Frage, wie die behandelnden Gender-Spezialisten diejenigen Patienten, denen nur mit zusätzlichen somatischen Behandlungsmaßnahmen zu helfen ist, von denjenigen unterscheiden können, bei denen das nicht möglich ist oder gar gefährlich werden kann. Diese Frage erweist sich als eine besonders brisante, wenn es um Kinder und Jugendliche geht, bei denen mit geschlechtsangleichenden Behandlungsmaßnahmen entscheidende Weichen für ihr zukünftiges Leben gestellt werden.

Meiner Erfahrung nach lassen sich tiefgreifende Geschlechtsidentitätsstörungen, für die somatische geschlechtsangleichende Maßnahmen nicht — oder noch nicht — in Frage kommen, am besten in Abgrenzung zur Transsexualität darstellen, also jener Form der Geschlechtsdysphorie, die ohne somatische Behandlungsmaßnahmen nicht auskommt. Es erschien mir schwierig, eine Darstellung *passagerer geschlechtsdysphorischer* bzw. „nicht-transsexueller" Leidenszustände der Darstellung

transsexueller Entwicklungen voranzustellen. Aus didakti-
schen Gründen soll es deshalb in diesem Kapitel *nur um transsexuelle Jugendliche* gehen. Wie man transsexuelle Jugendliche
diagnostisch von anderen Jugendlichen unterscheiden kann,
die nicht dauerhafte (passagäre, vorübergehende) Formen von
Geschlechtsdysphorie zeigen, wird im Kapitel 6 „Diagnostik"
ausführlich behandelt werden.

Trans-Mädchen   Es gibt Jungen, die sich als Mädchen fühlen und darunter
Trans-Jungen   leiden, dass sie den Körper eines Jungen haben. Sie werden im
Folgenden als Trans-Mädchen bezeichnet. Und es gibt Mädchen,
die sich als Jungen fühlen und darunter leiden, dass sie den
Körper eines Mädchens haben. Sie werden im Folgenden als
Trans-Jungen bezeichnet. Man spricht von transsexuellen oder
auch von transidentischen Jugendlichen, von Transgender-Jugendlichen oder kurz von Trans-Jugendlichen. Manchmal trifft
man auch den aus dem amerikanischen Englischen stammen-
den umgangssprachlichen Ausdruck „Transgender-Kids".

Trans-Mädchen wollen zu den Mädchen gehören wie andere
Mädchen auch. Ebenso wollen Trans-Jungen zu den Jungen gehören wie andere Jungen auch. Trans-Mädchen wollen sich als
Mädchen und Trans-Jungen als Jungen ausdrücken, verhalten,
kleiden, und sie wollen als Mädchen bzw. als Jungen gesehen,
akzeptiert und behandelt werden. Das heißt auch, sie wollen
mit einem Mädchennamen bzw. mit einem Jungennamen gerufen und angesprochen werden. Trans-Mädchen brauchen
andere Mädchen bzw. eine Mädchen-Peer-Gruppe, wie Trans-
Jungen andere Jungen bzw. eine Jungen-Peer-Gruppe für ihre
Persönlichkeitsentwicklung genau so dringend wie nicht-transsexuelle Mädchen und Jungen eine gleichgeschlechtliche Peer-
Gruppe für ihre Entwicklung zu erwachsenen Persönlichkeiten
brauchen.

geschlechtliches   Alles wäre halb so schlimm, wenn Trans-Jugendliche nicht
Unbehagen   auch noch unter ihren nicht stimmigen körperlichen Geschlechtsmerkmalen enorm leiden würden und zwar ganz
unabhängig davon, ob sie von ihrer Umwelt als Trans-Mädchen oder als Trans-Jungen akzeptiert werden oder nicht. Spätestens mit Eintritt in die Pubertät werden sie massiv damit
konfrontiert, dass ihre Geschlechtsteile und ihre sekundären
Geschlechtsmerkmale nicht zu ihrem Empfinden passen. Man
nennt dieses Leiden *geschlechtliches Unbehagen* oder *Geschlechtsdysphorie*. Genauer müsste man von anhaltender Geschlechtsdysphorie sprechen, denn es gibt auch nicht anhaltende Erscheinungsformen der Geschlechtsdysphorie, z. B. bei manchen pu-

bertierenden Jugendlichen beiderlei Geschlechts. Dann würde man von einer vorübergehenden oder passagären Geschlechtsdysphorie sprechen. Seit die noch im DSM-IV gültige Diagnose „Geschlechtsidentitätsstörung im Kindesalter" im DSM-5 als „Geschlechtsdysphorie im Kindesalter" gefasst worden ist, neigen manche Kliniker dazu, den Begriff der Geschlechtsdysphorie verengend nur noch im Sinn der anhaltenden Geschlechtsdysphorie zu verwenden.

Wie groß der Leidensdruck unter einer unbehandelten Geschlechtsdysphorie werden kann, zeigen die Befunde aus Studien über Inanspruchnahme-Populationen von Spezialambulanzen. In 20 % — 50 % der Fälle ist es zu Selbstverletzungen gekommen. Bei 10 % der Patienten fanden sich Suizidversuche in der Vorgeschichte. Der Prozentsatz derjenigen, die unter Suizidgedanken leiden ist um ein Vielfaches höher. Circa 40 % — 60 % der Patienten hatten zusätzliche psychiatrische Diagnosen. Am häufigsten waren affektive Störungen (F30 — F39), neurotische Störungen, Belastungsstörungen und somatoforme Störungen (F40 — 48) (Becker I. et al. 2014). Dazu muss gesagt werden, dass sich die subjektiven Erlebensweisen und die sichtbaren Verhaltensweisen unter dem Leidensdruck einer tiefgreifenden und anhaltenden Geschlechtsdysphorie nur schwer von reaktiven Symptombildungen mit entsprechend diagnostizierbaren psychischen Begleiterkrankungen (z. B. Flucht in süchtiges Verhalten) unterscheiden lassen. Kompliziert wird es, wenn komorbide psychische Störungen indirekt mit der Geschlechtsidentitätsproblematik in Verbindung stehen (z. B. Traumatisierung in Folge von Misshandlungen durch einen Elternteil, das versucht hat, dem Kind das Cross-Dressing auszutreiben). Darüber hinaus können — statistisch zufällig — körperliche und psychische Komorbiditäten auftreten, die nichts mit der Geschlechtsidentitätsstörung zu tun haben.

Ca. 80 % der Kinder und Jugendlichen, die sich mit einer tiefgreifenden Geschlechtsdysphorie in der Hamburger Spezialambulanz melden, bitten um eine gegengeschlechtliche Hormontherapie. Oft wird schon am Beginn der Behandlung der Wunsch nach chirurgischen geschlechtsangleichenden Maßnahmen vorgebracht, insbesondere von Trans-Jungen, d. h. Jugendlichen mit einer Entwicklung von Frau zu Mann, die extrem unter ihren Brüsten leiden. An dieser Stelle sei angemerkt, dass es sich nicht um jugendliche Patienten handelt, die an verschiedenen Formen geschlechtlichen Unbehagens unterschiedlicher Intensität leiden, sondern um geschlechts-

Leidensdruck

dysphorische Jugendliche, die unter einem sehr starken und anhaltenden Leidensdruck stehen und die sich (meistens) zutreffend als „transsexuell" d. h. somatisch behandlungsbedürftig einschätzen. Ihre psychosexuelle Entwicklung, ja ihre gesamte Persönlichkeitsentwicklung – ihre Individuation –, wäre ohne eine geschlechtsangleichende Hormonbehandlung schwer beeinträchtigt. Sie würden Schaden an ihrer Seele nehmen: so wie viele transsexuelle Frauen und Männer, die erst spät in ihrem Leben ihr Coming-Out geschafft haben. Bei vielen transsexuellen Menschen kommt es erst dann zu einer Öffnung, wenn für sie ein Weiterleben in der nie passenden Geschlechtsrolle unerträglich geworden ist, und sie unter den aufgesammelten psychischen Problemen zusammenbrechen: depressive Zustandsbilder aller Art bzw. affektive Störungen, Persönlichkeitsstörungen, posttraumatische Belastungsreaktionen, Angsterkrankungen, Suchterkrankungen, Essstörungen, psychosomatische Krankheitsbilder, etc.

Heute können Transgender-Jugendliche erfolgreich behandelt werden. Ihr Leiden unter ihrer Geschlechtsdysphorie kann nachhaltig gelindert werden. Erst dadurch können Voraussetzungen geschaffen werden, dass sie sich in ihrer empfundenen Geschlechtsidentität und der Geschlechtsrolle, die dazu passt, psychisch gesund entwickeln können. Das haben die Erfahrungen seit etwa 1998 in den Niederlanden und den USA, seit 2003 in Deutschland, und seit 2008 in England gezeigt. Hier zwei Beispiele:

Hanna (15) wurde als Junge geboren. Sie ist mit einem zehn Jahre älteren Halbbruder bei ihren Eltern in einer Universitätsstadt aufgewachsen. Ihr Vater ist Literaturwissenschaftler, ihre Mutter Krankengymnastin. Beide Eltern beschreiben Hanna als lebhaftes, intelligentes Kind. Sie habe schon im Vorschulalter klar geäußert, dass sie sich als Mädchen fühle, habe Mädchenspiele bevorzugt und fast nur Mädchenbücher gelesen. Sie habe durchgehend weibliches Rollenverhalten gezeigt und immer darauf bestanden zu Hause nur weibliche Kleidung zu tragen. Mit zwölfeinhalb Jahren habe sie mit voller Unterstützung ihrer Klassenlehrerin und der Schulleitung ihren Rollenwechsel von Junge zu Mädchen vollzogen. Sie sei ohne Probleme als Mädchen akzeptiert worden. Es habe weder Ausgrenzungen noch Mobbing gegen sie gegeben. Sie habe unter ihren Klassenkameradinnen Freundinnen gefunden, von denen sie sich „beschützt" fühle. Sie habe unter massiven Ängsten vor dem männlichen Stimmbruch gelitten, so dass ab ihrem 13. Lebensjahr eine pubertätsunterdrückende Behandlung erfolgt sei. Sie trage auch nachts einen Mädchen-BH mit Einlagen. Im Alter von 14 Jahren erfolgte schließlich auch die gegengeschlechtliche Hormonbehandlung, die Hanna weiter entlastete und beruhigte.

Adrian (15) kam als Mädchen auf die Welt. Er wuchs bei seinen Eltern mit einer älteren Schwester und einer jüngeren Schwester in einer Kleinstadt auf. Der Vater ist Lehrer, die Mutter gelernte Krankenschwester. Die Eltern berichteten übereinstimmend, dass Adrian von Anfang an Mädchenkleidung strikt abgelehnt habe. Schon im Kindergarten habe er auffallend viele Jungen als Freunde gehabt. Er habe stets gute Schulleistungen erbracht und sei bei seinen Klassenkameraden immer beliebt gewesen. Nach seinem Rollenwechsel von Mädchen zu Junge (siehe unten) sei er sogar zum Klassensprecher gewählt worden. Die erste Regelblutung habe er mit elf Jahren bekommen. Damals sei er zunehmend „unglücklicher, aggressiver und depressiver" geworden und habe begonnen, sich heimlich Selbstverletzungen durch Ritzen zuzufügen. Schließlich sei er so verzweifelt gewesen, dass er einen Suizidversuch unternommen habe, indem er aus dem Fenster gesprungen sei. Danach sei er sechs Wochen stationär in einer Kinder- und Jugendpsychiatrischen Klinik behandelt worden. Im Verlauf dieser Behandlung habe er sich mit seinem Problem öffnen können. Adrian berichtet, dass er sein Coming-Out und die Akzeptanz als Junge durch seine Eltern und Schwestern als „pure Erlösung" empfunden habe. Noch vor seinem offiziellen Rollenwechsel habe er Anschluss in einer „intellektuellen Punker-Gruppe" gefunden. Mit 14 Jahren vollzog Adrian seinen Rollenwechsel am Gymnasium. Nach den Sommerferien erschien er in der neuen Klasse als Junge und wurde sofort allseits als Junge akzeptiert. Andere Jungen suchten seine Freundschaft. Nach wenigen Monaten lernte er ein gleichaltriges heterosexuelles Mädchen kennen, mit der er eine feste Beziehung begann. Adrian war von seiner Kinder- und -Jugendpsychiaterin, bei der er nach seiner Entlassung eine Behandlung begonnen hatte, auf die Interdisziplinäre Sprechstunde für Kinder und Jugendliche mit Problemen der geschlechtlichen Identität am Universitätsklinikum Hamburg-Eppendorf verwiesen worden. Mit 13 Jahren erhielt er eine medikamentöse Behandlung zur Unterdrückung der Regelblutungen und mit 14 Jahren eine Behandlung mit Testosteron. Schließlich wurde die Vornamensänderung vollzogen.

Bei diesen beiden Fallgeschichten handelt es sich um Jugendliche, die in klinischer Hinsicht keine zusätzlichen psychopathologischen Symptome ausgebildet hatten. Die Indikation einer pubertätsaufhaltenden Behandlung und einer frühen gegengeschlechtliche Hormonbehandlung hat sich im weiteren Verlauf bei beiden Fällen als richtig erwiesen.

2 Die Beachtung der verschiedenen Perspektiven

Die American Psychological Association and the National Association of School Psychologists (APA) erklärt auf ihrer Web-Seite (siehe unten), dass gleichgeschlechtliches sexuelles Verhalten und gleichgeschlechtliche erotische Anziehung, Verliebtheit und Gefühle als positive Varianten menschlicher Sexualität normal sind, unabhängig von der sexuellen Orientierung. Darüber hinaus erklärt die APA, dass unterschiedliche geschlechtliche Ausdrucksformen ungeachtet der Geschlechtsidentität und der verschiedenen Geschlechtsidentitäten jenseits oder außerhalb einer binären Klassifikation ebenfalls als positive Varianten menschlicher Erfahrungen normal sind. http://www.apa.org/about/policy/orientation-diversity.aspx; 15.01.2016

Ich stelle diese Erklärung der APA an den Anfang dieses Kapitels, weil sie für alle angesprochenen Gruppen relevant ist. Es dient als Beispiel für zahlreiche Erklärungen von Fachverbänden in psychosozialen, psychotherapeutischen und psychiatrischen Bereichen, die sich bemühen, Homosexualität, Intersexualität (DSD), d. h. diverse bzw. unterschiedliche sexuelle Entwicklungen, und Transsexualität und Geschlechtsidentitäten jenseits der binären Geschlechterordnung zu entpathologisieren und sie als Normvarianten bzw. als positive Spielarten menschlichen So-Seins auffassen.

Vielfältigkeit von Geschlecht und Sexualität

Geschlechtsdysphorische Kinder und Jugendliche brauchen von ihren Eltern Aufmerksamkeit, Verständnis und Unterstützung. Transsexuelle Jugendliche, die einen Rollenwechsel schon gewagt haben oder erst noch vorhaben, sind ganz besonders auf die Akzeptanz ihrer Eltern, ihrer Lehrer, ihrer Klassenkameraden und ihrer sozialen Umwelt angewiesen. Damit nicht genug: Geschlechtsdysphorische Kinder und Jugendliche, vor allem aber Jugendliche, die sich transsexuell entwickeln, brauchen eine Behandlung durch spezialisierte Kinder- und Jugendpsychiater bzw. Psychotherapeuten. Meistens ist darüber hinaus zusätzlich eine begleitende Psychotherapie in Wohnortnähe notwendig. Sobald eine pubertätsunterdrückende Behandlung indiziert ist, kommt zum Behandlungsteam noch ein Kinder-Endokrinologe hinzu, der gegebenenfalls später auch die gegengeschlechtliche Hormonbehandlung übernimmt. Für die Patienten und ihre Eltern ist es wichtig, dass die beteiligten Therapeutinnen und Therapeuten gut zusammenarbeiten.

Die Einzel-Darstellung der verschiedenen Perspektiven aller genannten Beteiligten hat zum Ziel, die Zusammenarbeit zwischen den jungen Patienten, die ja die Hauptpersonen sind, deren Eltern und den verschiedenen professionellen Helfern zu verbessern. Jeder Patient versammelt um sich herum gleichsam sein eigenes interdisziplinäres Gender-Team (wohnortnaher Kinder- und Jugendpsychotherapeut, Gender-Spezialist, Endokrinologe, später auch noch Operateure). Mit jedem einzelnen der Therapeuten müssen Termine abgemacht, koordiniert und eingehalten werden. Wenn im Verlauf des Rollenwechsels eine Vornamens- und Personenstandsänderung beantragt wird, sind zusätzlich noch Besuche bei zwei Gutachtern notwendig, die von den zuständigen Amtsgerichten bestellt werden. Alle Beteiligten sollten möglichst viel voneinander wissen, aneinander denken und mit Einverständnis der Patienten miteinander kommunizieren.

Erwachsen gewordene Patienten müssen von ihren kinder- und jugendpsychotherapeutischen Gender-Spezialisten, die unter bestimmten Umständen bis zum 21. Lebensjahr behandeln dürfen, zu einem Gender-Spezialisten für erwachsene Patienten wechseln; vom Kinder-Endokrinologen zu einem Endokrinologen, der in der Behandlung erwachsener transsexueller Patienten erfahren ist; vom Kinderarzt zu einem Facharzt für Allgemeinmedizin; vom Kinder- und Jugendpsychiater zum Psychiater für Erwachsene.

Wenn ab dem 18. Lebensjahr (in Einzelfällen auch schon ab dem 16. oder 17. Lebensjahr) geschlechtsangleichende Operationen anstehen, erweitert sich das individuelle interdisziplinäre Gender-Team noch um den Operateur und um die nachbehandelnden Fachärzte aus den Bereichen plastische Chirurgie, Gynäkologie und Urologie. Ein Vorteil einer frühzeitigen Hormonbehandlung ist, dass HNO-Ärzte, die Stimmband-Verkürzungen und Schildknorpel-Begradigungen am äußeren Kehlkopf vornehmen, und Dermatologen, die für die dauerhafte Haarentfernung bzw. Epilation bei Mann-zu-Frau-Transsexuellen zuständig sind, nur noch ganz selten gebraucht werden.

2.1 Die Perspektive der Kinder und Jugendlichen

Wenn Mädchen oder Jungen nicht schon in der Kindheit durch gegengeschlechtliches Verhalten aufgefallen sind, versuchen sie mit Beginn der Pubertät ihr geschlechtliches Unbehagen vor ihren Eltern meistens zu verbergen. Wenn der Leidensdruck unter den Veränderungen ihrer Geschlechtsmerkmale (z. B. tiefere Stimme und Bartwuchs bei Jungen, Brustwachstum und Regelblutung bei Mädchen) zunimmt, wird es für sie immer schwieriger, sich damit zu verstecken. Manche geschlechtsdysphorischen Kinder und Jugendliche signalisieren durch extremes Rückzugsverhalten, dass mit ihnen etwas nicht stimmt; andere stellen vorsichtige Fragen, in denen sie ihre Probleme verpacken oder machen Andeutungen, die nicht richtig verstanden werden. Am schwersten haben es Kinder und Jugendliche, die selbst noch nicht wissen, was mit ihnen eigentlich los ist.

Am leichtesten haben es diejenigen, die in den Medien und im Internet Informationen gefunden haben, in denen sie ihr Problem treffend beschrieben finden. Das ermöglicht ihnen, Kontakte zu anderen betroffenen Jugendlichen aufzunehmen, noch bevor sie sich ihren Eltern öffnen. **Informationsquelle Internet**

Nicht wenige Jugendliche sind mit der Identität, die ihrem Empfinden entspricht, als Mädchen oder Jungen schon im Internet z. B. in besonderen Foren oder auf Facebook „unterwegs", manche geoutet als *trans* und manche *stealth*, was bedeutet, dass sie es aus verschiedenen Gründen vorziehen, sich nicht als transsexuell zu erkennen zu geben. Dabei spielt die Partnersuche schon eine große Rolle. Das „virtuelle" Coming-Out stellt für viele Trans-Jugendliche (manchmal auch schon für Kinder) eine wichtige Vorstufe für die reale Alltagserprobung (englisch: Real-Life-Test; abgekürzt: RLT) dar. **virtuelle Alltagserprobung**

Aus der Sicht der Betroffenen geht es nicht so sehr um eine Erprobung als vielmehr um die Überwindung einer Schwelle; nämlich sich zu outen, um in der passenden Geschlechtsrolle besser weiterleben zu können. Beim „virtuellen" Coming-Out gibt es positive wie negative Erfahrungen. Es kann zu Cyber-Mobbing oder zu schweren Liebesenttäuschungen kommen, wenn sich z. B. eine „Netz-Freundin" von einem Trans-Jungen abwendet, nachdem er sich ihr gegenüber als transsexuell geoutet hat. Negative Erfahrungen dieser Art sind besonders problematisch, wenn die Betroffene / der Betroffene damit allein bleibt. Selbstverletzendes Verhalten oder Suizidalität können die Folgen sein.

Autonomie-entwicklung durch soziale Medien
Trotz aller Gefahren bietet das Internet Kindern und Jugendlichen einen Raum sozialer Kommunikation mit Gleichaltrigen bzw. mit Peers und Peer-Gruppen, den sie für ihre Autonomie-Entwicklung nutzen können. Das gilt vor allem für die Herstellung sozialer Kontakte und eigenständige Sammlung von Informationen. Wenig beachtet wird noch, dass die „Netz-Aktivitäten" Jugendlicher ihren Mentalisierungsprozess ungemein fördern können. Sie wenden sich mit selbst formulierten Fragen an Suchmaschinen, die sie weiter verweisen auf Informationsquellen und „Communities" in den sozialen Medien. Für diffus erlebtes geschlechtliches Unbehagen finden sie Beschreibungen und Begriffe, in denen sie sich wiederfinden: „Ja genau das ist es, was mich schon lange quält!". Wesentlichster Effekt ist die Erfahrung: „Ich bin mit diesem Problem nicht allein! Ich bin weder krank, noch gestört, noch verrückt, noch pervers, noch ein Freak!" Auf jedem erreichten Informationsniveau drohen neue Gefahren. Manche Jugendliche verirren sich im Gewirr der vielen erhältlichen und oft widersprüchlichen Informationen über die Behandlung der Transsexualität. Viele haben es schwer, seriöse von tendenziösen und falschen Informationen zu unterscheiden.

Im folgenden Fall-Beispiel geht es um einen 13-jährigen Trans-Jungen namens Lambrecht. Das Fall-Beispiel zeigt zweierlei: 1. Lambrecht gelingt es, sich über das Internet Gewissheit zu verschaffen, dass er transsexuell ist, und damit einen Autonomie-Schritt zu machen. 2. Findet er seinen ganz eigenen Weg, sich der Mutter anzuvertrauen.

Lambrecht leidet mit Beginn seines Brustwachstums zunehmend unter körperlicher Unstimmigkeit. Er hat sich in seiner Kindheit als Mädchen nie richtig gefühlt. Meistens war er mit Jungen zusammen. Durch eigene Internet-Recherchen schafft es Lambrecht, sich zu informieren, was mit ihm los ist. Er „diagnostiziert" sich zutreffend als transsexuell und macht einen der wenigen Kinder-Endokrinologen (den ersten seiner Art in Deutschland) ausfindig, der ihn behandeln könnte. Mit seiner selbst erarbeiteten inneren Gewissheit, einem eigenen Behandlungsplan einschließlich des Auffindens eines qualifizierten Spezialisten, war Lambrecht dann autonom genug, sich seiner Mutter gegenüber zu öffnen, und ihr zu erklären, dass er ein Trans-Junge sei. Gleichzeitig schaffte er es, die Mutter damit zu beruhigen, dass er schon wisse, wo es Hilfe gebe. Lambrecht schrieb an seine Mutter einen kurzen Brief, den er ihr persönlich übergab, indem er ihr erklärte, dass es so leichter für ihn sei, als ihr direkt zu sagen, was los ist. Hier der Text, den ich mit Lambrechts Erlaubnis wiedergebe:

Liebe Mama,
ich fühle mich wie ein Junge und nicht wie ein Mädchen.
Ich möchte gerne ein Junge sein. Ich versuche sogar im Stehen zu pinkeln.
Ich hab mal im Internet recherchiert und einen Arzt in Hamburg gefunden, der sich damit auskennt.
Geschlechtsidentitätsstörung ist eine Krankheit, bei der man sich im falschen Körper gefangen fühlt. Ich möchte da [zu dem Kinder-Endokrinologen] gerne mal hingehen und mich untersuchen lassen. Man kann Hormone nehmen, damit ich eine männliche Pubertät durchlaufe und keine weibliche.
Ich weiß nicht, ob es für mich schon zu spät ist, weil ich mit der Pubertät schon angefangen habe.
Bitte versteh mich, ich fühle mich halt nicht wohl. Ich glaube, ich gehe unter anderem so krumm, damit man meine Brüste nicht so sieht.
Ich schreibe diesen Brief, weil ich es leichter finde, als es dir zu erzählen.
Ich möchte gerne Lambrecht heißen, und mit „er" angesprochen werden.
Ich bin und war schon immer ein Junge.

Nicht alle geschlechtsdysphorischen Kinder und Jugendliche kommen für sich alleine zu einer so klaren Selbsteinschätzung wie Lambrecht. Viele sind gerade nicht entlastet, wenn sie etwas über Transsexualität lesen, sondern schlagen sich mit Ängsten herum, dass sie „transsexuell" sein könnten. Andere haben es schwer, ihr noch diffus empfundenes Geschlechtsidentitätsgefühl von einer ebenfalls noch nicht klaren sexuellen Orientierung zu unterscheiden. Als Beispiel seien Trans-Jungen genannt, die trans-homosexuell orientiert sind.

Unter **Transhomosexualität** versteht man die Orientierung von Frau-zu-Mann transsexuellen Jugendlichen, die sich sexuell zu homosexuellen Jungen oder zu Trans-Jungen hingezogen fühlen.

Friedrich, ein 16-jähriger homosexueller Trans-Junge, berichtete mir, dass er sich mit Eintritt in seine weibliche Pubertät klar wurde, dass er nicht als Mädchen leben könnte, und dass seine seit der Kindheit bestehenden Gefühle, ein Junge zu sein, einfach besser passten. Dann aber habe er bemerkt, dass er sich doch für Jungen interessiert habe, und sei in Zweifel gekommen, ob er nicht doch besser als Mädchen leben sollte. Er habe wie „alle anderen auch" gemeint, es mache einen Jungen aus, dass er Mädchen begehre. Er habe damals nicht gewusst, dass es so etwas wie trans-homosexuelle Männer gebe, und dass er selber einer sei.

Bei manchen Jugendlichen kann das Leiden unter der körperlichen Unstimmigkeit so stark werden, dass sie an nichts mehr anderes denken können als an eine „Um-Operation". Gleichzeitig kann es sein, dass sie erdrückende Ängste vor dem schweren Eingriff bekommen. Manche sind so eingeengt, dass sie befürchten, sie *müssten* sich operieren lassen, falls sie sich als „transsexuell" outen würden. In Folge ihres Leidensdrucks können sie sich schwer vorstellen, dass nur sie ganz allein und nicht Psychiater oder Spezialisten über sie entscheiden. Hier gilt: „Wer A sagt", d. h. wer sich outen möchte, der „muss nicht B sagen", d. h. der muss sich nicht gleich mit Hormonen behandeln oder operieren lassen. Selbst, wenn sich nach einem Rollenwechsel herausstellen sollte, dass das Leben in der ersehnten Geschlechtsrolle zu schwierig wäre, ist es „erlaubt" und möglich, in die alte Geschlechtsrolle zurückzugehen. Dabei ist ein therapeutischer Beistand besonders wichtig.

innerer Rückzug   Die Gründe, warum sich ein pubertierender Jugendlicher zurückzieht und / oder immer angespannter und reizbarer wird, können vielgestaltig sein. Wachsende seelische Not, zunehmende Selbstisolation mit massiven Ängsten, sich zu öffnen und sich einer Bindungsperson anzuvertrauen, vergrößern das Risiko, dass es zu autodestruktiven Verarbeitungsmechanismen kommt. Selbstverletzendes Verhalten (Ritzen, Schneiden, meistens an den Unterarmen, manchmal auch an den Brüsten oder im Genitalbereich) kann momentan oder kurzfristig entlastend wirken und wird gerade deswegen oft lange geheim gehalten. Gefährlich sind suizidale Krisen, die nicht erkannt werden. Wo immer Kinder und Jugendliche durch ihre Äußerungen oder durch ihr Verhalten Andeutungen machen, dass sie sich mit Selbsttötungsgedanken tragen oder quälen, sollte dem sofort nachgegangen werden.

Wenn ein Jugendlicher von den Eltern keine Hilfe erwarten kann, weil er erst recht „Stress bekäme", falls er sein Problem auch nur andeuten würde, ist er auf andere Erwachsene, Verwandte oder Lehrer angewiesen, die aufmerksam und einfühlsam genug sind, seine Not zu erkennen. Manche vernachlässigte Kinder und Jugendliche schaffen es, alleine einen Kinder- und Jugendarzt aufzusuchen, sich an ein Sorgentelefon für Kinder und Jugendliche oder sogar direkt an das Jugendamt zu wenden. Auch hier kann das Internet für die betroffenen Jugendlichen eine wichtige Rolle spielen.

2.2   Die Perspektive der Eltern

Bevor es zu einer Öffnung des transsexuellen Problems eines Kindes oder Jugendlichen den Eltern gegenüber gekommen ist, hat die ganze Familie meistens schon viel durchgemacht. Sie hat eine Leidenszeit einer Tochter / eines Sohnes (z. B. depressive Rückzüge, Verstimmungszustände, Reizbarkeit, Leistungsabfall in der Schule, selbstverletzendes Verhalten) miterleben müssen und irgendwie durchgestanden.

Mit dem Coming-Out des Kindes einem oder beiden Elternteilen gegenüber, tritt meistens erst einmal eine Entlastung ein. Besonders für Eltern, die überrascht auf eine solche Öffnung reagieren (weil z. B. der Sohn oder die Tochter bis dato ihre Geschlechtsdysphorie ganz allein für sich behalten hat, oder weil die Eltern ihre / seine Probleme auf andere Ursachen wie z. B. eine „schwierige Pubertät" geschoben haben), fragen sich, ob es sich vielleicht nur um eine „Phase" handeln könnte. Sie hoffen noch, dass das geschlechtliche Unbehagen bald wieder vorübergehen wird. Manche dieser Eltern erinnern sich nachträglich dann doch an einzelne Begebenheiten in der früheren Kindheit ihrer Tochter / ihres Sohnes, die schon auf eine transsexuelle Entwicklung hingedeutet haben könnten.

Andere Eltern, die sich kaum wunderten, weil sie schon „so etwas geahnt" hatten, realisieren zwar, wie sehr die Toch-

Geduldige Zuwendung führt weiter.

Angst vor irreversibler Behandlung

ter / der Sohn unter der Geschlechtsdysphorie tatsächlich leidet, machen sich aber große Sorgen, was an eingreifenden und irreversiblen Behandlungsmaßnahmen (Hormonbehandlung, Operationen, etc.) auf ihr Kind zukommen könnte. Verständlicherweise machen sie sich auch Gedanken darüber, dass ihre Tochter / ihr Sohn auf eigene Kinder verzichten müsste, würde sie / er den „transsexuellen Weg" gehen. Dieses Problem ist besonders schwierig, wenn es sich um ein Einzelkind handelt, weil die Eltern dann nicht mehr mit Enkelkindern rechnen können.

Es gibt auch viele Eltern, die spontan erklären, dass sie zu ihrer Tochter / zu ihrem Sohn stehen werden, unabhängig davon, welchen Weg sie / er gehen werde. Hauptsache es gehe ihr / ihm in Zukunft gut. Solche Eltern bringen alle ihre Sorgen und Bedenken ins Gespräch, ohne die Tochter / den Sohn letztlich in seiner eigenen Entscheidung bestimmen zu wollen.

Albert (früher Alma) ist ein jetzt 17-jähriger sehr selbstbewusster Trans-Mann. Der Vater berichtet, dass Albert als Mädchen mit elf oder zwölf Jahren über Wochen sehr bekümmert gewesen sei. Damals hätten beide Eltern einen Fernsehbericht über jugendliche Transsexuelle gesehen und überlegt, ob ihre Tochter vielleicht transsexuell sein könnte. Darauf hätte die Mutter in Anwesenheit des Vaters sie gefragt: „Bist du ein Junge oder ein Mädchen?" Albert erinnert diese Begebenheit genau und erzählt, dass er ganz perplex über diese Frage gewesen sei, die ihn in große Verlegenheit gebracht habe. Er habe schamhaft „an sich herab geschaut", und dann stockend und leise geantwortet: „ … ein Mädchen". Dabei habe er nur daran denken können, dass er doch ein weibliches und kein männliches Geschlechtsteil habe.

An diesem Beispiel werden drei Dinge klar: 1. wie schambehaftet „transsexuelles" Empfinden sein kann (siehe hierzu Kapitel 7.2.6), 2. dass auch transsexuelle Jugendliche ihre Geschlechtszugehörigkeit nach den vorhandenen Geschlechtsteilen bzw. nach ihrem Zuweisungsgeschlecht konstruieren, 3. dass transsexuelle Jugendliche versuchen, sich den Erwartungen ihrer Umwelt anzupassen, indem sie sich selbst einer Pseudo-Normalisierung unterwerfen (siehe S. 224). Die Eltern von Albert meinten es zweifellos gut, indem sie eine offene Frage formulierten, denn sie wollten ihn nicht in eine bestimmte Richtung drängen. Sie können jedoch heute rückblickend verstehen, dass sie Albert damit in eine sehr „ungemütliche" Situation brachten. Sie hätten damals konsequenter und klarer über ihre Vermutung mit Albert sprechen sollen. Sie hatten ihm leider auch nichts von dem Fernsehbericht erzählt, vielleicht weil sie Befürchtungen hatten, ihre Tochter irgendwie „anzustiften".

Auf die Frage eines Kinder- und Jugendpsychotherapeuten an eine kleine Gruppe von Trans-Kindern und Jugendlichen: „Gibt es einen Ratschlag, den ihr Eltern erteilen würdet?" antwortet Christiane, ein zwölfjähriges Trans-Mädchen:

Autonomie fördern

> *„Die Eltern sollten nicht beeinflussen. Sie sollten erst mal gucken, wie sich das Kind entwickelt, und vielleicht sollten sie sich, wenn sie sich nicht sicher sind, was sie jetzt tun sollen, vielleicht auch an andere Eltern wenden, die halt auch transsexuelle Kinder haben. Sie sollten sich einfach Hilfe und Unterstützung suchen, und keine voreiligen Entscheidungen treffen, und einfach gucken, was das Kind am meisten möchte." (http://www.trans-kinder-netz.de/interviews.html; 17.01.2016)*

Was Eltern wissen sollten

Betroffene Eltern sollten wissen, dass das, was ihrem Kind zu schaffen macht, „geschlechtliches Unbehagen" oder mit einem medizinischen Fachbegriff „Geschlechtsdysphorie" genannt wird: eine „Verstimmung in Folge nicht passend empfundener körperlicher Geschlechtsmerkmale", also eine quälend erlebte Diskrepanz zwischen seelischem Empfinden und dem dazu nicht passenden Körper. Häufig sagen Betroffene über ihren quälenden Zustand, sie fühlten sich „im falschen Körper". Gemeint ist eigentlich, dass sie ihren Geschlechtskörper bzw. ihre primären und sekundären Geschlechtsmerkmale als „falsch" empfinden.

Die Diagnosen „Transsexualität" oder „Geschlechtsidentitätsstörung im Kindes- und Jugendalter" gelten heute nicht mehr als psychische Erkrankungen, auch wenn sie als Diagnosen im Rahmen der medizinischen Versorgung noch vergeben werden müssen. Allerdings wissen die Ärzte und Psychotherapeuten, dass Geschlechtsdysphorie ein krankheitswertiges Leiden verursacht, das behandelt werden muss und kann. Am wichtigsten ist dabei die psychotherapeutische Unterstützung. Gespräche mit Kinder- und Jugendpsychotherapeuten können das Leiden unter der Geschlechtsdysphorie schon ein gutes Stück erträglicher machen.

Coming-Out in der Familie

Wenn sich ein Kind oder ein Jugendlicher seinen Eltern gegenüber öffnet bzw. anvertraut, kann das als „Coming-Out" in der Familie verstanden werden, als ein „Aus-sich-Herauskommen". Das bedeutet nicht, dass der Jugendliche schon sein Äußeres verändern muss, selbst wenn ein großer Wunsch danach besteht. „Coming-Out", z. B. in der Familie, muss nicht gleich „Rollenwechsel" in der Öffentlichkeit oder in der Schule bedeuten. Eltern sollten ihrem Kind helfen, dass es sich nicht überfordert, wenn es selbst schon an einen Rollenwechsel denkt. Betroffene Jugendliche kann es schon sehr entlasten, über ihre Geschlechtsdysphorie bzw. ihr transsexuelles oder fraglich transsexuelles Empfinden (als inneres Problem) mit einem Therapeuten zu sprechen, um dann in Ruhe mit ihm zu überlegen, ob, wann und wie ein Coming-Out z. B. bei einem Elternteil, der noch nichts von dem Problem weiß, oder in der Schule stattfinden könnte. Damit wird wertvolle Zeit gewonnen, das weitere Vorgehen gut zu überlegen.

Hartmut, ein Trans-Junge, der den weiblichen Vornamen Hermine trug, stellte sich mit 14 Jahren wegen einer quälenden Geschlechtsdysphorie bei uns vor. Nach einer Reihe von therapeutischen Gesprächen, in die anfangs auch die Eltern einbezogen wurden, entschied er sich, sich erst nach seinem 18. Geburtstag als Junge zu outen. Seine Eltern, die sich getrennt hatten, als er 13 war, stritten auch nach der Scheidung heftig miteinander und waren sich uneins hinsichtlich der „richtigen" Behandlung von Hartmut / Hermine. Der Vater war kategorisch gegen eine Behandlung mit Testosteron, weil er sich sehr um seine „Tochter" sorgte und befürchtete, dass ihr eine Testosteron-Behandlung schaden könnte.

Die Mutter, die Hartmuts Empfinden besser nachvollziehen konnte, weil sie ihm näher stand und seine junghaften Verhaltensweisen tagtäglich miterlebte, hatte damit weniger Probleme. Hartmut fiel es nicht mehr so schwer, auf eine Testosteron-Behandlung zu warten und den Rollenwechsel erst mit Erreichen seiner Volljährigkeit zu vollziehen, weil er bei einem erfahrenen Kinder- und Jugendpsychiater wöchentliche (!) Therapie-Gespräche hatte, die ihm halfen, im Konflikt zwischen den Eltern seinen eigenen Weg zu finden und sich seines männlichen Identitätsgefühls immer sicherer zu werden. Hartmut wirkt nach außen immer männlicher, obwohl er auf eine Hormonbehandlung mit Testosteron und in der Schule auf einen offiziellen Rollenwechsel verzichtete. Trotzdem wurde er mehr und mehr als Junge wahrgenommen. Niemand wunderte sich, als er mit 18 unter einer Testosteron-Behandlung innerhalb kurzer Zeit, zu einem strahlenden und stolzen jungen Mann wurde. Die Vornamensänderung wurde zu einer reinen Formalität.

Auch sein Vater konnte seine zähen Bedenken um das gesundheitliche Wohl seiner „Tochter" aufgeben, und ihn als „Sohn" annehmen.

Shanaya, ein Trans-Mädchen kam schon mit zwölf Jahren in unsere Behandlung. Sie war als Kleinkind und dann in ihrer Vorschulzeit von ihrer psychisch kranken Mutter schwer vernachlässigt worden und musste in ein Kinderheim gegeben werden. Mit acht Jahren kam sie in eine Adoptiv-Familie, in der sie sich mit anderen Geschwistern unterschiedlichen Alters gut aufgehoben fühlte. Beide Adoptiveltern nahmen das mädchenhafte Verhalten Shanayas ernst, das ihnen von Anfang an aufgefallen war, und erkannten, dass sie mit Eintritt in die männliche Pubertät immer mehr unter ihrer Geschlechtsdysphorie litt. Die Adoptiv-Eltern nahmen eine mehrstündige Anfahrt nach Hamburg auf sich und brachten Shanaya in unsere „Interdisziplinäre Sprechstunde für geschlechtsvariante Kinder und Jugendliche". Allein dieser Schritt führte bei Shanaya zu einer großen Entlastung. Sie fühlte sich nun nicht nur von ihren Adoptiveltern als Mädchen akzeptiert, sondern bekam auch die Sicherheit, dass sie fachliche Hilfe bekommen würde. Dazu gehörte auch eine kinder- und jugendtherapeutische Behandlung in der Nähe ihres Wohnortes.

Mit 13 Jahren versuchte Shanaya einen Rollenwechsel auf der Realschule, den sie bald wieder abbrach, weil sie sich nicht gegen das Mobbing von einzelnen Schülern behaupten konnte. Leider mangelte es in ihrem Fall an einer konsequenten Unterstützung durch die Schulleitung. Shanaya wurde jedenfalls klar, dass sie sich überfordert hatte und entschied sich – ähnlich wie Hartmut – den Rollenwechsel zu verschieben und nur zu Hause als Mädchen zu leben. Im Schutz ihrer Familie und im Verlauf ihrer aufgenommenen psychotherapeutischen Behandlung konnte sie ihr weibliches Identitätsgefühl festigen, bevor sie schließlich mit 17 Jahren selbst entschied, sich auf der Berufsschule zu outen, auf die sie gewechselt hatte. Ähnlich bemerkenswert wie bei Hartmut, der ohne Hormonbehandlung sehr männlich wirkte, war, dass Shanaya nach außen immer weiblicher wirkte, obwohl sie erst mit 17 nach ihrem Coming-Out an der Berufsschule Testosteron-Blocker bekam und schließlich mit Erreichen des 18. Lebensjahres eine Behandlung mit weiblichen Hormonen begann.

Wenn sich ein Kind, das unter Geschlechtsdysphorie und unter Geschlechtsidentitätsproblemen leidet, öffnen konnte, ist den Eltern zu raten, dass sie als erstes einen Kinder- und Jugendpsychiater oder Kinder- und Jugendpsychotherapeuten in der Nähe aufsuchen. Dieser kann dann eine Überweisung zu einem Spezialisten veranlassen, der sich mit Kindern und Jugendlichen auskennt, die sich „im falschen Körper" fühlen, die sich zeitweise mit ihrem Geschlecht unbehaglich fühlen oder nur vorübergehende Probleme mit ihrer Geschlechtsidentität haben.

Vertrauensverhältnis zum Therapeuten — Eltern sollten darauf achten, dass sich ihr Kind vom Psychotherapeuten verstanden fühlt. Wenn diesbezüglich Schwierigkeiten auftreten, sollten die Eltern diese ansprechen und ihr Kind ermutigen, seine eigenen Schwierigkeiten vorzubringen. Meistens hilft das und bringt die therapeutischen Gespräche auf einen guten Weg. Wenn sich kein Vertrauensverhältnis aufbauen lässt, sollte der Therapeut gewechselt werden. Wenn Eltern bei einem Gender-Spezialisten angekommen sind, ist es für sie besonders wichtig, Unsicherheit, Unbehaglichkeit und Unzufriedenheit mit dem Therapeuten rechtzeitig anzusprechen; denn es ist nicht leicht, andere Gender-Spezialisten zu finden.

Wie Eltern ihre Kinder unterstützen können

- Aufmerksamkeit für das Verhalten und Interesse für die Innenwelt des Kindes.
- Anhaltendes und freundliches Bemühen, mit dem Kind ins Gespräch zu kommen, ohne es zu sehr unter Druck zu setzen oder es zu beschämen.
- Aufsuchen eines Kinder-und Jugendpsychiaters oder einer Beratungsstelle (Erziehungsberatung, Familienberatung, Pro Familia) ggf. ohne das Kind.
- Vorstellung des Kindes bei einem Kinder- und Jugendpsychiater, der zu einem Gender-Spezialist überweisen kann.
- Familientherapie (Bereitschaft aller Beteiligten vorausgesetzt) besonders dann, wenn Uneinigkeiten zwischen den Elternteilen bestehen, wie das Kind weiter behandelt werden soll.
- Krisen gemeinsam durchstehen. Schwierige Zeiten aushalten.

Allen Eltern kann das hervorragende Buch von Stephanie Brill und Rachel Pepper „Wenn Kinder anders fühlen – Identität im anderen Geschlecht: Ein Ratgeber für Eltern" (2016) empfohlen werden. Es hilft Eltern, zu einem tieferen Verständnis für ihre geschlechtsdysphorischen Kinder zu kommen, deren Perspektive besser zu verstehen und ihnen besser und entspannter helfen zu können. Das Buch eignet sich auch für die folgenden Berufsgruppen: Erzieher in Kindergärten und Horten, Lehrer, Schulpsychologen, Sexualpädagogen, Psychologen, Ärzte, die in kirchlichen, freien oder staatlichen Beratungsstellen arbeiten, sowie für Sozialarbeiter in Jugend-Zentren.

2.3 Die Perspektive der Lehrer, Erzieher und Sozialarbeiter: zwischen Unsicherheit und Überengagement

Beratung durch Therapeuten

Zu den Aufgaben von Gender-Spezialisten gehört es auch, Schulleitungen und Lehrer zu beraten, wie sie „Trans"-Kinder und -Jugendliche in ihren Klassen unterstützen und ihre Entwicklung fördern können. Für die behandelnden Therapeuten ist wichtig, schriftliche Schweigepflicht-Entbindungen von ihren Patienten und den Eltern einzuholen, falls persönliche Informationen mit Vertretern der Schule ausgetauscht werden sollen. Es erübrigt sich zu sagen, dass auch dann die Weitergabe von Informationen vorher sorgfältig mit den Patienten und ihren Eltern besprochen und abgestimmt werden muss.

Lehrer sollten wissen, dass Gender-Therapeuten von ihren Patienten nicht fordern dürfen, einen sozialen Rollenwechsel vorzunehmen. Hingegen fordert man in der Regel (noch) von erwachsenen Patienten, die eine geschlechtsangleichende Hormonbehandlung wünschen, dass sie vorher eine längere Alltagserprobung machen, in der klar werden soll, ob sie sich in der Geschlechtsrolle, die ihrem Empfinden entspricht, auch behaupten können. Aus therapeutischer Sicht müssen Rollenwechsel bei Kindern und Jugendlichen, sofern sie noch nicht stattgefunden haben, sehr sorgfältig überlegt, diskutiert und geplant werden.

Coming-Out in der Schule

Ein Coming-Out in der Schule kann und darf nie als „therapeutische Auflage" oder gar als Vorleistung für eine gewünschte Hormonbehandlung gefordert werden. Die Entscheidung, einen Rollenwechsel in der Schule zu vollziehen, muss ganz allein von der / dem betroffenen Jugendlichen ausgehen. Kinder und Jugendliche, die eine Transition vorhaben, müssen einschätzen können, ob sie als Trans-Mädchen oder Trans-Jungen vom Klassenverband und von Seiten der Schule akzeptiert werden, und dass sie sich als Trans-Jungen und Trans-Mädchen behaupten werden können.

Verständnis bei Mitschülern fördern

Engagierte Vertrauens- und Klassenlehrerinnen und Lehrer helfen oft einfühlsam und pragmatisch mit, das Coming-Out vor der Klasse vorzubereiten und mitzutragen. Die Mädchen bzw. die Jungen in der Klasse nehmen ihre transsexuelle Mitschülerin bzw. ihren transsexuellen Mitschüler in ihre gleichgeschlechtliche Peer-Gruppe auf. Klassenverbände halten zusammen, wenn es z. B. darum geht, eine transidentische Klassenkameradin oder einen transidentischen Klassenkameraden gegenüber neugierig zudringlichen Schülern aus anderen Klassen auf dem Schulhof zu beschützen.

Die Gestaltung des Coming-Outs kann je nach Schülerpersönlichkeit, Schultyp und sozialem Klima sehr unterschiedlich sein. Hierzu nur zwei Beispiele:

Max (ehemals Marie) ist 15 Jahre alt. Im Lauf einer schon zwei Jahre dauernden Psychotherapie bei seiner Gender-Spezialistin ist ihm klar geworden, dass er einen Rollenwechsel machen will und machen muss, wenn er nicht weiter leiden und im seinem Leben weiterkommen will. Ein offizielles Coming-Out kann nach den Vorbereitungen durch Eltern, Schulleitung, Vertrauenslehrer, Klassenlehrer und engeren Freundinnen und Freunden, die vielleicht schon Bescheid wissen, z. B. nach Schulferien, ganz unspektakulär stattfinden. Der Klassenlehrer kann eine kurze Ansprache halten, die so lauten könnte: „Wie einige von Euch vielleicht schon wissen, ist Marie transsexuell. Das heißt, dass sie sich schon immer als Junge „im falschen Körper" gefühlt hat. Transsexualität kann man sich – ebenso wie Lesbisch- oder Schwul-Sein – nicht aussuchen. Das ist einfach so. Marie hat heute ihr Coming-Out und möchte ab jetzt Max genannt werden. Dieser Name wird bald amtlich. Willkommen in der Klasse Max! Max wird uns jetzt erzählen, was für ihn jetzt am wichtigsten ist. Bitte stellt danach auch Fragen, wir können dann gemeinsam nach Antworten suchen."

Georg, ein Trans-Junge, outete sich in der elften Gymnasialklasse, indem er im Gemeinschaftskunde-Unterricht mit einer Power-Point-Präsentation einen ausgezeichneten Vortrag über das Thema Transsexualität hielt und danach Fragen beantwortete. Er traf auf großes Interesse und bekam viel anerkennenden Beifall. Georg schrieb wenig später ein Theaterstück über die Leiden eines jungen Trans-Mannes. Im Rahmen seines Lieblingsfaches „Darstellendes Spiel" gründete er eine kleine Theatergruppe, mit der er sein Stück mehrmals erfolgreich aufführte. Dabei war Georg als Autor gleichzeitig Regisseur und Schauspieler.

Mit seinem berührenden Theaterstück schaffte es Georg, anderen Jugendlichen die menschliche Seite der Transsexualität emotional sehr nahe zu bringen, ohne zu moralisieren.

Unterstützung in Jugendeinrichtungen
Mitarbeiter in sozialen Einrichtungen wie z. B. in betreuten Jugendwohnungen kümmern sich meistens engagiert um Trans-Jugendliche, die den Schutzraum ihrer Institution dringend brauchen, nicht zuletzt, um sich als Trans-Mädchen oder Trans-Jungen behaupten zu können. Dadurch haben sie Zeit und die Möglichkeit, sich persönlich zu entwickeln, die Einrichtung einmal zu verlassen und für sich alleine zurechtzukommen. Als behandelnder Gender-Spezialist habe ich vorwiegend positive Erfahrungen mit Einzelbetreuer / innen und auch mit den Leiter / innen psychosozialer Einrichtungen für Jugendliche gemacht. Gelingt eine gute Zusammenarbeit, können später auch andere Jugendliche mit Geschlechtsidentitätsproblemen in einer Einrichtung, die bereits Erfahrungen gesammelt hat, besser versorgt werden.

Vereinzelt kommt es vor, dass einzelne Betreuer auch überengagiert handeln, indem sie von ihrem Klienten zu viel verlangen. So setzen sie diesen ohne es selbst zu merken unter einen problematischen Erwartungsdruck: Sie oder er möge sich doch bald für einen geeigneten neuen Vornamen entscheiden, sich eindeutiger männlich oder weiblich kleiden etc. und endlich auch einmal so auf die Straße gehen. Die schon in anderen Zusammenhängen erwähnte „Alltagserprobung" darf auf keinen Fall von außen forciert werden.

2.4   Die Aufgabe der Kinderärzte

langjährige Begleitung
Kinderärzte und Kinderärztinnen begleiten ihre heranwachsenden Patienten oft von der Baby-Zeit an bis zum Beginn des Erwachsenalters. Sie lernen die Eltern und Geschwister ihrer Patienten kennen und wissen um die familiären und schulischen Verhältnisse, kurz, sie überblicken individuelle Entwicklungen von Kindern zu Jugendlichen wie kaum andere

professionell Tätige im psychosozialen Bereich. Ihnen kommt deshalb eine zentrale Rolle bei der Früherkennung psychischer Probleme von Kindern und Jugendlichen zu.

Eltern wenden sich an den Kinderarzt häufig schon wegen unspezifischer Probleme ihres Kindes — lange bevor das Kind durch geschlechts-a-typisches Verhalten auffällt und schließlich erkannt wird, dass es eigentlich an Geschlechtsdysphorie leidet. Unter „unspezifischen Problemen" kann sich auch eine Geschlechtsdysphorie verbergen, die das Kind noch nicht klar empfinden und auch nicht in Worte fassen kann. In vielen Fällen steht z. B. bei biologischen Jungen Cross-Dressing, das oft heimlich betriebene Tragen von Kleidern einer Schwester oder der Mutter, gar nicht im Mittelpunkt der Auffälligkeiten, sondern reaktive Verhaltensweisen wie z. B. Wutanfälle, Rückzug, Verweigerung des Schulbesuchs oder (heimliche) Selbstverletzungen, wonach immer gefragt werden sollte.

Von erwachsenen transsexuellen Männern und Frauen wissen wir, dass nicht wenige von ihnen in der Kindheit öfter krank waren als ihre Geschwister oder andere Kinder. Häufig sind psychosomatische Reaktionen wie (z. B. chronische Bauchschmerzen) aber auch rezidivierende Infektionskrankheiten. Der Verdacht liegt nahe, dass der hohe innere psychische Stress sie möglicherweise anfälliger für alle möglichen Erkrankungen gemacht hat.

höhere Krankheitsanfälligkeit

Wenn Eltern in der Sprechstunde z. B. einen geschlechtsdysphorischen Jungen vorstellen, der das häusliche „Cross-Dressing" mit den Mädchenkleidern seiner älteren Schwester nicht aufgeben will, wäre es wünschenswert, wenn der Kinderarzt sich ein eigenes Bild von der Problematik macht, bevor er den Eltern rät, zunächst einen Kinder- und Jugendpsychiater in der Nähe aufzusuchen, der dann gegebenenfalls an einen transkompetenten Kinder- und Jugendpsychotherapeuten weiterüberweisen kann. Schon der Kinderarzt kann vermitteln, dass das Kind oder der Jugendliche mit seinem Problem nicht allein ist, dass es Hilfen gibt, aber auch dass eine Behandlung bei einem Gender-Spezialisten notwendig ist, und nicht zuletzt, dass die kinderärztliche Zuständigkeit erhalten bleibt. Falls später eine Hormonbehandlung durch einen spezialisierten Endokrinologen indiziert werden muss, wäre zwischen letzterem und dem Kinderarzt eine enge Zusammenarbeit wünschenswert und anzustreben.

Vermieden werden sollten vorschnelle Einschätzungen. Mit Bemerkungen wie: „Das wächst sich aus!" wird impliziert, dass es sich „nur" um eine vorübergehende Phase (z. B. von „Cross-Dressing") handelt. Solche Phasen gibt es bei vielen Kindern. In derartigen Fällen kann es tatsächlich einmal Sinn machen, das „Cross-Dressing" zu entdramatisieren. Diese Intervention setzt jedoch voraus, in weiteren Arztkontakten die zukünftige Entwicklung des Kindes oder des Jugendlichen mitzuverfolgen, um zu verifizieren, ob es sich tatsächlich „nur um eine Phase" gehandelt haben wird, oder ob es nicht zu einer prekären bzw. problematischen Anpassung gekommen ist. So kann z. B. „Cross-Dressing" weiter heimlich betrieben werden, oder es wird eine forcierte Selbstanpassung durch geschlechtskonformes Verhalten versucht.

2.5   Die Aufgabe von Kinder- und Jugendpsychiatern und Psychotherapeuten in der ambulanten Versorgung

Wenn Eltern ein Kind wegen geschlechtsspezifischer Auffälligkeiten vorstellen, sind sie in den meisten Fällen schon selbst zur Einschätzung gekommen, dass es sich z. B. beim Cross-Dressing eines Sohnes nicht mehr nur um eine „Phase" spielerischen Verkleidens mit Mädchensachen handeln kann. Sie waren schon länger damit konfrontiert und haben „alles versucht". Verschiedene „Erziehungsversuche" haben nicht bewirkt, dass sich das Kind wie ein „normaler Junge" verhält. Auch vermeintliche Toleranz hat nicht weitergeholfen. Eltern einer Tochter z. B. können sich keinen Reim mehr machen, warum die Tochter so wütend auf ihre Erwartung reagiert, „doch nur einmal" zu einer Familienfeier einen Rock anzuziehen. Und das, obwohl sie ihr doch immer das Tragen von Hosen erlaubt und es toleriert hatten, dass sie die Haare jungenhaft kurz trug.

Schlüsselfaktor Vertrauen   Es liegt in der Natur der Problematik, dass gerade Kinder und Jugendliche mit tiefgreifenden Geschlechtsidentitätsproblemen einen sicheren Rahmen und ausreichend Zeit brauchen, sich in einer therapeutischen Beziehung zu öffnen und anzuvertrauen. Es geht für sie existentiell darum, beachtet, ernst genommen, verstanden und nicht abgewiesen zu werden. Sie haben diesbezüglich bisher schon eine Reihe von Enttäuschungen und Kränkungen erlebt; deshalb sind sie sehr vorsichtig.

Als Voraussetzung für die weiterführende Behandlung bei einem kinder- und jugendpsychiatrischen Gender-Spezialisten ist eine fundierte kinderpsychiatrische Diagnostik wünschenswert. Das Ziel ist eine mehrdimensionale Diagnose, die besonders psychosexuelle Entwicklungsstörungen und Komorbiditäten (wie Minderbegabungen, Autismus-Spektrum-Störungen, Trauma-Folgestörungen, Essstörungen, Depressionen) erfassen soll. Eine fundierte AMDP-Strukturdiagnose lässt schon erkennen, auf welche Probleme die wohnortnahe Basisbehandlung fokussieren muss, die in Zusammenarbeit mit einem kinder- und jugendpsychiatrischen Transgender-Spezialisten notwendig wird.

Werden Kinder frühzeitig „weitergeschickt", spielen möglicherweise nicht nur unspezifische Ängste eine Rolle, etwas falsch zu machen, sondern auch Befürchtungen, von den Patienten mit Wünschen nach einer Hormonbehandlung bedrängt zu werden. Dazu ist es wichtig zu wissen, dass Entscheidungen über irreversible Behandlungsschritte zu diesem Zeitpunkt noch gar nicht getroffen werden müssen, auch nicht getroffen werden dürfen. Es kann sich durchaus lohnen, die Zeit bis zu einem Termin bei einem KJP-Spezialisten zu nutzen, das Kind oder den Jugendlichen näher kennenzulernen und zu unterstützen; denn ein allgemeiner psychiatrischer (Mit-) Behandlungsauftrag bleibt bestehen. Um seinen Behandlungsauftrag zu erfüllen, muss der zuerst konsultierte Kinder- und Jugendpsychiater eben kein Gender-Spezialist sein. Wenn er seine allgemeinen diagnostischen Kenntnisse und therapeutischen Erfahrungen einbringt, ist dem Patienten schon ein gutes Stück geholfen. Die Gender-Spezialisten, die den Patienten oft nur in größeren Abständen sehen, bekommen durch die mitbehandelnden Kolleginnen und Kollegen, die sich die Mühe machen, einen geschlechtsdysphorischen Patienten näher kennenzulernen, eine vollständigeres Bild und einen wertvollen Beitrag zur Verlaufsbeobachtung. Damit werden die Voraussetzungen dafür besser, dass zwischen den oft weit auseinander liegenden Terminen zwischenzeitliche Stimmungsschwankungen, Krisen oder zusätzlich auftretende Störungen (Komorbiditäten) beachtet werden.

allgemeiner Behandlungsauftrag

B

Zur Veranschaulichung der wichtigen Rolle, die Kinder- und Jugendpsychiater spielen, hier ein Beispiel aus meinem persönlichen Umfeld: Ich bin mit einer niedergelassenen Kinder- und Jugendpsychiaterin befreundet, die meiner Arbeit mit Trans-Kindern und Trans-Jugendlichen zunächst recht skeptisch gegenüber stand. Dann interessierte sie sich zunehmend konstruktiv kritisch dafür; wobei sie mir wertvolle Anregungen gab. Schließlich entpuppte sich eine zehn Jahre alte Patientin (biologisch ein Mädchen), die sie schon zwei Jahre aus anderen Gründen in Behandlung hatte, als Trans-Junge. Dieser Trans-Junge wurde ab dato von ihr in Zusammenarbeit mit einer KJP-Gender-Spezialistin (im Rahmen einer „verteilten Behandlung", siehe unten) erfolgreich weiterbehandelt.

Erfreulich ist, dass mehr und mehr Kinder- und Jugendpsychotherapeuten im Rahmen der so genannten „verteilten Behandlung" eine psychotherapeutische Behandlung begleitend zur Behandlung durch den Gender-Spezialisten übernehmen.

erforderliche Kompetenzen   Welche Kompetenzen sollten Kinder- und Jugendpsychiater bzw. Psychotherapeuten mitbringen, die Trans-Kinder und -Jugendliche behandeln? *Familientherapeutische Kompetenzen* sind nützlich, um die Dynamik in der Herkunftsfamilie zu verstehen, die durch das innerfamiliäre Coming-Out des Patienten ausgelöst wird. *Verhaltenstherapeutische Kompetenzen* sind gefordert, um das Selbstbehauptungsvermögen des Patienten im Alltag als Trans-Mädchen oder Trans-Junge zu stärken. Ein *psychodynamisches Verständnis* wird gebraucht, um die bisher beeinträchtigte psychosexuelle Entwicklung in der nunmehr endlich stimmigen Geschlechtsidentität zu fördern, sodass die Ablösung aus dem Elternhaus gelingt. *Sexualtherapeutische Kompetenzen* wären wünschenswert, um die Besetzung des sich verändernden und später auch transformierten Geschlechtskörpers therapeutisch zu unterstützen, damit sexuelle Beziehungen leichter gewagt werden können.

2.6 Die Aufgabe der kinder- und jugendpsychiatrischen Kliniken

Die Durchsicht von 200 eigenen Krankengeschichten erwachsener transsexueller Patienten aus dem Zeitraum von 2003 bis 2014 ergab, dass 6 % der Patienten vor dem 16. Lebensjahr Kontakt zur Kinder- und Jugendpsychiatrie hatten, ohne dass eine Geschlechtsdysphorie erkannt worden war. Etwa 3 % waren in stationärer Behandlung, 3 % in ambulanter Behandlung. Nur bei einem Patienten, der mit 15 Jahren in den 1990er-Jahren in einer Universitätsklinik in den neuen Bundesländern stationär behandelt worden war, war die Diagnose „Geschlechtsidentitätsstörung im Kindesalter" gestellt worden. Diese Zahlen sind weder als repräsentativ zu betrachten noch wurde eine nichtklinische Kontrollgruppe untersucht.

Ich will zunächst beispielhaft verschiedene Umstände darstellen, unter denen minderjährige geschlechtsdysphorische Patienten in kinder- und jugendpsychiatrischen Kliniken stationär behandelt werden.

1. Es kann vorkommen, dass während eines stationären Aufenthaltes eine Geschlechtsdysphorie nicht erkannt wird. Erst im Nachhinein und oft erst im Erwachsenenalter (siehe oben) wird klar, dass die Symptomatik, die zur Einweisung führte, von einer Geschlechtsdysphorie zumindest mitverursacht wurde. Die Gründe für das Nicht-Erkennen der Geschlechtsdysphorie können bei den Patienten liegen, die selbst noch nicht wissen, was mit ihnen los ist, oder die es wegen unüberwindbarer Scham oder wegen massiver Ängste, abgewiesen zu werden, nicht wagen, sich zu öffnen. Die Gründe dafür, dass eine tiefgreifende Geschlechtsdysphorie nicht erkannt wird, können auch bei den Therapeuten liegen, die z. B. eine Geschlechtsidentitätsstörung differentialdiagnostisch aus verschiedenen Gründen gar nicht in Betracht gezogen haben. Zu diesen Gründen gehören auch versteckte Unsicherheiten, sich für das sexuelle Verhalten der psychisch kranken Jugendlichen und für ihre sexuellen Empfindungen zu interessieren und Fragen danach zu stellen.

2. Während eines stationären Aufenthaltes wird eine Geschlechtsdysphorie erkannt, die sich als wesentliche Ursache jener Symptomatik erweist, die zur Aufnahme geführt

hat; oder die als Komorbidität neben den anderen Diagnosen beachtet und mitbehandelt werden muss.

3. Bei einer bereits manifest gewordenen transsexuellen Entwicklung, die schon zutreffend diagnostiziert werden konnte, wird eine stationäre Aufnahme wegen einer Komorbidität, z. B. wegen einer Depression notwendig (siehe Kasuistik Maja in Kapitel 7.2.7).

individuelles Ausdrucksverhalten erlauben

Grundsätzlich sollte Patienten auf kinder- und jugendpsychiatrischen Stationen erlaubt werden, ihre Geschlechtszugehörigkeitsempfinden zum Ausdruck zu bringen, sofern sie das auch möchten. Dazu gehört, dass sie sich entsprechend ihrem Zugehörigkeitsgefühl auch als Mädchen bzw. als Junge kleiden dürfen.

Wahl des Vornamens

Wichtig ist, dass man den Patienten erlaubt, mit einem Mädchennamen bzw. mit einem Jungennamen, den sie sich ausgesucht haben, angesprochen bzw. gerufen zu werden. Das Interesse der Therapeutin / des Therapeuten, wie die Wahl des Vornamens zustande gekommen ist, wird meiner Erfahrung nach von den jungen Patienten sehr positiv aufgegriffen. Die Klärung, was zur Wahl eines neuen eigenen Vornamens geführt hat, kann die Identitätsbildung festigen und damit auch die Mentalisierung des Transsexuell-Seins fördern. Hierzu gehören Fragen, ob die Vornamenswahl mit oder ohne Mitwirkung der Eltern oder durch Beratung mit einer Freundin oder einem Freund zustande gekommen ist, ob die Wahl des Namens nach einem Jugend-Idol, nach einem Pop-Star oder Film-Star, nach einer wichtigen Person, oder nach einem Sportler als Vorbild (wie z. B. Balian Buschbaum) erfolgt ist; welcher Sprache dieser Vorname entstammt, ob die etymologische Bedeutung bekannt ist, oder ob andere Träger dieses Namen, z. B. Heilige oder historische Persönlichkeiten bekannt sind, kann therapeutisch sehr ergiebig sein.

Alltagserprobung in der Klinik

Wenn der Patient darauf drängt, in der Rolle zu leben, die seinem Geschlechtsidentitätsempfinden entspricht, kann ein Einzelzimmer erforderlich werden. Bei der Benutzung von Toiletten oder Waschräumen kann es Probleme geben, die angesprochen werden und klar geregelt sein müssen, damit eine möglichst zufriedenstellende individuelle Lösung gefunden werden kann. Über die stationäre Behandlung hinaus muss natürlich auch die zukünftige Integration in das Leben zu Hause und das Weiterkommen in der Schule bedacht werden. Gerade kinder- und jugendpsychiatrische Kliniken sollten es ihren Patientinnen und Patienten ermöglichen, erste Schritte für die so wichtige Alltagserprobung zu tun. Besonders diejenigen transsexuellen Jugendlichen, die wegen einer psychiatrischen Komorbidität stationär behandelt werden müssen, brauchen den geschützten Rahmen einer Klinik, um den Alltag in der Geschlechtsrolle zu erproben, die ihrem Empfinden entspricht.

2.7 Die Aufgabe der Gender-Spezialisten für Kinder und Jugendliche

Auf die Perspektive der Gender-Spezialisten für Kinder und Jugendliche soll an dieser Stelle nur der Vollständigkeit wegen kurz eingegangen werden, denn alle weiteren Kapitel sind für Kinder- und Jugendpsychiater und Kinder- und Jugendpsychotherapeuten geschrieben, die entweder als trans-kompetente Kinder- und Jugendpsychotherapeuten nur psychotherapeutisch arbeiten oder als Gender-Spezialisten die Verantwortung für die Indikationen von Hormonbehandlungen übernehmen.

Folgende Grundhaltungen und Vorgehensweisen sind nach Möller et al. (2014) empfehlenswert: **Grundhaltung**

- *„Strukturelle Neutralität der Psychotherapeutinnen und Psychotherapeuten gegenüber der Entwicklungsrichtung der betroffenen Kinder und Jugendlichen,*
- *Offenheit für dynamische (gender-queere, non-binäre) Entwicklungen in Bezug auf Geschlecht und Identität (sowie ihrer Verschränkungen),*
- *transparentes und partizipatives Vorgehen mit den Kindern, Jugendlichen und ihren Eltern,*
- *detailliertes Hintergrundwissen, fortlaufender Bezug zur wissenschaftlichen Literatur" (S. 483).*

Zusammenfassend geht es darum, den Kontakt zum Kind akzeptierend an seinen Wünschen zu gestalten, und eine entwicklungsbegleitende Beziehung anzubieten, die sich an einem nachhaltigen Wohlbefinden des Kindes orientiert.

Konstitutiv für die spezifischen therapeutischen Aufgaben der Gender-Spezialisten für Kinder und Jugendliche wird blei- **Kooperation von Gender-Spezialisten** ben, dass sie mit Gender-Spezialisten für Erwachsene, die in der Regel auch sexualtherapeutisch erfahren sind, eng zusammenarbeiten, wobei auch die Umkehrung dieses Satzes gilt: Ein wichtiger Teil der zukünftigen Arbeit von Gender-Spezialisten für Erwachsene wird darin bestehen, eng mit Gender-Spezialisten für Kinder und Jugendliche zu kooperieren. Dafür gibt es zwei Gründe: 1. Beide Seiten haben noch viel voneinander zu lernen, und 2. innerhalb weniger Jahre werden Trans-Mädchen und Trans-Jungen zu Trans-Frauen und zu Trans-Männern, von denen die meisten weiterhin auf gender-therapeutische Behandlung angewiesen bleiben. Was aus ihren früheren Patientinnen und Patienten geworden sein wird, können die Gender-Spezialisten für Kinder und Jugendliche dann von ihren Kolleginnen und Kollegen erfahren, die ihre ehemaligen Patienten als Erwachsene weiterbehandeln und begleiten.

2.8   Vorurteile in der Öffentlichkeit

Fantasien sind nicht nur Ausformungen unseres Begehrens, sondern auch Ausdruck unserer tiefsten Ängste. Gender-Spezialisten etwa sind speziellen Fantasien ihrer Mitmenschen ausgesetzt. Es handelt sich meistens um Projektionen wie z. B. den folgenden: „Was machen die da bloß mit den Kindern, wenn sie Mädchen zu Jungen und Jungen zu Mädchen umdrehen? Wie können die sich nur erdreisten, der Natur bzw. dem lieben Gott ins Handwerk zu pfuschen?" Bei diesen Beispielen handelt es sich nicht um Fantasien von Ungebildeten.

Einerseits machen diese ungeheuerlichen Vorwürfe Gender-Therapeuten direkt Angst; andererseits können sie auch positiv wirken. Eine Reflexion solcher Vorwürfe kann Gender-Spezialisten davor schützen, der Hybris zu erliegen, sich tatsächlich als Heilsbringer zu fühlen und Einzelschicksale durch therapeutische Interventionen lenken zu können. In diesem Zusammenhang sind auch Spaltungsprozesse (siehe unten) zu beachten.

2.9 Vorurteile im professionellen Bereich

Vor dem Hintergrund, dass pubertätsaufhaltende und gegenge-schlechtliche Hormonbehandlungen von Transgender-Kindern und Jugendlichen immer noch umstritten sind, arbeiten die wenigen Gender-Spezialisten für Kinder und Jugendliche, die es gibt, in einem besonderen Spannungsfeld. Die Kinder-En-dokrinologin Henriette Dellemare aus Amsterdam, hat einen ganz einfachen Sachverhalt, der dieses Spannungsfeld charak-terisiert, in einer Fernsehreportage mit sehr deutlichen Worten so beschrieben:

Kontroversen um Hormon-behandlung

> *„Viele Kollegen kritisieren uns, wenn wir transsexuellen Kin-dern eine pubertätsaufschiebende und später eine gegen-geschlechtliche Hormonbehandlung ermöglichen. Aber diejenigen, die uns angreifen, haben noch nie so ein Kind gesehen. Wenn sie wirklich eines von ihnen mal kennen-lernen würden, dann könnten sie schnell erkennen, dass so ein Kind wirklich ein echtes Problem hat!" (TV-Interview mit Henriette Delemarre-van de Waal in einer Fernseh-Repor-tage, youtube.com/watch?v=OodLUwC1t6o; youtube.com/watch?v=OPYzQrrQyQA, 31.1.2016).*

Mit diesem schlichten Sachverhalt, der auch damit zu tun hat, dass transsexuelle Jugendliche relativ selten sind, verbindet sich ein Problem, das tiefer liegt. Ich meine die archaischen Ängste, die in uns das Unbekannte und das Fremde im Bereich des geschlechtlichen Anders-Seins auslösen können. In kei-nem menschlichen Lebensbereich wuchern Fantasien so gut wie im Bereich der Sexualität und des Geschlechtslebens. Dazu gehören leider auch Fantasien einzelner Mitglieder aus der psychotherapeutischen „Zunft", wenn sie mit transsexuellen Menschen konfrontiert werden. Geradezu reflexhaft werden private Theorien zu einer Psychogenese der Transsexualität gebastelt, die eigentlich nur dazu dienen, transsexuellen Men-schen gegenüber auf Distanz zu gehen, insbesondere dann, wenn ihr Ausdrucksverhalten, ihr Äußeres und ihr Auftreten von der Norm abweichen und damit befremdlich wirken.

2.10 Ethische Herausforderungen für Gender-Spezialisten

Vrouenraets et al. (2015) initiierten eine ethische Debatte zwischen 36 Experten über die multimodale Behandlung geschlechtsdysphorischer Jugendlicher. Vertreten waren 17 Behandlungsteams aus Belgien, Kroatien, Dänemark, Finnland, Irland, Italien, den Niederlanden, Spanien, Großbritannien und den USA. Ziel war es, zu ergründen, ob sich ein Konsens herstellen ließe, ob und wann in der klinischen Praxis die von der „Endocrine Society" und der World Professional Association for Transgender Health (WPATH) ausgearbeiteten Richtlinien für eine frühzeitige Behandlung mit Gonadotropin-Releasing-Hormon-Agonisten zur Pubertätsunterdrückung bei geschlechtsdysphorischen Jugendlichen anzuwenden seien. Den Autoren fiel auf, dass in den Diskussionen und anderen Auswertungen der verschiedenen Positionen die Guidelines einerseits als zu liberal und andererseits als zu einschränkend kritisiert wurden. Dennoch hätte sich gezeigt, dass viele Behandlungsteams dazu neigten, Altersbegrenzungen zu senken. Uneinigkeit bestand hinsichtlich folgender Punkte:

1. Welches Modell Geschlechtsdysphorie erklären könnte.
2. Ob Geschlechtsdysphorie eine Normvariante, ein soziales Konstrukt oder eine (psychische) Erkrankung ist.
3. Welche Rolle die physiologischen und körperlichen Veränderungen während der Pubertät spielen.
4. Welche Rolle Komorbiditäten spielen.
5. Mögliche körperliche oder psychische Auswirkungen von frühzeitigen medizinischen Interventionen oder das Unterlassen derselben.
6. Über die Entscheidungsfähigkeit von Kindern.
7. Über den Stellenwert der sozialen Umwelt und wie Geschlechtsdysphorie sozial wahrgenommen wird.

Nihil nocere! Nur nicht schaden! Das ist seit der Antike die zentrale Maxime ärztlichen und damit auch psychotherapeutischen Handelns. Wir werden es früher oder später auch mit Fehlindikationen bei Hormonbehandlungen geschlechtsdysphorischer Jugendlicher zu tun bekommen, mit denen dann selbstkritisch und sorgsam therapeutisch umgegangen werden muss.

Die Angst vor einer Fehlentscheidung, mit der es jeder Arzt und jeder ärztliche oder psychologische Psychotherapeut zu tun hat, ist Gender-Spezialisten, die mit erwachsenen Patienten arbeiten, bestens bekannt. Zusammen mit den Chirurgen tragen sie die Verantwortung für die irreversiblen geschlechtsangleichenden Operationen zu gleichen Teilen. Es gehört zum therapeutischen Alltag, mit diesen Ängsten professionell und einigermaßen routiniert umzugehen. Inwieweit Jugendliche fähig sind, in Zusammenarbeit mit ihren Therapeuten Entscheidungen zu treffen, die für ihr zukünftiges Leben Weichen stellen, ist in jedem Einzelfall sorgfältig zu prüfen. Hierzu sei auf die Grundsätze der Zentralen Ethikkommission der Bundesärztekammer 1997 verwiesen, die im Kapitel 9.4.3 näher dargelegt werden.

Umgang mit der Angst vor Fehlentscheidungen

3 Medizinische Grundlagen

3.1 Die verschiedenen Ebenen des Geschlechts

In körperlich-somatischer Hinsicht sind beim Menschen mehrere Ebenen des Geschlechts zu unterscheiden. Die Unterscheidung dieser Ebenen ist für das Verständnis der der Intersexualität und der Transsexualität ebenso wichtig wie für das Verständnis von Forschungsergebnissen zu Fragen der Ätiologie der Transsexualität.

1. Die Ebene der *Geschlechtschromosomen:* Die Geschlechtschromosomen (46,XX bei Frauen, 46,XY bei Männern) bestimmen in der Embryonalzeit die Ausbildung der Keimdrüsen und – zusammen mit anderen geschlechtsdeterminierender Faktoren – die Differenzierung der Geschlechtsorgane. Vereinfachend spricht man vom *genetischen Geschlecht* oder vom *geschlechtschromosomalen Geschlecht.*

2. Die Ebene der *Keimdrüsen* bzw. der weiblichen und männlichen Gonaden: Eierstöcke (Ovarien) bei Frauen; Hoden (Testes) bei Männern. Bei intersexuellen Menschen kann das Gonadalgewebe aus ovarialen und testikulären Anteilen bestehen. Hier spricht man vom *gonadalen Geschlecht.*

3. Die Ebene der *Geschlechtshormone:* Die weiblichen Geschlechtshormone regulieren den weiblichen Zyklus (Östrogene, Gelbkörper-Hormon, Progesteron). Die Gestagene sind für die Schwangerschaft und den Gebärvorgang zuständig. Ihr Zusammenspiel steuert auch die weibliche sexuelle Lust (Libido) und die weiblichen Sexualfunktionen. Die männlichen Hormone (Androgene), das Testosteron und seine Abkömmlinge, sorgen für die Ausbildung der männlichen Geschlechtsorgane. Sie setzen die Spermiogenese in Gang. Sie steuern die männliche sexuelle Lust und die männlichen Sexualfunktionen. Oft wird vergessen, dass die Geschlechtshormone nicht nur als Botenstoffe für die Ausbildung geschlechtlicher Körpermerkmale und für

die Regulierung sexueller Funktionen notwendig sind, sondern dass sie viel weitergehende Funktionen z.B. bei der
Regulierung des Stoffwechsels, bei der Knochenbildung
oder bei der Fettverbrennung haben. Hier kann man vom
hormonellen Geschlecht sprechen.

4. Die Ebene der *anatomischen primären und sekundären
   Geschlechtsunterschiede*: Innere und äußere Geschlechtsorgane differenzieren sich ab der sechsten Schwangerschaftswoche. Hier spricht man vom *anatomischen oder
   körperlichen Geschlecht.*

5. Die Ebene der *zerebralen Geschlechtsunterschiede*: Seit dem
   Aufkommen neurowissenschaftlicher Untersuchungsme-
   thoden (z.B. funktionelle Magnet-Resonanz-Tomographie
   = fMRT oder Positronen-Emissions-Tomographie = PET)
   werden immer mehr geschlechtsdifferente Hirnstrukturen gefunden. Hinzu kommen unterschiedliche Einflüsse
   durch die Geschlechtshormone im Gehirn in Folge von
   Unterschieden in der Verteilung und Ansprechbarkeit von
   Hormonrezeptoren. Hier könnt man von einem *zerebralen
   Geschlecht* sprechen.

3.2 Die embryonale Entwicklung der Geschlechtsorgane

Um die Ursachen für verschiedene Formen sexueller Entwicklungsstörungen (Intersexualität) zu verstehen, ist die Kenntnis
der typischen Entwicklung der Sexualorgane von der Embryonalzeit über Kindheit und Pubertät bis zum fortpflanzungsfähigen Alter notwendig und hilfreich.

Beim menschlichen Embryo sind die Anlagen für weibliche und männliche Geschlechtsorgane (Müller-Gang und
Wolff'scher Gang) anfangs einheitlich angelegt. Erst ab der
sechsten Schwangerschaftswoche kommt es zu einer morphologischen Differenzierung der beiden Geschlechter. Ob sich ein
weibliches oder ein männliches Genitale entwickelt, kann nun
durch Ultraschall-Untersuchungen festgestellt werden.

**Geschlechts-
differenzierung
im Embryonal-
stadium**

Tab. 1: Die verschiedenen Ebenen des Geschlechts am Beispiel der binär-polaren Sichtweise auf Geschlechtlichkeit

Psychisches Geschlecht Geschlechtszugehörigkeits-empfinden Geschlechtsidentitäts-empfinden Geschlechtsidentitätsgefühl	weiblich (cis-sexuell) (transidentisch MzF)	männlich (cis-sexuell) (transidentisch FzM)
Körperliches oder **anatomisches Geschlecht** **primäre Geschlechtsmerkmale**		
äußere Geschlechtsorgane	Vulva, Scheideneingang, Klitoris, große und keine Scham-lippen	Penis, Eichel, Vorhaut, Hodensack
innere Geschlechtsorgane	Eierstöcke, Eileiter Ge-bärmutter, Scheide mit Bartholinischen Drüsen	Hoden, Nebenhoden, Samenleiter, Samen-blase, Vorsteherdrüse (Prostata)
sekundäre Geschlechts-merkmale	Höhere Stimmlage Bartloses Gesicht Weichere Haut Breiteres Becken Weibliche Körperfett-verteilung z.B. Hüft-rundungen Weiblich konfigurierte Schambehaarung (Dreieck)	Tiefere Stimmlage Größerer Kehlkopf (Adamsapfel) Bartwuchs Derbere Haut Schmäleres Becken Kräftigerer Knochen- und Körperbau Männliche Körperfett-verteilung z.B. Spitz-bauch Männlich konfigurierte Schambehaarung (Raute)
Hormonelles Geschlecht	Östrogene, Gestagene, etc.	Testosteron
Gonadales Geschlecht	Eierstöcke (Ovarien)	Hoden (Testes)
Chromosomales Geschlecht	xx	xy

Wenn spezifische genetische Informationen des Y-Chromo- **SRY-Gen**
soms vorliegen, wird im Zusammenspiel mit weiteren assoziierten Genen (Lim / Hawkins 1998, Hiort / Holterhus 2000, alle
folgenden zit. nach Nieder et al. 2011) die Ausbildung der Hoden
in Gang gebracht (Holterhus 2004, Sinclair 1998). Die wichtigste Rolle spielt dabei die geschlechtsdeterminierende Region auf
dem Y-Chromosom (Sex determining region of Y-Gen, SRY; u. a.
Gubbay et al. 1990, Sinclair et al. 1990). Das SRY-Gen trägt einen
hodeninduzierenden Faktor, der auch die Expression anderer
Gene kontrolliert. Dieser Schritt steuert genetisch maßgeblich
die Sexualdeterminierung (Holterhus 2004) noch vor den Ge-
schlechtshormonen, die sich in den werdenden Keimdrüsen (Gonaden) erst noch bilden müssen. Erst ab der 7. Schwangerschaftswoche hat der embryonale Hoden eine Entwicklung erreicht,
aufgrund derer jetzt ausreichend endokrine Information zur
Initiierung der nun hormonell gesteuerten Sexualdifferenzierung zur Verfügung steht (Rey / Picard 1998). Vorausgreifend sei
erwähnt, dass die geschlechtliche Differenzierung des Gehirns
erst in der zweiten Schwangerschaftshälfte unter der Vermittlung der Sexualhormone stattfindet. Bei Abwesenheit des SRY
beginnt ab der 10. Schwangerschaftswoche die Entwicklung der
Ovarien (Lim / Hawkins 1998, in Holterhus 2004; Vilain 2000).

Die Ausbildung eines männlichen Urogenitalsystems ent- **Hormon-**
lang des *Wolff'schen Gangs* wird durch Testosteron aus den sich **gesteuerte**
entwickelnden männlichen Gonaden gesteuert, wobei sich der **Geschlechts-**
Müller'sche Gang, aus dem die inneren weiblichen Geschlechts- **differenzierung**
organe entstehen, zurückbildet und rudimentär zurückbleibt.

Aus dem Wolff'schen Gang oder Wolff-Gang (Ductus me-
sonephricus), benannt nach dem Anatomen Kaspar Friedrich
Wolff (1733–1794), der als Urnierengang gilt, entstehen beim
männlichen Embryo die Samenleiter (Ductus deferens), das
Samenbläschen sowie der Ductus ejaculatorius, der durch die
Prostata zieht.

Aus dem Müller'schen Gang oder Müller-Gang (Ductus para-
mesonephricus), benannt nach dem Anatom und Physiologen
Johannes Peter Müller (1801–1858), bilden sich beim weiblichen Embryo die Eileiter, die Gebärmutter und die Scheide. Es
kommt zur Ausbildung eines weiblichen Urogenitalsystems
entlang des Müller'schen Ganges, während sich der Wolff'sche
Gang zurückbildet.

Embryologen sprechen davon, dass das weibliche Urogeni-
talsystem quasi als Grundbauplan („blue-print") zu verstehen
ist. Es muss etwas hinzukommen — nämlich das Testosteron

— damit auf der Grundlage des „weiblichen Grundbauplans" ein „männlicher Bauplan" entstehen kann, dem die Ausbildung der männlichen Geschlechtsorgane folgt.

3.3 Variationen der somato-sexuellen Entwicklung (Intersexualität, DSD)

Unter dem Überbegriff **Intersexualität** werden atypische körpergeschlechtliche Erscheinungsformen der inneren und äußeren Geschlechtsorgane sowie der sekundären Geschlechtsmerkmale zusammengefasst. Die medizinische Fachwelt hat sich auf den Überbegriff Störungen der sexuellen Entwicklung (englisch **D**isorders of **S**exual **D**evelopment, DSD) geeinigt.

Nach wie vor bestehen Kontroversen darüber, ob es gerechtfertigt sei, hier von Störungen der sexuellen Entwicklung zu sprechen. Die englische Abkürzung DSD erlaubt auch die Variante Diverse Sex Development und kommt so ohne den pathologisierenden Begriff der „Störung" aus. Um den Begriff der „Störung" zu vermeiden, wird auch von divergenter oder differenter somato-sexueller Entwicklung gesprochen. DSD bzw. Intersexualität und ihre verschiedenen Formen beziehen sich also nur auf somatische Befunde, körperliche Auffälligkeiten oder Normvarianten.

Bei Transsexualität hingegen finden sich im Gegensatz zu den verschiedenen Formen der Intersexualität keine oder nur geringe körperliche Auffälligkeiten im Bereich der inneren und äußeren Sexualorgane (Katzer et al. 2011).

Das, was Transsexualität ausmacht, ist nicht auf der körperlichen, sondern auf der psychischen Ebene zu finden. Transsexuelle Menschen fühlen oder empfinden sich dem anderen Geschlechts zugehörig und leiden unter ihren nicht stimmig empfundenen Geschlechtsmerkmalen.

Wenn bei Kindern mit DSD bzw. mit einer divergenten somato-sexuellen Entwicklung uneindeutige bzw. zweideutige Geschlechtsmerkmale vorliegen oder erst bei ihrem Heranwachsen zum Vorschein kommen, wonach richtet sich dann ihr Geschlechtszugehörigkeitsempfinden? Können intersexuelle Menschen ihre Geschlechtsidentität vielleicht aussuchen? Können sie möglicherweise je nach Überwiegen der Merkmale des einen oder des anderen Geschlechts ihre Geschlechtsidentität frei wählen? Diese rhetorischen Fragen sind schnell mit einem „Nein" beantwortet. Die Fragen verweisen jedoch auf zwei wichtige Zusammenhänge:

1. Das eigene Geschlechtsidentitätsempfinden wird nicht allein von der „peripheren" körperlichen Geschlechtlichkeit bzw. von den vorfindlichen Geschlechtsmerkmalen bestimmt; weder bei intersexuellen Menschen, noch bei transsexuellen Menschen, noch bei geschlechtsvarianten Menschen, noch bei cis-sexuellen Menschen. Mit „peripher" sind hier die primären und sekundären Geschlechtsmerkmale in Abgrenzung zum Gehirn gemeint, das gleichwohl geschlechtsdifferente Strukturen aufweist (siehe Kapitel 4).

2. Zum Verständnis der „peripheren" wie der „zentralen" d.h. der „zerebralen" Aspekte des Geschlechts braucht es ein naturwissenschaftliches bzw. biologisch-medizinisches Bezugssystem wie die oben dargestellten verschiedenen Ebenen der Geschlechtlichkeit. Auf die jeweiligen Ebenen können sowohl transsexuelle oder intersexuelle Menschen als auch Therapeuten und Wissenschaftler Bezug nehmen, um nicht aneinander vorbeizureden. Im Übrigen hilft die Unterscheidung der verschiedenen Ebenen des Geschlechts dabei, Patienten unter Berücksichtigung ihres kognitiven Entwicklungsstandes aufzuklären und Eltern unter Berücksichtigung ihres Bildungsstandes zu beraten.

Psychoedukation / sexuelle Aufklärung

Vor allem Psychotherapeuten, die mit geschlechtsdysphorischen Kindern und Jugendlichen arbeiten, brauchen möglichst klare Vorstellungen von der normalen und gestörten Entwicklung der körperlichen Geschlechtsmerkmale, um ihren Patienten zu größtmöglicher Klarheit über den Entwicklungsstand ihrer jeweiligen körperlichen Verfassung zu verhelfen. Oft lassen sich Identitätsdiffusion und Identitätskonfusion und damit in Verbindung stehende Affektkonglomerate durch eine gezielte Aufklärung über anatomisch-physiologische Zusammenhänge mindern bzw. schneller auflösen. Dies gilt für transsexuelle wie für intersexuelle Patienten. Geschlechtsdysphorie und Probleme mit der Geschlechtsidentität kommen auch bei intersexuellen Patienten vor (siehe Kapitel 6).

Wenn z.B. ein 14-jähriges Trans-Mädchen nach dem Rollenwechsel auf dem Schulhof von einigen Mitschülern als „Zwitter", von anderen als „schwule Sau" und von wieder anderen als „Transe" beschimpft wird, so muss der zuständige Therapeut mit seiner Patientin zunächst am Thema Selbstbehauptung arbeiten. Darüber hinaus sollte er ihr aber auch zu einem Verständnis verhelfen, was die hässlichen Schimpfworte mit ihrem So-Sein zu tun haben, und was nicht.

Sexualpädagogik in der Schule

Komplementär zur psychoedukativen Aufklärung junger transsexueller Patienten, die oft vernachlässigt oder vergessen wird, ist die sexualpädagogische Aufklärung in der Schulklasse bzw. an der Schule von allergrößter Bedeutung (siehe Kapitel 8). Fortschrittliche Sexualpädagogen bemühen sich schon seit längerem um die Aufklärung über verschiedene sexuelle Identitäten (Orientierungen) und Geschlechtsidentitäten.

3.3.1 Divergente somato-sexuelle Entwicklungen (DSD)

Die verschiedenen Formen der Intersexualität bzw. die divergenten somato-sexuellen Entwicklungen werden nach der aktuellen medizinischen Klassifikation (Schweizer / Richter-Appelt in Briken / Berner 2013, 223–230) und den Clinical Guidelines for the Management of Disorders of Sex Development (2006) in drei Hauptgruppen unterteilt:

1. 46,XY DSD (Diverse Sex Development)
2. 46,XX DSD (Diverse Sex Development)
3. Geschlechtschromosomen-Abweichungen (DSD)

Die Neuordnung der verschiedenen Formen der Intersexualität in differente oder divergente somato- sexuelle Entwicklungen rekurriert auf die Ebene der Geschlechtschromosomen. Zur Erklärung, wie es zu bestimmten Formen der Intersexualität bzw. zu Störungen der sexuellen Entwicklung kommt, eignet sich meiner Erfahrung nach die Ebene der Geschlechtschromosomen am besten.

Im Folgenden möchte ich auf die oben beschrieben intersexuellen Formen mit einem XY-Zustand (46,XY DSD) und anschließend auf diejenigen mit einem XX-Zustand (46,XX DSD) näher eingehen. Bei beiden Formen kann es ähnlich wie bei Transsexuellen zu einer anhaltenden *Geschlechtsdysphorie* kommen, wenn auch aus anderen Gründen.

3.3.2 Divergente somato-sexuelle Entwicklungen (DSD) mit Karyotyp 46, XY

Bei der *Androgen-Insensitivität* geschlechtschromosomal männlicher Kinder („DSD mit XY-Zustand") liegt eine komplette oder in-komplette Blockade der Testosteron- bzw. der Androgen-Wirkung vor, die auf eine Mutation im Androgenrezeptor-Gen zurückzuführen ist (Häufigkeit 1:20.000). Wenn die Wirkung der Androgene komplett blockiert ist (Complete Androgen Insensitivity Syndrome = CAIS), wird das betroffene geschlechtschromosomal männliche Kind mit weiblich erscheinenden äußeren Genitalien geboren und deshalb als Mädchen aufgezogen. Meistens stellt sich das CAIS-Syndrom erst in der Pubertät heraus, wenn die Brustbildung und die Monatsblutung ausbleiben. Erst dann wird festgestellt, dass im Bauchraum keine Ovarien und kein Uterus, dafür aber Hoden vorhanden sind. Wenn diese aus medizinischen Gründen entfernt werden müssen, wird meistens eine Östrogenersatztherapie begonnen.

vollständige Androgen-Insensitivität CAIS

Wird die Androgenwirkung nicht komplett blockiert (Partial Androgen Insensitivity Syndrome = PAIS), dann kommt es je nach Ausmaß der Teilblockade zu gemischt männlichweiblichen oder überwiegend männlichen Ausbildungen der Genitalien. Hinzu kommt ein deutlich erhöhtes Risiko der Ausbildung bösartiger Tumoren, wenn die undifferenzierten männlichen Gonaden im Bauchraum nicht entfernt werden. Dieser Befund führt dazu, dass die männlichen Gonaden mit medizinischer Indikation entfernt werden, ohne dass vorher geklärt werden kann, in welcher Geschlechtsrolle die / der Betroffene leben möchte.

partielle Androgen-Insensitivität PAIS

Die meisten Kinder mit XY-chromosomaler intergeschlechtlicher Entwicklung (46,XY DSD) werden dem weiblichen Geschlecht zugewiesen, wachsen in der weiblichen Geschlechtsrolle auf und leben als Frauen. Innerhalb der Selbsthilfe hat sich

XY-Frauen

die Selbstbezeichnung „XY-Frauen" etabliert. Offenbar trägt hier die Sozialisation in der weiblichen Geschlechtsrolle zu einer Anpassung bei, die dazu führt, dass eine weibliche Geschlechtsidentität nach außen lebenslang aufrechterhalten wird.

Ein kleinerer aber nicht unerheblicher Teil der Betroffenen passt sich nicht an und wechselt von der zugewiesenen weiblichen Rolle in die männliche Rolle, die dem geschlechtschromosomalen Geschlecht entspricht. Bei diesen Menschen konnte die weibliche Prägung durch die Umwelt und die durchgemachte weibliche Sozialisation das mitgebrachte männliche Geschlechtsidentitätsgefühl trotz einer Substitutionsbehandlung mit weiblichen Hormonen nicht auf Dauer hintanhalten. Wie bei Frau-zu-Mann-Transsexuellen kann ihnen nur eine Transition von der weiblichen in die männliche Rolle dazu verhelfen, dass sie sich körperlich stimmig fühlen. Im Gegensatz zu Frau-zu-Mann-Transsexuellen kehren sie – vereinfacht gesagt – in ihren geschlechtschromosomal männlichen Körper zurück.

Anfang der 2000er-Jahre wandte sich eine damals 17-jährige Patientin, **Erna**, mit dem Wunsch an mich, ich möge ihr helfen als Mann zu leben. Sie wirkte im ersten Eindruck burschikos, aber wegen ihrer hellen Stimme und deutlich hervortretender Brüsten doch weiblich. Die Patientin war in einfachen Verhältnissen als Mädchen aufgewachsen. Brustwachstum hatte sich bei ihr nicht einstellen wollen. Weil auch die Regelblutung ausblieb, wurde sie gynäkologisch untersucht. Dabei wurde festgestellt, dass sie weder einen Uterus noch Eierstöcke dafür aber Hoden im Bauchraum hatte. Nach Entfernung der Hoden (Ende 14) wurde bei ihr eine Substitutionsbehandlung mit Östrogenen begonnen, ohne dass man sich dafür interessiert hätte, welchem Geschlecht sie sich tatsächlich zugehörig fühlte. Ihr wuchsen jetzt Brüste und sie fiel unter den anderen Mädchen nicht mehr auf. Dennoch fühlte sie sich mit der Zeit immer unbehaglicher, ohne dass sie recht wusste, was mit ihr vorging. Die weibliche Brust kam ihr zunehmend fremder vor. Sie war am liebsten mit Jungen zusammen und begann sich für Mädchen zu interessieren. Innerlich sträubte sie sich mehr und mehr gegen die verordneten Östrogene, nahm sie aber doch murrend ein. Schließlich sah sie im Fernsehen eine Reportage über Trans-Männer, in der sie sich mit ihrem Problem wiederfand. Sie war erleichtert, weil sie nun zulassen konnte, dass sie sich männlich fühlte. Ohne noch die Ursachen und die Auswirkungen ihrer atypischen sexuellen Entwicklung verstanden zu haben, suchte sie einen Gender-Spezialisten, der ihr zu einem Geschlechtswechsel von weiblich zu männlich verhelfen sollte. Schließlich traf sie auf mich. Behutsam brachte ich der Patientin bei, dass sie eigentlich nicht transsexuell sei, sondern, dass ihr männliches Geschlechtszugehörigkeitsempfinden ihren männlichen Geschlechtschromosomen entspräche. Sie fühlte sich verstanden, als ich ihr sagte, dass sie eigentlich im Einklang mit ihrem geschlechtschromosomal männlichen Geschlecht leben wolle. Zu diesem Zeitpunkt war noch nicht klar, ob bei ihr eine unvollständige oder eine vollständige Androgen-Insensibilität (PAIS oder CAIS) vorlag. Wenn letzteres der Fall gewesen wäre, so hätte die gewünschte Testosteron-Behandlung keine Wirkung zeigen können. Achtung Leser! Ich wechsle mit dem Rollenwechsel der Patientin von Frau zu Mann auch das grammatikalische Geschlecht. Der Patient hatte Glück. Bei ihm lag eine partielle Androgen-Insensibilität (PAIS) vor. Mit diesem Wissen konnte er nun sein Coming-Out als Mann angehen. Er nahm den Vornamen Ernst an, den er bei seinem Standesamt mit meiner sexualpsychiatrischen Stellungnahme beantragt hatte. Sein „Rollenwechsel" verlief gänzlich unproblematisch. Unter einer Behandlung mit Testosteron fühlte sich der Patient wesentlich wohler und stimmiger. Es kam zu der gewünschten Stimmabsenkung und zu einem leichten Bartwuchs. Nach Entfernung der störenden Hormonbrüste mit einer Wiederherstellung eines männlichen Brustprofils fand sich Ernst als Mann endlich „in Ordnung". Am Ende der Behandlung wurde deutlich, dass sich für ihn die Frage nach einer Phalloplastik nicht stellte.

Die oben geschilderten Formen der Intersexualität — insbesondere sexuelle Entwicklungsstörungen mit einem XY-Zustand — können meiner Ansicht nach als Lehrstück dafür dienen, dass das individuelle Geschlechtsidentitätsempfinden und die gelebte Gechlechtsidentität sowohl von biologischen Faktoren als auch von der sozialen Umwelt geprägt werden. Diese Auffassung steht ganz im Einklang mit den Erkenntnissen und Theorien der

Epigenetik (Knafo et al. 2011), wonach die Expression von Genen sehr stark von Wechselwirkungen mit der Umwelt abhängt.

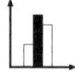

Empirisch wird diese Sicht von folgenden Studien untermauert: Brunner et al. (2015) fanden, dass fast die Hälfte der elf von ihnen untersuchten „XY-Frauen" mit einer kompletten Androgen-Insensitivität (CAIS-Syndrom) sich nicht „weiblich" fühlten. Sie gaben an, dass sie in anderen d. h. nicht-weiblichen Geschlechtsrollen lebten. So sagten z. B. zwei Personen, dass sie sich als „Hermaphroditen" empfanden. Der Prozentsatz mit einer nicht exklusiven androphilen Orientierung, d. h. auf Männer, war außergewöhnlich hoch. Damit kamen Brunner et al. zu ähnlichen Ergebnissen wie Cohen-Kettenis (2010) und Meyer-Bahlburg (2010), der darauf hingewiesen hatte, dass die Geschlechtsidentitäten bei Menschen mit PAIS variabler ausfallen, als vorher angenommen worden war. Angesichts der Datenlage warnt Cohen-Kettenis davor, männliches Geschlechtsrollenverhalten bei weiblich aufgezogenen Kindern vorschnell mit einer männlichen Geschlechtsidentität gleichzusetzen.

Ein anderer Grund, dass Androgene ihren geschlechtsdifferenzierenden Einfluss nicht ausüben können, ist ein Androgen-Mangel, weil die Androgen-Synthese gestört ist.

Androgen-Synthese-Störung Eine seltene erbliche Form der Intersexualität ist der Steroid-5-alpha-Reduktase-Mangel, der z. B. endemisch auf einigen Inseln in der Karibik vorkommt. Bei den betroffenen geschlechtschromosomal männlichen Kindern wird durch diesen Enzym-Mangel das Testosteron nicht in das wirksamere Dihydrotestosteron umgewandelt. Die Genitalien dieser Kinder erscheinen deshalb phänotypisch weiblich. Ihre Hoden verbleiben im Bauchraum oder in den Leistenkanälen. Die Kinder werden zumeist als Mädchen aufgezogen. In der Pubertät beginnt das vermehrt ausgeschüttete Testosteron verspätet doch noch zu wirken und führt zu einer Vermännlichung (Bartwuchs, Stimmabsenkung etc.), einschließlich der Ausbildung eines Penis, oft mit einer Hypospadie (Imperato-McGinley 1979).

Bei dem ebenfalls erblichen 17-beta-Hydroxysteroid-Dehydrogenase-Mangel ist die Testosteronsynthese in den Vorstufen seiner Bildung gestört. Dadurch bleibt das weibliche Grundmuster der Geschlechtsorgane bestehen, sodass auch hier nach der Geburt die äußeren Genitalien entweder weiblich oder uneindeutig zwischengeschlechtlich erscheinen. In der Pubertät kommt es zur Vermännlichung, sodass einige Betroffene von der weiblichen Geschlechtsrolle, in der sie als Kind gelebt haben, in die männliche Geschlechtsrolle wechseln, die ihrem Geschlechtschromosomenstatus (XY) entspricht.

3.3.3 Divergente somato-sexuelle Entwicklungen (DSD) mit Karyotyp 46, XX

Das Adrenogenitale Syndrom (AGS) beim Karyotyp 46,XX ist die häufigste sexuelle Entwicklungsstörung, bei der die Geschlechtszuordnung nach der Geburt unklar oder schwierig ist (ca. 1:10.000 Geburten). Bei schwächer ausgebildeten Verlaufsformen fallen Vermännlichungserscheinungen manchmal erst in Folge fehlender Brustentwicklung und ausbleibender Monatszyklen sowie Hirsutismus (Bartwuchs) in der Pubertät auf.

Adrenogenitales Syndrom

Die betroffenen Kinder und Jugendlichen leiden an einer angeborenen Nebennierenrinden-Hyperplasie. Ursächlich sind erbliche Mutationen in einem der Gene, deren Genprodukte als notwendige Enzyme (in 90 % aller Fälle 21-alpha-Hydroxylase, seltener 11-beta-Hydroxylase, 3-beta-Hydroxysteroid-Dehydrogenase, 17-alpha-Hydroxylase) die Produktion der Nebennierenrinden-Hormone steuern. Dabei handelt es sich um Glukokortikoide (Cortisol), aber auch um Mineralokortikoide (z. B. Aldosteron), die vermindert oder gar nicht mehr synthetisiert werden. Dadurch kommt es zu einer Fehlsteuerung der Hypophyse (Hirnanhangdrüse), die bewirkt, dass statt Cortisol vermehrt Sexualhormone, vor allem Androgene, ausgeschüttet werden. Bereits während der Schwangerschaft kommt es zu einer Vermännlichung der äußeren Geschlechtsorgane (Vergrößerung der Klitoris bis zu penisähnlicher Form, häufig mit Hypospadie und hodensackähnlicher Ausbildung der Schamlippen). Unter frühzeitiger Cortisonbehandlung wird der weibliche Hormonhaushalt stabilisiert und es kann innerhalb des ersten Lebensjahres zur Rückbildung der Virilisierung kommen. Wenn keine hormonelle Behandlung erfolgt, bilden sich frühzeitig männliche sekundäre Geschlechtsmerkmale, starke Behaarung und Hirsutismus, männlich konfigurierte Schambehaarung und Akne. Die Vermännlichung betrifft meistens nur die äußeren Geschlechtsorgane. AGS-Mädchen haben normale innere weibliche Geschlechtsorgane (Vagina, Uterus, Ovarien). Unter einer Hormonsubstitutionsbehandlung können sie schwanger werden und Kinder bekommen. Die Mehrzahl der AGS-Frauen akzeptiert ihr weibliches Geschlecht und lebt in der weiblichen Geschlechtsrolle. Allerdings gibt es auch „transsexuelle Entwicklungen" von Frau zu Mann. Diese Patienten brauchen dann einen Gender-Spezialisten an ihrer Seite, der sie psychotherapeutisch begleitet. Den Androgenspiegel, der störungsbedingt erhöht ist, steuert der behandelnde Endokrinologe über die Cortisol-Substitutionstherapie. Da störungsbedingt eine körperliche Vermännlichung schon besteht, ist meistens keine zusätzliche Behandlung mit Testosteron mehr notwendig. Zur Behandlung des Adrenogenitalen Syndroms muss lebenslang unter regelmäßiger endokrinologischer Kontrolle Cortisol (dosisangepasst an den physiologischen zirkadianen Rhythmus) und ggf. als Aldosteron-Ersatz 9α-Fluoro-Hydrocortison substituiert werden.

 Zur weiteren Einführung in die Grundlagen, aber auch zur Vertiefung, sei das Buch von Katinka Schweizer und Hertha Richter-Appelt empfohlen, in dem vor allem die psychosozialen Aspekte der Intersexualität sehr gut darstellt werden (Schweizer / Richter-Appelt 2012).

3.3.4 Geschlechtschromosomen-DSD

Unter den Geschlechtschromosomen-DSD (deutsch: Geschlechtschromosomen-Störungen oder Geschlechtschromosomen-Aberrationen) finden sich das Klinefelter-Syndrom mit einem (47, XXY) – Chromsomensatz, das Turner-Syndrom (mit 45,X oder 45,X / 46,XX), die chromosomal bedingte Gonaden-Dysgenesie (GD) oder Chromosomen-Mosaike wie die ovotestikuläre DSD mit unterschiedlich ausgeprägten ovariellen und testikulären Gonadalanlagen.

Erwachsene Personen mit einem Klinefelter-Syndrom, die körperlich durch ihren Hochwuchs und ein eher breites Becken auffallen, können unter anhaltender Geschlechtsdysphorie leiden und transsexuell wirken oder erscheinen. Obwohl nach ICD-10 ein intersexuelles Syndrom wie das Klinefelter-Syndrom die Diagnose „Transsexualität F64.0" ausschließt, werden vereinzelt Personen mit einem Klinefelter-Syndrom, die sich anhaltend weiblich fühlen und als Frauen leben wollen, wie transsexuelle Patienten mit weiblichen Hormonen behandelt und erhalten später auch genitalangleichende Operationen. Menschen mit Klinefelter-Syndrom sind häufig emotional instabil. Ich konnte noch keine Erfahrung mit geschlechtsdysphorischen jugendlichen Klinefelter-Patienten sammeln. Wenn mich einer um eine Hormonbehandlung bitten würde, wäre ich mit der Indikation einer Behandlung mit Östrogenen unter 18 Jahren sehr zurückhaltend. In solchen Fällen ist es ratsam, Spezialistinnen und Spezialisten sowohl für die psychotherapeutische als auch für die endokrinologische Behandlung von Klinefelter-Patienten zu konsultieren, die über die Vermittlung der deutschen Klinefelter-Gesellschaft gefunden werden können.

3.4 Prävalenz

Deutschlandweite oder länderübergreifende Prävalenzraten für Geschlechtsdysphorie bei Kindern und Jugendlichen mit transsexuellen Entwicklungen liegen noch nicht vor.

Vorwiegend in westlichen Ländern (siehe unten), in deren Gesundheitssystemen eine Versorgung transsexueller Patienten angeboten wird, wurden seit den 1960er Jahren Daten zur Prävalenz erwachsener Transsexueller erhoben. Vorreiter waren europäische Länder wie die Niederlande, Dänemark oder Schweden, in denen eine zentralisierte Versorgung transsexueller Patienten mit einer planmäßigen klinischen Begleitforschung stattfinden konnte.

Prävalenz erwachsener Transsexueller

Eine 2015 durchgeführte Meta-Studie, die Einzel-Studien aus zwölf Ländern berücksichtigte, ergab eine durchschnittliche Prävalenz von 4,6 auf 100.000 Personen. Das bedeutet, dass auf 21.739 Menschen eine transsexuelle Person kommt (Arcelus et al. 2015). Arcelus und seine Mitautoren hatten zur Errechnung dieser Werte aus methodischen Gründen auf Studien aus den Niederlanden, Schweden, Groß-Britannien, Deutschland, Spanien, Belgien, Serbien, Irland, Polen und Singapur zurückgegriffen. Darüber hinaus sichteten sie Studien aus den USA und Australien.

Richten wir nun den Blick auf Deutschland. Meyer zu Hoberge (2009) fand im Zeitraum von 1991–2000 eine Zehnjahresprävalenzrate von 3,36 Transsexuellen pro 100.000 Einwohner der deutschen Bevölkerung. Bei den Mann-zu-Frau-Transsexuellen kamen 4,14 Personen auf 100.000 der männlichen Einwohner und 2,63 Frau-zu-Mann-Transsexuelle auf 100.000

der weiblichen Einwohner.

Die Zehnjahresprävalenzrate von 1991 bis 2000 lag damit signifikant höher als diejenige, die Weitze und Osburg (1996) 1981–1990 festgestellt hatten. Meyer zu Hoberge fasste ihre Daten mit denen von Osburg und Weitze zusammen und errechnete über den Zeitraum von 1981–2000 eine Prävalenzrate von von 4,26 Personen auf 100.000 Einwohner in der deutschen Bevölkerung. Die entsprechenden Werte betrugen bei Mann-zu-Frau-Transsexuellen 5,48 Personen pro 100.000 männliche Einwohner und bei Frau-zu-Mann-Transsexuellen 3,12 Personen pro 100.000 weibliche Einwohner.

Verhältnis Trans-Frauen zu Trans-Männern Das Verhältnis (sex-ratio) von Trans-Frauen (Mann-zu-Frau-Transsexuellen) zu Trans-Männern (Frau-zu-Mann-Transsexuellen), das im Erhebungszeitraum von 1981–1990 noch 2,3:1 betrug, lag im Erhebungszeitraum von 1991–2000 bei 1,5:1. Es ließ sich also eine deutliche Tendenz hin zu einer Gleichverteilung erkennen. Diese Tendenz hatte sich schon in der Untersuchung von Garrels et al. (2000) gezeigt. Das Verhältnis von Mann-zu-Frau-Transsexuellen zu Frau-zu-Mann-Transsexuellen betrug 2.1.

Clark et al. (2014), die in einer repräsentativen Studie in Neuseeland mehr als 8166 Oberstufen-Schüler untersuchten, fanden eine Prävalenz von 1,2 % der Schüler, die unter die Kategorie „Transgender" fiel. Unter den übergreifenden Begriff „Transgender" fassten die Autoren jugendliche Personen mit Geschlechtsdysphorie und Geschlechtsinkongruenz zusammen. Damit ließe sich auch die auffallend hohe Prävalenzrate erklären.

Prävalenzschätzung für Kinder und Jugendliche Die Prävalenz von transsexuellen Entwicklungen, die schon im Kindes- und Jugendalter beginnt, lässt sich an den Zahlen von so genannten Inanspruchnahme-Populationen spezialisierter Behandlungszentren und an den Prävalenzraten für Erwachsene abschätzen. Hinweise bieten auch flächendeckende Zwillingsstudien, bei denen über die Child Behavior Checklist (CBCL) gegengeschlechtliches Verhalten von Kindern (beobachtet von Eltern) erfasst wird.

Child Behavior Checklist

Die Child Behavior Checklist (CBCL; Achenbach 1991) ist ein bewährtes Forschungsinstrument im kinder- und jugend-psychiatrischen Bereich, mit dem die Eltern über das Verhalten ihres Kindes befragt werden. Die weite Verbreitung dieses Instruments in klinischen Einrichtungen ermöglicht es, störungsrelevante Verhaltensweisen an großen Fallzahlen zu studieren. Unter den 118 Items finden sich zwei, die nach der Geschlechtsidentität fragen. Item 5 lautet: „Verhält sich wie ein Mädchen bzw. Junge". Item 110 lautet: „Möchte lieber ein Mädchen bzw. ein Junge sein."

Daten von CBCL-Studien liefern über diese beiden Items grobe Anhaltspunkte für die Prävalenz von Auffälligkeiten in der Geschlechtsidentitätsentwicklung bei Kindern.

CBCL-Daten

Zucker et al. (1997) werteten CBCL-Daten über nicht-klinische (non-referred) Jungen und Mädchen zwischen vier und elf Jahren aus. Das Datenmaterial war Ken Zucker von Achenbach persönlich überlassen worden. Nach Auskünften ihrer Mütter verhielten sich 3,8 % der Jungen „manchmal" und 1,0 % „oft" wie Mädchen. Von den Mädchen verhielten sich 8,3 % „manchmal" und 2,3 % „oft" wie Jungen. Von 2,5 % der Mädchen wurde berichtet, dass sie „manchmal" Wünsche äußerten, ein Junge zu sein, und von 1,0 %, dass sie solche Wünsche „oft" äußerten. Von nur 1 % der Jungen wurde seitens der Mütter angegeben, dass sie „manchmal" Wünsche äußerten, ein Mädchen zu sein. In keinem Fall wurde angegeben, dass die Jungen solche Wünsche „oft" äußerten.

Zwillingsstudien

Aufschluss über die Häufigkeit gegengeschlechtlichen Verhaltens bei (nicht-klinisch-auffälligen) Kindern, das mit der CBCL ermittelt wurde, erbrachten auch Zwillingsstudien. Die genetisch relevanten Ergebnisse folgender Zwillingsstudien finden sich im Kapitel 4 Ätiologie.

Coolidge et al. (2002) haben bei 309 ein- und zweieiigen Zwillingspaaren im Alter von vier bis 17 Jahren eine Prävalenz von 2,3 % gefunden. Als Messgröße diente die elterliche Einschätzung des Verhaltens der Kinder anhand von sechs Kriterien der DSM-IV-Diagnose Geschlechtsidentitätsstörung im Kindesalter (GIS-DSM-IV; 302.6).

In einer Breitenuntersuchung, die im Rahmen des niederländischen Zwillingsregisters möglich wurde, untersuchten Beijsterveldt et al. (2006) 14.000 siebenjährige und 7.000 zehnjährige Zwillinge aus dem niederländischen Zwillingsregister mit der Frage, welchen Einfluss das Geschlecht und Umwelteinflüsse auf gegengeschlechtliches Verhalten haben (siehe Kapitel 4 Ätiologie, Genetik).

Das gegengeschlechtliche Verhalten wurde (wie bei Zucker et al. 1997, siehe oben) über die Items der CBCL „Verhält sich wie das andere Geschlecht" und „Wünscht sich, dem anderen Geschlecht anzugehören" erhoben.

Die Prävalenz hinsichtlich des von Müttern beobachteten gegengeschlechtlichen Verhaltens betrug bei den siebenjährigen Jungen 3,2 % und bei den siebenjährigen Mädchen 5,2 %. Bei den zehnjährigen Jungen ging es auf 2,4 % und bei den zehnjährigen Mädchen auf 3,3 % zurück. Überrascht waren die Forscher vom Befund, dass gegengeschlechtliches Verhalten von Mädchen mit einem Zwillingsbruder niedriger lag, als das von Mädchen, die eine Zwillingsschwester hatten.

ⒷⒹ   2003 kam erstmals eine Mutter mit ihrem damals 13-jährigen Kind namens Johanna zu mir (Preuss 2005). **Johanna**, geburtsgeschlechtlich ein Junge, lebte schon seit ihrer Grundschulzeit als Mädchen. Die Mutter und Johanna baten mich um eine Indikation für eine pubertätsaufhaltende Behandlung. Nach eingehenden diagnostischen und therapeutischen Gesprächen fand sich keine Behandlungsalternative außer, die gewünschte pubertätsaufhaltende Behandlung zu ermöglichen. Zu diesem Ergebnis kam auch der Ethik-Rat am Universitätsklinikum Eppendorf (UKE), bei dem sich Johanna mit ihrer Mutter vorstellte. Bei unserer differentialdiagnostischen Abklärung fanden wir keine Anhaltspunkte dafür, dass wir es bei Johanna mit einem „Sissy-Boy" zu tun gehabt hätten, von denen man aus einer Studie von Richard Green (1987) wusste, dass mehr als 90 % von ihnen später homosexuell und nicht transsexuell geworden waren.

Sex-Ratio bei Trans-Jugendlichen   Aitken et al. (2015) untersuchten das Verhältnis von jugendlichen Mann-zu-Frau-Transsexuellen zu Frau-zu-Mann-Transsexuellen an insgesamt 748 adoleszenten Patienten, die in den Spezialkliniken von Toronto und Amsterdam bis 2013 behandelt worden waren. An beiden Kliniken änderte sich dieses Verhältnis signifikant im Jahr 2006. Davor waren die jugendlichen Mann-zu-Frau-Transsexuellen in der Überzahl. Im Zeitraum von 2006 bis 2013 verschob sich das Verhältnis zugunsten der jugendlichen Frau-zu-Mann-Transsexuellen. Es gab also nun mehr junge Frau-zu-Mann Transsexuelle als vor 2006.

Multizentrische Studien mit geschlechtsdysphorischen Kindern und Jugendlichen, wie sie z. B. bei erwachsenen transsexuellen Patienten durchgeführt wurden, sind erst noch in Vorbereitung. Daten zu psychiatrischen Komorbiditäten bei Kindern und Jugendlichen liegen nur aus einzelnen Behandlungszentren vor. Man könnte meinen, dass die kulturellen Unterschiede in Nord-West-Europa eher zu vernachlässigen wären. Dem scheint aber nicht so zu sein. So berichteten Heylens et al. (2014), dass im Rahmen der bisher einzigen Multi-Center-Studie an Erwachsenen in Europa (ENIGI), die als Zentren Amsterdam, Gent, Hamburg und Oslo umfasste, in Hamburg und Oslo höhere Raten für psychiatrisch relevante Symptome und Erkrankungen gefunden wurden, als in Amsterdam und Gent, obwohl einheitliche Forschungsinstrumentarien verwendet worden waren. Auch hier tun sich Fragen auf. Wurden die psychiatrischen Fremdbeurteilungen unterschiedlich gründlich durchgeführt? Waren die Patienten, die sich an die verschiedenen Zentren wandten, unterschiedlich psychiatrisch auffällig oder wurde in Hamburg und Oslo einer größeren Zahl von psychiatrisch auffälligeren Patienten eine gegengeschlechtliche Behandlung ermöglicht als in Amsterdam oder Gent? Zurecht merken Fuss et al. (2015) an, dass nicht unterschieden werden kann, ob die unterschiedlichen Befunde an methodischen Differenzen liegen oder an regionalen kulturellen Unterschieden.

Prävalenz von Komorbiditäten

3.5 Identität und Geschlechtsidentität

Identität hat für Menschen mindestens vier Bedeutungsgehalte: 1. Zugehörigkeit, 2. Einmaligkeit und 3. Sich-gleich-Bleiben (diachrone Identität, Kontinuität). Ein weiterer Bedeutungsgehalt, von dem oft stillschweigend ausgegangen wird, ist 4. der innere Zusammenhalt der vielen Teil-Identitäten, Zugehörigkeiten, Identifizierungen, usw.: Identität hat hier die Bedeutung von Kohärenz der Vielheit in der Einheit. Kohärenz oder die Einheitlichkeit von Identität ist nicht mehr gegeben, wenn es zur Persönlichkeitsspaltung oder zu Phänomenen kommt,

Bedeutungsgehalte von „Identität"

wie sie sich in der multiplen Persönlichkeitsstörung zeigen. Mit seinen Kollegen fasst De Levita (1965, 2002, 96) „Identität" so zusammen:

Jedes Individuum ist zugleich „wie alle anderen Menschen, wie manche anderen Menschen und wie kein anderer Mensch."

Ergänzend könnte man noch hinzufügen: Alle Menschen verändern sich, nur jeder anders. Und doch bleibt jeder Mensch im Wandel der Zeit derselbe.

De Levita (2002, 97) bezeichnet mit „Identitätsfaktoren" jene Eigenschaften und Zugehörigkeiten wie Alter, Geschlecht, Herkunft, Nationalität, soziale Schicht, die man nicht selbst wählen kann. Als weiteren besonderen Identitätsfaktor nennt er den Körper. Der Körper sei der wichtigste Identitätsfaktor, weil in ihm alle anderen enthalten seien. Des Weiteren beschäftigt er sich eingehend mit dem Namen und der Lebensgeschichte als Identitätsfaktoren. Von Erikson sagt de Levita, er habe durch seine brillanten Beiträge den Begriff der Identität in verschiedener Hinsicht bereichert: Als erstes mit der genetischen Untersuchung des „Identitäts*gefühls*". Ich hebe dies hervor, weil die Annahme eines *Identitätsgefühls* auch die Annahme eine *Geschlechtsidentitätsgefühls* oder eines *Geschlechtszugehörigkeitsgefühls* nahelegt. Die Zugehörigkeit zum Geschlecht der Frauen oder zum Geschlecht der Männer gehört zu den existentiellen Grundpfeilern der menschlichen Existenz – unabhängig von der jeweiligen subjektiven Bedeutungsbeimessung. Daneben sind – wie auch Levita ausführt – die Zugehörigkeit zu einer Familie wichtig, die Stellung in der Geschwisterreihe, die Zugehörigkeit zu einer Gemeinde, zu einem Stamm, einem Volk, einer Nation, einer Religionsgemeinschaft, einer Kultur etc. Zu beachten ist, dass die Bedeutung, die ein Mensch seinen unterschiedlichen Zugehörigkeiten beimisst, sich von kollektiven bzw. politischen Werten mehr oder weniger unterscheidet, ebenso wie sich die subjektiv empfundene Identität eines Menschen von seiner „Identität" unterscheidet, wie sie von den Mitmenschen z. B. von der Polizei gesehen wird. Die aufgezeigte Diskrepanz zwischen dem subjektiv empfundenen Identitätsgefühl und der zugeschriebenen „Identität", kann für transsexuelle Mädchen und transsexuelle Jungen um die Zeit ihres Coming-Outs besonders belastend werden.

Jedes menschliche Individuum, jedes Mädchen, jeder Junge, jede Frau, jeder Mann richtet an alle anderen einen existenziellen Appell: *„Ich bin, die ich bin"* bzw. *„Ich bin, der ich bin", „Nimm mich ernst! Nimm mich so, wie ich mich fühle!"*. Dieses elementare Bedürfnis nach Beachtung und Achtung des eigenen So-Seins kann durchaus dem Bedürfnis nach körperlicher Unversehrtheit gleichgestellt werden.

Nach jahrelangem Ringen um einen besseren therapeutischen Umgang mit Kindern, die mit uneindeutigen Genitalien geboren werden, kamen Experten für Intersexualität bzw. für DSD schließlich zu Empfehlungen, erst dann eine chirurgische Angleichung an eines der beiden Geschlechter vorzunehmen, wenn die Betroffenen herangewachsen sind und sich selbst für eine Operation in die eine oder die andere Richtung (oder auch für keine) entscheiden können (Schweizer / Richter-Appelt 2012, Brunner et al. 2014).

Tab. 2: Personale Identität als existenzieller Appell

Trans-Mädchen, Trans-Frauen	Trans-Jungen, Trans-Männer
Ich bin, **die** ich bin! Nimm mich so, wie ich bin!	Ich bin, **der** ich bin! Nimm mich so, wie ich bin!
Achte mich als **die**, **die** ich bin! Behandle mich als **die**, **die** ich bin!	Achte mich als **den**, **der** ich bin! Behandle mich als **den**, **der** ich bin!
Hilf mir zu werden, **die** ich bin!	Hilf mir zu werden, **der** ich bin!

In Analogie zu diesem Prinzip darf das subjektive Geschlechtsidentitätsempfinden von Kindern nicht in Frage gestellt werden. Vielmehr sollten Kinder bei ihrer Geschlechtsidentitätsentwicklung ebenso unterstützt werden wie bei ihrer allgemeinen psychosexuellen Entwicklung. Genau so wie Kinder und Jugendliche ein Recht auf ihre körperliche Integrität haben, so haben sie auch ein Recht auf ihre psychische Identität, d. h. auf ihre ureigensten Empfindungen und Zugehörigkeitsgefühle.

Es ist nur konsequent, dass Vertreter von Selbsthilfegruppen öffentlich fordern, dass Therapeuten keine „Gender-Deutungen" mehr machen sollten; werden diese doch von Patienten leicht als „manipulativ" und entwürdigend empfunden. Wie die Würde des Menschen so solle auch das Geschlechtsidentitätsempfinden oder eine selbst gewählte Geschlechtsidentität, sei sie binär oder non-binär, unantastbar sein.

Identitätsentwicklung und menschliche Umwelt

Menschen können ihre je einmalige Identität nur dann entwickeln, wenn sie es wagen, im *Umgang* mit ihren Mitmenschen das ihnen Eigene auszudrücken und zu verkörpern. Dann kann ihr Körper sich verleiblichen, und damit auch zu ihrem Geschlechtsleib werden. Die Verleiblichung als *Embodiment* (Leuzinger-Bohleber 2014) ist ein Prozess, der immer nur im Hier und Jetzt in der Kommunikation und im Austausch mit den anderen und mit der sich wandelnden Welt abläuft. Individuelle Identität wird im Sinne des „Embodiments" aus dem *Umgang* mit anderen bezogen. *Mentalisierungsprozesse* (siehe Kapitel 5) sind quasi komplementär zum *Embodiment* für die individuelle Identitätsentwicklung notwendig. Die Identitätsentwicklung, die ganz wesentlich auf der Geschlechtsidentität beruht, beginnt zwar in einem psychischen Kokon (Hülle, Gebärmutter, etc.), alle weiteren Identitätsentfaltungen finden jedoch im Austausch mit der Umwelt statt. Die individuelle Identitätsentwicklung kann man nur verstehen, wenn man sie sich in eine komplementäre *Identitätsmatrix* eingebettet denkt.

Gender-Spezialisten, die mit Kindern und Jugendlichen arbeiten, können nur Katalysatoren sein, um ihre Identitätsentwicklung zu fördern. Als Katalysatoren dieses Prozesses können sie nichts wegnehmen und nichts hinzutun. Einerseits können sie ihren Patienten helfen, im geschützen Raum des Therapie-Settings ihr Inneres weiter zu erkunden und anzunehmen. Andererseits können sie ihre Patienten ermutigen, sich im Austausch mit ihrer jeweiligen Indentitätsmatrix als lebendige und sexuelle Menschenwesen zu entfalten, sich mit ihrer besonderen Geschlechtsidentität zu behaupten, und darauf bauend, ihre je einmalige Persönlichkeit zu entwickeln.

Die individuelle Identität und damit auch die Geschlechtsidentität befinden sich nicht *im* Individuum sondern *zwischen* ihm und den anderen Menschen, die sich in ihrer Gesamtheit als „Identitätsmatrix" zusammenfassen lassen. Die individuelle Identität, die sich im Lauf des Lebens entwickelt, muss vom Subjekt ständig behauptet und andererseits von den Mitmenschen immer neu beachtet und gewürdigt werden.

4 Ätiologie

Die Ätiologie der Transsexualität — die Frage nach ihren Ursachen — ist bis heute trotz anwachsender genetischer und neurowissenschaftlicher Forschungsergebnisse nicht aufgeklärt. Das gilt sowohl für den Aspekt des Zugehörigkeitsempfindens zum anderen Geschlecht als auch für die Geschlechtsdysphorie. Der kleinste gemeinsame Nenner, auf den sich Experten verständigen, lässt sich folgendermaßen zusammenfassen:

> Bei den Ursachen der Transsexualität muss es sich um ein komplexes Zusammenspiel von biologischen, psychischen, psychosozialen und soziokulturellen Ursachen handeln, die noch dazu individuell sehr unterschiedlich verteilt sein müssen.

!

Kurz — wir haben es mit einer multifaktoriellen Ätiologie zu tun. Nach Reiche (2007) wurde der Gedanke der Heterogenität der Ursachen schon von Person und Ovesey (1974a, 1974b, 1993) formuliert. Dieter Langer (1985) hat diesen Sachverhalt so zusammengefasst: Zur *„gemeinsamen Endstrecke"* des Transsexualismus führen unterschiedlich zusammengesetzte Wirkfaktoren bzw. ganz unterschiedliche Ursachengefüge. Trotz ständig anwachsender Befunde in der Molekulargenetik, in der Embryologie, in der Endokrinologie, in den aufkommenden Neurowissenschaften mit ihren funktionellen bildgebenden Verfahren, hat der Satz von Langer bis heute seine Gültigkeit. Der aktuelle Stand der Forschung lässt sich auch so zusammenfassen:

multifaktorielle Ätiologie

> *„[...] vor dem Hintergrund jüngster Befunde zur epigenetischen Bedeutung geschlechtsspezifischer Umwelten, die in einem Zusammenhang mit den chromosomalen und hormonellen Einflüssen auf die Sexualdifferenzierung zu stehen scheinen (im Überblick: McCarthy et al. 2009), müssen transsexuelle Entwicklungen als ein multifaktoriell moderiertes Geschehen betrachtet werden, bei denen biologi-*

sche, psychologische und soziale Faktoren ein einzigartiges, mehrfach determiniertes Zusammenspiel bewirken" (Nieder et al. 2011, 218).

Die konkreten Ursachen für transsexuelle Entwicklungen von Mann-zu-Frau müssen andere sein als die Ursachen für transsexuelle Entwicklungen von Frau-zu-Mann. Diese trivial erscheinende Behauptung ist nicht selbstverständlich.

konstitutionelle Bisexualität Um wichtige somatische Befunde zur Ätiologie der Transsexualität einordnen zu können, bedarf es einer Vorstellung von der Komplexität der biologischen Geschlechtlichkeit des Menschen, die einerseits mit den binär-polaren Kategorien „weiblich" – „männlich" beschrieben wird; die aber andererseits ohne den Begriff der konstitutionellen Bisexualität des Menschen nicht auskommt. Die konstitutionelle Bisexualität von Frauen und Männern, die man auch als rudimentäre Intersexualität begreifen darf, muss von der „Bisexualität" im Sinne der sexuellen Orientierung abgegrenzt werden.

Unter **konstitutioneller Bisexualität** versteht man den Sachverhalt, dass jedes weibliche Individuum männliche Anteile in sich trägt und jedes männliche Individuum weibliche.

Ohne sich auf die ätiologische Hypothese festzulegen, die Transsexualität werde durch ein gegengeschlechtlich funktionierendes und strukturiertes Gehirn verursacht, ließe sich Transsexualität phänomenologisch als seelisch-körperliche Geschlechtsunterschiedlichkeit oder als psychisch-somatische Geschlechtsunterschiedlichkeit auffassen.

Unbestritten ist, dass Frauen wie Männer sich über ihre unterschiedliche biologische Ausstattung nicht hinwegsetzen können. Die Unterschiedlichkeit der Geschlechter lässt sich nicht leugnen. Gerade deshalb ist das Prinzip der Gleichwertigkeit der Geschlechter als Menschenrecht so wichtig. Leider wird das Prinzip der Gleichwertigkeit der Geschlechter mit der Forderung nach Gleichheit der Geschlechter oft unbedacht vermischt.

Ohne die Anerkennung der Gleichwertigkeit **und** der Unterschiedlichkeit der Geschlechter lässt sich nicht verstehen, welche Bedeutung die Geschlechtsidentität für die menschliche Identität und ihre Entwicklung hat.

Noch lassen sich Geschlechtschromosomen nicht „umprogrammieren". Gonaden lassen sich nicht ohne weiteres in ein Individuum des anderen Geschlechts transplantieren. Noch immer lässt sich das subjektive Geschlechtszugehörigkeitsempfinden nicht „umpolen", wie es früher von manipulativen Psychotherapeuten in „Konversionstherapien" oder „reparativen Therapien" versucht wurde und leider heute immer noch versucht wird. Darüber hinaus ist es auch nicht möglich, Menschen, die sich zwischen den Geschlechtern erleben, ein klares Zugehörigkeitsempfinden zum weiblichen oder männlichen Geschlecht zu verschaffen. Bemühungen in diese Richtungen gelten heute zu Recht als unethisch.

Die Überlegungen erscheinen mir sinnvoll, um im Folgenden auf einige ausgewählte neurowissenschaftliche Forschungsergebnisse einzugehen. Ich greife nur einige häufiger diskutierte Forschungsergebnisse heraus.

4.1 Biologische Ursachen

4.1.1 Neurogenetische Befunde

Hennigson et al. (2005) untersuchten an 29 Mann-zu-Frau-Transsexuellen ein Gen, das für die Ausbildung des Östrogenrezeptors Beta verantwortlich ist. Die Frau-zu-Mann-Transsexuellen unterschieden sich von den 229 männlichen Studienteilnehmern der Kontrollgruppe in der Anzahl der Wiederholungen von Nukleotid-Sequenzen, die eine für den Östrogenrezeptor-Beta wichtige Aminosäure kodieren.

Hare et al. (2009) fanden, dass das Androgen-Rezeptor-Gen bei Mann-zu-Frau-Transsexuellen längere Wiederholungen der Basen-Folgen aufwies, was zu einer verminderten Bindungsfähigkeit von Testosteron an den Rezeptor führt.

Wie Nieder et al. (2011) berichten, ergaben sich jedoch in verschiedenen genetischen Zwillingsstudien zu den oben erwähnten Studien widersprüchliche Befunde (Loehlin et al. 2004, Hengstschläger et al. 2003, Bentz et al. 2007). Dafür fanden Bentz et al. (2008) eine genetische Veränderung auf dem CYP17 Gen, die bei Mann-zu-Frau-Transsexuellen auffällig war. Ein Studie von Ujike et al. (2009), die nach Nieder (2001) mit 242 Probanden und 275 Kontrollpersonen als die damals größte genetische Studie an transsexuellen Personen galt, konnte keine signifikanten Veränderungen an den Gen-Expressionen von fünf untersuchten Genen feststellen. Untersucht wurden die Gene für den Androgenrezeptor, den Östrogenrezeptor Alpha, den Östrogenrezeptor Beta, die Aromatase CYP19 und den Progesteronrezeptor.

4.1.2 Tierexperimentelle Befunde

Nach Nieder et al. (2011) zeigt die tierexperimentelle Forschung, dass die primär genetisch gesteuerte Differenzierung der Gonaden in den ersten zwei Schwangerschaftsmonaten stattfindet, während die sekundär hormonell gesteuerte Differenzierung der Hirnstrukturen erst in der zweiten Schwangerschaftshälfte beginnt und bis in das Erwachsenenalter dauert (Agate et al. 2003, Arnold et al. 2003, Goy et al. 1988, Swaab 2004). Bedeutsam erscheint mir der Befund, dass bei Mäusen 50 Gene identifiziert werden konnten, die unabhängig von Sexualhormonen für die Hirndifferenzierung eine Rolle spielen (Dewing et al. 2003). Bao und Swaab (2011) zu Folge, ist damit der Grad der Verweiblichung bzw. der Vermännlichung des Genitales nicht unbedingt deckungsgleich mit dem Grad der Verweiblichung bzw. der Vermännlichung des Gehirns. Es ist damit durchaus möglich, dass es ähnliche entwicklungsbedingte Diskrepanzen auch bei Menschen geben kann, die mit zur Transsexualität führen können.

4.1.3 Zwillingsstudien

Nach Nieder et al. (2011) fanden Diamond und Hawk (2004) und Diamond (2011), dass die Wahrscheinlichkeit, transsexuell zu sein, 50% beträgt, wenn der andere eineiige Zwilling ebenfalls transsexuell ist.

Coolidge, Thede und Young (2002) haben bei der oben schon erwähnten Zwillingsstudie an 309 ein- und zweieiigen Zwillingspaaren im Alter von vier bis 17 Jahren gefunden, dass 62% der Varianz mit „Erblichkeit" erklärt werden konnten und 38% mit „Umwelteinflüssen". Wie oben schon erwähnt, diente als Messgröße die elterliche Einschätzung gegengeschlechtlichen Verhaltens und entsprechenden Wünschen der Kinder anhand von sechs Kriterien der DSM-IV-Diagnose Geschlechtsidentitätsstörung im Kindesalter (GIS-DSM-IV; 302.6).

Beijsterveldt et al. (2006) untersuchten 14.000 siebenjährige und 7.000 zehnjährige Zwillinge aus dem Niederländischen Zwillingsregister mit der Frage, welchen Einfluss das
Geschlecht und Umwelteinflüsse auf gegen-geschlechtliches
Verhalten haben. Oben wurde bereits über die wertvollen epi-
demiologischen Daten berichtet, die das gesamte Staatsgebiet
der Niederlande umfassen.

In beiden Altersgruppen bestand eine größere Übereinstim-
mung hinsichtlich des gegengeschlechtlichen Verhaltens bei
eineiigen (monozygoten) Zwillingen als bei zweieiigen (dizy-
goten) Zwillingen. 70% der Varianz des Auftretens gegengeschlechtlichen Verhaltens konnte in beiden Altersgruppen mit
genetischen Faktoren erklärt werden. Darüber hinaus wurde
gegengeschlechtliches Verhalten häufiger bei höheren Werten
bei den Items gefunden, die nach Externalisierungsproblemen
und Internalisierungsproblemen fragten.

4.1.4 Neuroanatomische Befunde

Zunächst sei darauf hingewiesen, dass bei der Entwicklung
geschlechtsdifferenter Gehirnstrukturen neben den Testoste-
ron-vermittelten Einflüssen rein geschlechtschromosomale
Einflüsse existieren. Dies konnte von Lentini et al. (2012) von
der Arbeitsgruppe am Karolinska Institut in Stockholm aufgezeigt werden. Sie fanden in einer Studie, die Männer mit einem
47,XXY-Chromosomensatz bzw. einem Klinefelter-Syndrom,
„normale" 46,XY-Männer und 46,XX-Frauen umfasste, dass
geschlechtsdifferente Volumen-Unterschiede der grauen Substanz im Kleinhirn und im präfrontalen Kortex nur von der La-
dung mit X-Chromosomen (X-chromosome dosage) abhingen,
während die geschlechtsdifferenten Volumenunterschiede der
Amygdala, der Parahippocampus-Region und des Okzipitalen
Kortex vom den Testosteron-Spiegeln abhingen. Eine erhöhte
Anzahl an Geschlechtschromosomen war assoziiert mit einem
geringeren Volumen der grauen Substanz in der Amygdala, im
Nucleus Caudatus und der Hirnrinde im Bereich des Tempo-
rallappens und der Insel, wobei die graue Substanz im Parietallappen vermehrt war und die weiße Substanz frontotem-
poral reduziert war. Seitens des Y-Chromosoms wurden keine
Testosteron-unabhängigen Effekte beobachtet. Auf Grund ihrer Befunde formulierten die Autoren die Hypothese, dass die
Geschlechtsunterschiede in den Bereichen des Motor-Kortex

und Teilen des Kleinhirns von Genen auf dem X-Chromosom organisiert werden, die keine homologen Gen-Orte auf dem Y-Gen haben; während die geschlechtsdifferente Organisation bestimmter limbischer Strukturen vom Testosteron und Genen auf dem X-Chromosom mit Y-Homologen organisiert werden.

Unterschiede im Bed Nucleus

Dick Swaab, ein niederländischer Neuropathologe, untersuchte post mortem fünf Gehirne von Mann-zu-Frau-Transsexuellen (Zhou et al. 1995). Er fand, dass bei ihnen die Neuronenzahl des Bed Nucleus (Nucleus Striae terminalis) der Neuronenzahl von geburtsgeschlechtlichen Frauen in diesem Kerngebiet entsprach. Diese ist bei Frauen nur etwa halb so groß wie bei Männern. Es wurde auch das Gehirn eines Frau-zu-Mann-Transsexuellen untersucht, das im Bed Nucleus die Neuronenzahl von geburtsgeschlechtlichen Männern aufwies. Bei der Untersuchung konnte methodisch ausgeschlossen werden, dass es sich um Veränderungen handelte, die durch die gegengeschlechtliche Hormonbehandlung induziert worden waren. Nach Swaab ist die Hirnstruktur des Bed Nucleus in vielfältiger Weise an der Regulierung des sexuellen Verhaltens beteiligt. Bei der beschriebenen Hirnstruktur des Bed Nucleus in der Stria Terminalis handelt es sich um einen Teil des Mittelhirns, der die meisten Afferenzen von der Amygdala (Mandelkern) erhält, jener wichtigen Struktur, die für die Regulation von aggressivem Verhalten und laut Swaab auch von sexuellem Verhalten eine entscheidende Rolle spielt. Wesentlich sind dabei die Verschaltungen mit den affektiven Schichten des Gehirns, die z. B. traumatisierende Vorerfahrungen speichern. In mehreren Studien (Morey et al. 2012; Veer et al. 2015) wurde festgestellt, dass bei schwer traumatisierten Menschen das Volumen der Amygdala signifikant vermindert war, was mit der Beobachtung übereinstimmt, dass schwer traumatisierte Menschen mit ihren Ängsten enorme Schwierigkeiten haben, sich „aggressiv" zu behaupten.

Befunde im vorderen Hypothalamus

2007 fanden Garcia-Falgueras und Swaab (2008) eine weitere geschlechtsdimorphe Hirnregion, den Interstitiellen Nucleus des vorderen Hypothalamus, der seinerseits ein Teil des hypothalamischen Nucleus Uncinatus ist. Die Geschlechtsdifferenz war in diesem Kern noch deutlicher ausgeprägt als im Bed Nucleus. Die Zahl der Neuronen bei Männern war 2,3 Mal größer als die bei Frauen. Die Neuronen-Zahlen von 12 Mann-zu-Frau-Transsexuellen lagen im weiblichen Bereich, während die Neuronenzahl bei einem Frau-zu-Mann-Transsexuellen im männlichen Bereich der Neuronen-Zahlen lag.

Mit dem Aufkommen der oben bereits erwähnten neuro-wissenschaftlichen Forschungsmethoden (z.B. funktionelle Magnet-Resonanz-Tomographie = fMRT) oder Positronen-Emissions-Tomographie (PET) wurden in den vergangenen Jahren zahlreiche Befunde zu zerebralen Geschlechtsunterschieden erhoben (Unterschiede im Volumen und in der Verteilung der grauen und weißen Hirnsubstanz, Unterschiede in der Konnektivität, Unterschiede in der Lateralisation, usw.).

4.1.5 Funktionelle Bildgebung

Kranz et al. (2014), eine Arbeitsgruppe in Wien, kamen im Rahmen einer PET-Studie zum Ergebnis, dass es ausgeprägte geschlechtsdifferente Gehirnasymmetrien hinsichtlich von Serotonin-Transport-Systemen gibt. Dazu passen Befunde, dass auch Serotonin-1A-Rezeptoren, extrazelluläre Serotoninkonzentrationen, Serotonin-Turnover und Serotonin-Wiederaufnahme asymmetrisch im Gehirn verteilt sind. Dabei fanden sie im mittleren Cingulum bei Mann-zu-Frau-Transsexuellen keine Asymmetrie. Sie schlossen daraus, dass die fehlende Asymmetrie auf eine fehlende Maskulinisierung in dieser Region zurückzuführen sein könnte. Serotonin ist neben Dopamin, Noradrenalin, Gamma-Amino-Buttersäure etc. eines der wichtigsten Signal-Stoffe für die Übertragung neuronaler Reize über den synaptischen Spalt von Nervenzelle zu Nervenzelle. Das serotonerge System moduliert wichtige affektive, emotionale und kognitive Gehirnfunktionen. Bei depressiven Zuständen kommt es unter anderem zu einem Serotonin-Mangel im Gehirn. Dieser Mangel an Serotonin kann durch Antidepressiva vom Typ der Serotonin-Wiederaufnahme-Hemmer in vielen Fällen erfolgreich ausgeglichen werden. Swaab (2013) verweist selbst auf eine Studie der Arbeitsgruppe um Ivanka Savic (Berglund et al. 2008), bei der sich 12 Mann-zu-Frau-Transsexuelle mit einer gynäphilen (d.h. auf Frauen ausgerichteten sexuellen) Orientierung einer PET-Untersuchung unterzogen. Savic stimulierte in ihrem Versuch eine Kontrollgruppe von nichttranssexuellen Männern und Frauen und XX-Mann-zu-Frau-Transsexuellen mit Pheromonen, wobei schon bekannt war, dass Männer und Frauen unterschiedliche Reaktionsmuster auf Pheromone aufweisen. Savic fand, dass die Stimulationsmuster bei Mann-zu-Frau-Transsexuellen zwischen denjenigen von Männern und Frauen lagen.

Ähnlichkeiten bei Frauen und MzF-Transsexuellen

4.1.6   Neuro-endokrinologische Befunde

Testosteron im Fruchtwasser der Mutter

Nach Hines (2009) konnte nur in einer Studie (Auyeung et al. 2009) gezeigt werden, dass sich jungen-typisches (männliches) Verhalten aus den Testosteron-Spiegeln im Fruchtwasser ihrer Mütter bei Jungen und Mädchen positiv vorhersagen ließ, während dies in zwei anderen Studien (Knickmeyer et. al. 2005, van de Beek et al. 2009) nicht gezeigt werden konnte. Methodenkritisch wies Hines darauf hin, dass die Testosteron-Spiegel im mütterlichen Fruchtwasser und im fetalen Blutkreislauf nicht korrelieren. Dieser Hinweis erscheint mir für die folgenden Zusammenhänge wichtig: Immer wieder einmal trifft man auf Hypothesen, dass Mütter, die während ihrer Schwangerschaft starkem Stress oder Traumatisierungen ausgesetzt sind, mit größerer Wahrscheinlichkeit Mädchen zur Welt bringen, die eine Frau-zu-Mann-Transsexualität entwickeln. Dies wird damit erklärt, dass die Testosteron-Spiegel dieser Schwangeren erhöht sind und zu einer Maskulinisierung des Gehirns des weiblichen Embryos beitragen. Ganz ähnlich gelagerte Hypothesen werden für die Genese von Autismus-Spektrum-Störungen postuliert, wobei beachtet werden muss, dass Geschlechtsidentitätsstörungen überdurchschnittlich mit Autismus-SpektrumStörungen kombiniert sind (siehe Kapitel 4.2).

frühkindliche Testosteron-Spiegel

Lamminmäki et al. (2012) konnten in einer Studie, die von Hines (2009) — siehe oben — nicht berücksichtigt wurde, aus den Testosteron-Spiegeln von sechs Monate alten Kleinkindern deren geschlechtstypisches Spielverhalten mit 14 Monaten vorhersagen. In Urinproben wurden bei 22 Jungen und bei 26 Mädchen vom siebten Lebenstag an bis zum Alter von sechs Monaten die Testosteron-Spiegel gemessen. Als die Kinder 14 Monate alt waren, wurde ihr Verhalten mit dem Pre-School-Activities Inventory (PSAI) beurteilt und ihr Spielverhalten einschließlich ihrer Auswahl von Spielsachen beobachtet. Bei Jungen korrelierten die Verlaufskurven der Testosteron-Spiegel deutlich mit den erreichten Werten auf dem Pre-School-Activities-Inventory. Auch zeigten Jungen das antizipierte Spielverhalten; das heißt, sie zogen als Spielzeug einen Eisenbahnzug gegenüber einer Baby-Doll-Puppe vor. Mädchen, die als Spielzeug einen Eisenbahnzug wählten, wiesen relativ erhöhte Testosteron-Spiegel auf; während Jungen, die eine Baby-Doll-Puppe auswählten, relativ niedrige Testosteron-Spiegel hatten. Die Autoren zogen aus ihrer Studie den Schluss, dass Testosteron eine wichtige Rolle bei der geschlechtlichen Differenzierung des Verhaltens in der frühen Kindheit spielt.

4.2 Ätiologie häufig assoziierter Komorbiditäten

Die Fragestellung der Ätiologie soll nun auf die Komorbiditäten der Transsexualität ausgeweitet werden. Liegen neben der Transsexualität psychiatrische Komorbiditäten vor, sind in ätiologischer Hinsicht zumindest drei unterschiedliche Zusammenhänge bzw. Konstellationen denkbar:

1. Die Transsexualität geht mit einer Komorbidität oder mehreren Komorbiditäten rein zufällig einher.
2. Die Komorbiditäten sind Folgestörungen der Transsexualität.
3. Transsexualität und Komorbidität(en) sind als Syndrom-Komplex durch einen (noch) nicht erkannten Wirkmechanismus ursächlich miteinander verbunden.

Ein derartiger Zusammenhang ließe sich für transsexuelle Entwicklungen und Autismus-Spektrum-Störungen vermuten. Tatsächlich fanden van der Laan et al. (2015a) bei 49 geschlechtsdysphorischen geburtsgeschlechtlichen Jungen, dass ein hohes Geburtsgewicht sowohl mit einem hohen Grad an Geschlechtsnonkonformität als auch mit einem höheren Ausmaß an autistischen Zügen korrelierte.

Autismus-Spektrum-Störungen

In einer weiteren Studie fanden van der Laan et al. (2015b), dass geschlechtsdysphorische Kinder vermehrt umschriebene intensive obsessive Interessen und zwanghaftes Verhalten aufwiesen, wie dies bei Kindern mit einer Autismus-Spektrum-Störung der Fall ist. Dazu verglichen sie die Items, die geschlechtsatypisches Verhalten und Äußerung von gegengeschlechtlichen Wünschen abfragen (siehe oben) auf der Child-Behaviour-Checklist bei 534 geschlechtsdysphorischen Kindern (82,2 % waren geburtsgeschlechtlich männlich) mit verschiedenen Kontrollgruppen (Geschwister der geschlechtsdysphorischen Kinder, Kinder mit anderen klinischen Symptomen und Kinder einer nicht-klinischen Kontrollgruppe). Aus den Befunden beider Studien schlossen die Autoren, dass Geschlechtsdysphorie – zumindest bei geburtsgeschlechtlich männlichen Kindern – und Autismus-Spektrum-Störungen gemeinsame ätiologische Wirkfaktoren haben könnten (siehe hierzu Kapitel 6.4.6).

In Anbetracht der dargestellten Studien wäre es nur konsequent, von einem „zerebralen Geschlecht" zu sprechen. Diese Annahme kleidet Meyer-Bahlburg (2011) in die Frage, ob es sich beim Transsexualismus um eine auf das Gehirn beschränkte Form der Intersexualität handeln könnte. Meyer-Bahlburg beantwortet diese Frage methodisch streng durch Überprüfung bisher vorliegender empirisch gewonnener Befunde: Er fasst seine Antwort so zusammen: Die Komplexität geschlechtlichen Verhaltens und geschlechtlicher Identität lasse darauf schließen, dass Geschlechtsidentitätsstörungen viel eher auf Netzwerken beruhen als auf Hirn-Kernen oder Hirn-Regionen. Die neueren empirischen Befunde seien interessant aber noch unzureichend, um eine belastbare Grundlage für eine Theorie zu schaffen, nach der sich Geschlechtsidentitätsstörungen als eine Form der Intersexualität verstehen ließen, die sich auf das Gehirn beschränkt.

Auf allen genannten biologischen Ebenen haben wir es mit genetisch und epigenetisch determinierten, sehr komplexen mikro- und makroanatomischen Geflechten, neuronalen und humoralen Regelkreisen sowie funktionellen Netzwerken zu tun, die miteinander agieren und ständig auf Veränderungen in der Umwelt reagieren müssen, die wiederum zu morphologischen Veränderungen und zu modifizierten Expressionen von bisher „stummen" Genen führen können. Umwelteinflüsse (psychosoziale wie ökologische) wirken sich plastisch auf das Gehirn aus. Alleine deshalb ist Vorsicht geboten, aus Veränderungen einzelner geschlechtsdimorpher Hirnstrukturen den Schluss zu ziehen, sie seien ursächlich für ein „abweichendes" geschlechtstypisches Verhalten.

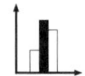

In einer Aufsehen erregenden und methodisch aufwändigen MRI-Studie mit Befunden von 5500 Probanden konnten Joel. et al. (2015) zeigen, dass es zwar zahlreiche zerebrale Geschlechtsunterschiede z.B. in der Verteilung der grauen und der weißen Masse sowie der konnektiven Strukturen gibt, dass aber diese in hochindividuellen Mosaiken zusammengesetzt sind, sodass sich die Gehirne von Frauen und von Männern nicht mehr konsistent voneinander unterscheiden lassen. Die Forscher aus Forschungszentren in Tel-Aviv, Leipzig und Zürich kommen zum Schluss, dass man auf Grund ihrer Ergebnisse nicht mehr davon ausgehen kann, dass es ein „weibliches" und ein „männliches" Gehirn gäbe. Vielmehr bestätigte auch diese Studie eindrucksvoll die konstitutionelle Bisexualität des Menschen, die von Freud postuliert worden war.

Mit Meyer-Bahlburg (2010) und Cohen-Kettenis (2007) warnt die Sexualwissenschaftlerin Sophinette Becker (2014) vor „verallgemeinernden, monokausalen (somatischen oder psychischen) ätiologischen Hypothesen", die nicht empirisch gesichert sind. Dies gelte auch für die „Behauptung einer vorgeburtlich gegebenen, ausschließlich (neuro-) biologischen Ätiologie". Anhänger dieser Annahme fassen Transsexualität als „Neuro-Intersexualität" bzw. als „angeborenes Hirngeschlecht" (Diamond 2010) auf.

Betrachtet man das am Menschen, „was er sich nicht aussuchen kann", als „biologisch verursacht", so könnte man auch Transsexualität in einem Alltagsverständnis durchaus als „biologisch verursacht" verstehen. Allerdings zeigen die bisherigen neurowissenschaftlichen Befunde nur eines: dass es die *eine* biologische Ursache nicht gibt, allenfalls ein sehr komplexes Ursachengefüge (siehe oben).

Freuds paradigmatische Auffassung, dass das Ich im Körper gegründet sei, wird bis heute immer wieder aufgegriffen, sei es von Psychoanalytikern, Psychosomatikern, Körpertherapeuten oder Vertretern der Embodiment-Theorien etc. Weniger bekannt ist, dass Freud das „körperliche Ich" als „Projektion einer Oberfläche" versteht.

„Das Ich ist vor allem ein körperliches, es ist nicht nur ein Oberflächenwesen, sondern selbst die Projektion einer Oberfläche. Wenn man eine anatomische Analogie für dasselbe sucht, kann man es am ehesten mit dem »Gehirnmännchen« der Anatomen identifizieren, das in der Hirnrinde auf dem Kopf steht, die Fersen nach oben streckt, nach hinten schaut und, wie bekannt, links die Sprachzone trägt". (Freud, S. 254)

Wenn man auf der Ebene der Anatomie bleibt, folgt, dass es im Gehirn von Frauen ein „Gehirnweibchen" geben muss, das sowohl in seinen sensorischen wie motorischen Abschnitten auf dem prä- bzw. postzentralen Gyrus (wo sich morphologisch „Gehirnmännchen" und „Gehirnweibchen" befinden), unterschiedlich sein muss. Zu ergänzen wäre der Hinweis, dass Körperteile mit hoher Sensibilität, z.B. Lippen und die Schleimhautregionen von Mund und Zunge sowie die äußeren Geschlechtsorgane (Eichel, Penisschaft, Scham- und Analregion, Klitoris, Scheideneingang) relativ viel Platz auf dem Gyrus

Präzentralis einnehmen, wo das „Gehirnweibchen" (Homuncula) und ebenso das „Gehirnmännchen"(Homunculus) — um noch einmal mit Freud zu sprechen — „auf dem Kopf" stehen. In einer fMRI-Studie untersuchten Xu et al. (2015) an je 56 gesunden Frauen und Männern die so genannte regionale Synchronizität spontaner fMRI-Signale (ReHo) und fanden dabei in folgenden Hirnregionen Geschlechtsunterschiede: Bei Männern wurden höhere Werte im linken Prä-Cuneus gefunden. Bei Frauen fanden sich höhere Werte im rechten mittleren Cingulum, im rechten Gyrus fusiformis, im linken unteren Parietallappen, im linken präzentralen Gyrus, im linken supramarginalen Gyrus und im linken postzentralen Gyrus. Bei Überprüfung der ReHo-fMRI-Maße verschiedener funktioneller Netzwerke im Ruhestatus (Resting-State-Networks, RSN) wurden höhere Werte bei den Männern nur im Primären Visuellen Netzwerk (PVN) gefunden, wohingegen bei Frauen höhere Werte unter anderem in folgenden Netzwerken gefunden wurden: im „Default-mode-Netzwerk" (DMN), im Linken Aufmerksamkeitsnetzwerk (LAtN), im „Salience" Netzwerk (SN), im Exekutiven Netzwerk (EN), im Sensomotorischen Netzwerk (SMN), zu dem der Gyrus präzentralis und der Gyrus postzentralis (mit dem „Gehirnweibchen" bzw. mit dem „Gehirnmännchen") gehören.

Wenn man davon ausgeht, dass es für alle Formen der Geschlechtsdysphorie und der aus ihnen resultierenden Geschlechtsidentitäten (cis-, trans-, non-binär-, gender-fluid-, etc.) zerebrale Korrelate gibt, so muss man zur Annahme kommen, dass es analog zu den „Diverse Sex Developments" auch ein Spektrum von „Diverse Brain Sex Developments" (DBSD) geben könnte, das sich zwischen cis-polaren und trans-polaren Geschlechtsidentitäten auffächert. Die Polarität der meisten Geschlechtsidentitäten, die nicht zu leugnen ist, lässt sich ohne eine Diversität von anderen Geschlechtsidentitäten nicht denken und umgekehrt.

Damit ist — entgegen der durchaus angebrachten Skepsis von Meyer-Bahlburg — nicht auszuschließen, dass es unterschiedliche Ausprägungen von geschlechtsdifferenten und geschlechtsvarianten zerebralen Entwicklungen gibt, die sehr viel komplexer verlaufen und strukturiert sein müssen, als etwa die verschiedenen somatischen Formen der Intersexualität bzw. der DSD. Freilich muss man sich von der überkommenen Vorstellung frei machen, dass die erfassbaren geschlechtsdifferenten funktionellen und morphologischen zerebralen Befunde alleinursächlich für transsexuelle Entwicklungen seien. Sie lassen sich nur verstehen, wenn man sie z.B. aus der Sicht der Embodiment- und / oder der Mentalisierungstheorie betrachtet.

Über den therapeutischen Umgang mit ätiologischem Wissen bei jugendlichen geschlechtsdysphorischen Patienten und ihren Eltern wird in Kapitel 7 näher eingegangen.

4.3 Psychogenetische Theorien

Wie Reiche (2000) zutreffend bemerkt, befassen sich Beiträge zur Ätiologie der Transsexualität ganz überwiegend mit hirnorganischen, d.h. in neuerer Begrifflichkeit neurowissenschaftlichen Befunden, während psychogenetische Aspekte außer Acht bleiben, ohne dass dies hinreichend reflektiert wird.

Kaltiala-Heino et al. (2015) untersuchten in einer retrospektiven Studie alle minderjährigen geschlechtsdysphorischen Patienten, die in ihrer Spezialambulanz in Tampere, Finnland, in den letzten zwei Jahren behandelt worden waren. Aus ihren Daten schlossen sie, dass schwere psychopathologische Symptome der Manifestation der Geschlechtsdysphorie vorausgingen. Obwohl geburtsgeschlechtliche Mädchen, bei denen die Prävalenz von Autismus-Spektrum-Störungen eher niedrig ist, in der Studie überrepräsentiert waren, war die Prävalenz der Autismus-Spektrum-Störungen in der Gesamtheit der untersuchten Minderjährigen mit 26% relativ hoch. Mobbing („bullying"), wurde häufig als großes Problem angegeben. In zwei Drittel der Fälle hätte es schon begonnen, bevor sich die Geschlechtsdysphorie manifestierte, und sei nicht auf geschlechtsrelevantes Verhalten („gender or sexual behavior") gerichtet gewesen. In ihrem Review wiesen Fuss et al. (2015) darauf hin, dass die Befunde von Kaltiala-Heino im Widerspruch zu den Befunden von de Vries et al. (2011) stehen, die geringere Prävalenzraten für Psychopathologie fanden und diese eher als Folge der Geschlechtsdysphorie werteten.

Man könnte einerseits die Daten von Kaltiala-Heino et al. (2015) so interpretieren, dass psychische Ursachen doch eine größere Rolle spielen, als heute von den meisten Transgender-Forschern und Transgender-Spezialisten angenommen wird. Aus den Befunden Kaltiala-Heinos ließe sich aber auch der Schluss ziehen, dass Kinder, deren Geschlechtsdysphorie erst später zum Ausdruck kam, von anderen Kinder wegen ihres gegengeschlechtlichen, nicht stimmigen („komischen") Verhaltens ausgeschlossen oder gemobbt wurden. Mit dieser Sicht wird impliziert, dass eine Geschlechtsdysphorie vorbewusst in einem Kind verborgen sein kann oder sogar aktiv verborgen wird, was dann zu auffälligem Verhalten führt, auf das die anderen Kinder negativ reagieren.

Eine transsexuelle Entwicklung und die mit ihr einhergehende Geschlechtsdysphorie hat für mich in diesem Sinn kein „On-Set"; sie bricht nicht aus wie ein Fieber in Folge einer Infektion. Wenn sich eine Geschlechtsdysphorie schließlich manifestiert – sei es im Kindes- oder späten Erwachsenenalter – ist sie mit großer Wahrscheinlichkeit latent (z. B. in gegengeschlechtlichen Interessen und Verhaltensweisen) schon da gewesen. Zumindest bringen die Erzählungen der Patienten dies immer wieder zum Ausdruck:

B

„Irgendetwas hat nicht mit mir gestimmt. Die anderen Kinder hielten mich für komisch und wollten nichts mit mir zu tun haben. Ich wusste lange nicht, was mit mir los war, bis ich merkte, dass ich mich als Mädchen fühlte und gar nicht als Junge, für den mich die anderen hielten."

Kritiker einer gegengeschlechtlichen Hormonbehandlung transsexueller Jugendlicher machen es sich zu leicht, wenn sie immer wiederkehrende Erzählungen von transsexuellen Jugendlichen dieser Art als idealisierende retrospektive Rekonstruktion abtun.

Einige Gender-Therapeuten wie Susan Bradley (Zucker / Bradley 1995) sind der Auffassung, dass der Transsexualismus zum größeren Teil psychogenetische Ursachen habe.

Bei transsexuellen Entwicklungen von Mann zu Frau handle es sich z. B. um Bewältigungsversuche früher Trennungsängste von der Mutter.

Imitative Bindungsstörung Demnach würde ein geburtsgeschlechtlicher Junge durch Imitation des weiblichen Geschlechtsrollenverhaltens der Mutter seine Ängste beruhigen, sie als Bindungsperson zu verlieren; oder einen realen Verlust der Mutter kompensieren. Dieser Theorie stehen Vertreter der Theorie der „imitativen Bindungsstörung" nahe. Dass es in Einzelfällen derartige psychogenetische Konstellationen für eine transsexuelle Lösung gibt, ist nicht auszuschließen.

Frau S. war eine damals dreißigjährige Patientin mit einer Mann-zu-Frau-Transsexualität, die sich im Laufe der Therapie erinnerte, wie sie „als Vierjähriger" nach der Trennung ihrer Eltern in den zurückgelassenen Schuhen ihrer Mutter aus dem Haus des Vaters weglief. Sie wollte ihre Mutter suchen, die einige Dörfer weiter eine neue Wohnung bezogen hatte. Die Patientin, damals ein weinender kleiner Junge, wurde von der Polizei auf einer Landstraße in viel zu großen Damenschuhen aufgegriffen und zum Vater zurückgebracht, weil sie nicht sagen konnte, wo ihre vermisste Mutter wohnte.

Nur vereinzelt ist es bei erwachsenen Patienten einmal möglich, die Entstehung ihrer transsexuellen Entwicklung im Sinne einer stabilen Identifizierung mit dem Geschlecht eines Elternteils annähernd zu verstehen, wenn sie mit schweren psychischen Störungen wie Psychosen, dissoziativen Störungen oder Autismus-Spektrum-Störungen einhergeht. Aufdeckend darf man diese komplexen Störungsbilder, die sich am ehesten als „transsexuelle Lösungen" verstehen lassen, nur behandeln, wenn ein sicheres und langfristig haltendes Setting dafür bereitgestellt werden kann. **„transsexuelle Lösungen"**

Bei einer größeren nicht-klinischen Stichprobe von Frau-zu-Mann-Transsexuellen fand Devor (1994; nach Becker H. et al. 1999) bei 60 % eine oder mehrere Formen schwerer Missbrauchserfahrungen und kam zu der Schlussfolgerung, dass Transsexualität „eine extreme adaptive dissoziative Reaktion auf schwere kindliche Missbrauchserfahrungen" sein könnte. **Transsexualität nach Missbrauchserfahrungen?**

Schwer traumatisierte transsexuelle oder geschlechtsvariante Patienten brauchen „ihre Lösung" — und sei sie auch nur eine „Übergangslösung" — als psychische Struktur, um zu überleben. Siehe hierzu auch die Ausführungen in Kapitel 6.4.1 „Dissoziative Störungen und Trauma-Folge-Störungen".

Robert Stoller (1968) meinte, bei den meisten seiner Patienten mit einer Mann-zu-Frau Transsexualität eine „blissful symbiosis", d. h. eine frühe wonnevolle Symbiose mit der Mutter erkennen zu können, die — intrapsychisch kaum noch auflösbar — auf eine dauerhafte Identifizierung mit dem weiblichen Geschlecht der Mutter hinausliefe. **blissfull symbiosis**

Die psychogenetischen Theorien der „Imitativen Bindungsstörung" und der „Blissful Symbiosis" von Stoller (1968) haben gemeinsam, dass sie die kindliche Psyche als „Tabula Rasa" sehen, die entweder durch Identifizierung mit dem Geschlecht der Mutter oder durch Imitation der Mutter (eine Vorform der Identifizierung) zu einer Identität findet. Man findet auch komplexere Konstrukte dieser Theorien, insofern sie nicht nur mit Identifikationen sondern auch mit Des-Identifikationen arbeiten. So könnte für einen Mann-zu-Frau Transsexuellen die Des-Identifikation gegenüber dem Vater bzw. die Ablehnung der männlichen Geschlechtsrolle genau so oder noch wichtiger sein als die Identifikation mit der Geschlechtsrolle der Mutter. Gemeinsam ist den psychogenetischen Theorien dieser Art, dass sie nicht in Betracht ziehen, dass ein Kind (gleichsam aus sich heraus) etwas Eigenes zu seiner Geschlechtsidentitätsbildung mitbringt. „Etwas Eigenes" wäre ein primäres Geschlechtsidentitätsempfinden und / oder ein mitgebrachtes geschlechtsspezifisches Verhaltensmuster. Fraglos umfasst die individuelle Geschlechtsidentität zahlreiche Identifizierungen mit wichtigen gleichgeschlechtlichen Personen. Diese können sich jedoch nur um ein primäres, d. h. „mitgebrachtes" Geschlechtsidentitätsempfinden herum kristallisieren.

Bei allen psychogenetischen Theorien zur Transsexualität fällt eine Besonderheit auf: Sie scheinen in ihren Grundannahmen, die auf atypische Identifikationen und Des-Identifikationen mit dem Geschlecht der Mutter und / oder dem Geschlecht des Vaters beruhen, über das Dreieck Vater-Mutter-Kind nicht hinauszukommen; während die Aspekte der Orientierung an der Peer-Gruppe und des Lernens am Modell gleichgeschlechtlicher Gleichaltriger mehr oder weniger vernachlässigt werden.

Gender-Therapeuten sollten alle ihre Theorien erst einmal hinter sich lassen, wenn sie sich ihren Patienten zuwenden, sei es im Erstgespräch, sei es am Anfang jeder neuen Sitzung. Um es mit der Abwandlung eines viel zitierten Satzes von Bion auszudrücken: „No theory, no desire!"

5 Besonderheiten der psychosexuellen Entwicklung bei Trans-Jugendlichen

In diesem Kapitel sollen die Besonderheiten der Geschlechtsidentitätsentwicklung transsexueller Jugendlicher vor dem Hintergrund verschiedener Theorien zur kognitiven und psychosexuellen Entwicklung dargestellt und diskutiert werden.

Die Diskussion der aufgegriffenen Entwicklungstheorien soll als Anregung für eine entwicklungsorientierte Psychotherapie, nicht nur bei transsexuellen Jugendlichen, sondern auch bei geschlechtsdysphorischen sowie geschlechtsvarianten Kindern und Jugendlichen dienen, und dazu beitragen, aus den jeweiligen Blickwinkeln, das eigene psychotherapeutische Tun zu reflektieren. Folgende Theorien sollen dazu aufgegriffen werden:

1. Evolutionsbiologische Betrachtungsweisen.
2. Die Bindungsforschung.
3. Die Theorie der Geschlechterspannung von Reimut Reiche.
4. Erik Eriksons Beitrag zur Erforschung des geschlechtsdifferenten szenischen Spiels, seine Theorie der Identitätsstufen und sein Konzept des Identitätswiderstandes.
5. Pfäfflins Beitrag zur transsexuellen Abwehr.
6. Die Theorie der Mentalisierung nach Peter Fonagy.
7. Kohlbergs Theorie der Geschlechtsidentitätsentwicklung.
8. Marcias Theorie der Geschlechtsidentitätsentwicklung.

Vor dem Einstieg in die Thematik erscheint mir der nochmalige Hinweis notwendig, dass Transsexualität nicht mehr als psychische Erkrankung, sondern als eine Normvariante im Spektrum menschlicher Geschlechtsidentitäten gilt (Kapitel 2). Dieser Paradigmenwechsel zeichnete sich schon länger ab und spiegelt sich im amerikanischen diagnostischen Regelwerk des DSM-5 insofern nur wider, als es den Begriff der Geschlechtsidentitätsstörung (Gender-Identity-Disorder) durch den der Geschlechtsdysphorie (Gender-Dysphoria) ersetzt hat. Auch in der klinischen Praxis wird Transsexualität nicht als krankhafter Zustand, sondern als ein So-Sein verstanden. Allein dem Leiden, das die Transsexualität mit sich bringt, der Geschlechtsdysphorie, wird Krankheitswert beigemessen.

5.1 Theorien der (Geschlechts-) Identitätsentwicklung

5.1.1 Evolutionsbiologische Überlegungen

Kindliches Bindungsverhalten (1), kindliches (nicht sexuelles) geschlechtsspezifisches Verhalten (2), präpubertäres sexuelles Verhalten (3), Verliebtheit und Werbeverhalten (4), die Zeugung, das Austragen, Gebären und Säugen von Kindern (5), und mütterliches und väterliches Pflegeverhalten (6), können als mitgebrachte biologische Ausstattungen verstanden werden, die gleichwohl von Geburt an von der sozialen Umgebung geprägt bzw. modifiziert werden. Die biologischen Erfordernisse der Fortpflanzung veranlassen eine kulturelle Antwort, d. h. sie müssen kultiviert werden; andererseits wirkt die jeweilige Kultur auf die Biologie der gerade lebenden Menschen zurück. Diesen Wechselprozess nenne ich Enkulturation.

Mit „biologischen Ausstattungen" sind überlebenswichtige „Programme" oder „Systeme" von Verhaltensbereitschaften gemeint, die jedes menschliche Individuum vom Beginn seiner embryonalen Existenz an mitbringt, und die für seine weitere Entwicklung, sein eigenes Leben und das Überleben der Art wichtig sind.

Kindlich geschlechtsspezifisches Verhalten, das hier getrennt von kindlichem sexuellem Verhalten betrachtet wird, zeigt sich erstmals deutlich mit dem Sprechen- und Gehen-Lernen im Kleinkind- und Vorschulalter, in einer Entwicklungsphase, in der die Sozialisation in den Familien, in Kinderkrippen und Kindergärten erst wenige Jahre stattgefunden hat. Niemand würde bestreiten, dass es beim sexuellen Verhalten, das schon im ersten Lebensjahr an der Eigenstimulation der Genitalien beobachtbar ist, Geschlechtsunterschiede gibt. Dagegen wird vielfach angezweifelt, dass es geschlechtsspezifisches kleinkindliches Verhalten als biologische Ausstattung gibt, obwohl es sich relativ unabhängig von „Erziehungseinflüssen" in allen Kulturen zeigt.

Nach Coates in Fonagy et al. (2006) konnten Lewis und Brooks-Gunn (1979) zeigen, dass Babys zwischen 6 und 12 Monaten häufiger auf Fotos mit Kindern gleichen Geschlechts blickten als auf Fotos von Kindern des anderen Geschlechts. Nach Lohaus und Vierhaus (2013) konnte bei Kindern im Alter von zwei Jahren eine deutliche Blickpräferenz für gleichgeschlechtliche Kinder festgestellt werden (Hoyenga / Hoyenga 1993). Campbell, Shirley and Heywood (2000) beobachteten bei 9–14 Monate alten Kindern eine deutliche Präferenz für geschlechtstypisches Spielzeug. Lohaus und Vierhaus (2013) heben hervor, dass diese Befunde der Kohlberg'schen Annahme widersprächen, dass Geschlechtskonstanz erst zwischen dreieinhalb und fünfeinhalb Jahren eintrete. Sie merken an, „dass diese ersten Diskriminations- und Präferenzleistungen auf der Grundlage *basalerer Konzepte* (Hervorhebung vom Verfasser) erklärbar sein müssen, die in bisherigen Studien nicht erfasst worden sind" (Martin et al. 2002).

5.1.2 Die Bindungstheorie

Für das Kleinkind, das gerade erst das Gehen lernt, ist das Bindungsverhalten entscheidend für sein Überleben. Geschlechtsspezifisches Verhalten wird mit dem Sprechen- und Laufen-Lernen bereits deutlich erkennbar, also noch vor der sexuellen Reife. Frühes kindliches sexuelles Verhalten (d. h. infantiles sexuelles Lust-Empfinden und sexuelle Erregung erzeugendes Verhalten wie kindliche Masturbation) kann sich erst entfalten, wenn es in die Bindung zu einer Bindungsperson eingebettet ist, meistens in die frühe innige Beziehung zur Mutter bzw. zu einer anderen Bindungsperson, die das Kind hält, Blick und Hautkontakt gewährt und im wechselseitigen „attunement" (Stern 2003) alle Sinne aktiviert und trainiert. Alle drei „Programme" müssen im Verlauf der individuellen psychosexuellen Entwicklung nacheinander entfaltet, miteinander verflochten und integriert werden. Dies geschieht erst durch ein weiteres Verhaltenssystem, das durch intensives Erleben gekennzeichnet ist und Werbeverhalten in Gang setzt. Gemeint ist die Fähigkeit, sich in einen Partner zu verlieben. Mit der Gratifikation jubilatorischen und euphorischen Erlebens, dass fast regelhaft gefährdet ist (Liebeskummer), kann nun eine neue Liebesbeziehung aufgenommen und eingegangen werden, während die Elternbindung gelockert wird.

❗

Für die Entwicklung hetero-, homo-, bisexueller, transsexueller und geschlechtsvarianter Mädchen und Jungen gilt gleichermaßen, dass sicher gebundene Kinder die besten Voraussetzungen dafür haben, dass ihre individuelle Geschlechtsidentitätsentwicklung gelingt, und dass sie im Erwachsenenalter feste Beziehungen mit einem befriedigenden Sexualleben eingehen können.

In den Anfangsgründen der Bindungsforschung (Bowlby 1969, 1973; Ainsworth et al. 1978) wurden Unterschiede im Bindungsverhalten von Mädchen und Jungen noch nicht erkannt. Bindungsverhalten wurde systematisch zunächst an Zweieinhalbjährigen studiert, jener klassischen Altersgruppe der Kleinkinder („toddlers"), an denen die Bindungstypen (sicher, verwickelt, vermeidend und desorientiert / desorganisiert) „entdeckt" bzw. beschrieben worden waren.

Geschlechtsdifferentes Bindungsverhalten

Jedoch stieß man schon Anfang der 1990er Jahre auf geschlechtsdifferentes Bindungsverhalten bei der Untersuchung von vierjährigen Kindern (Turner 1991). Es handelte sich also um Kinder, die eineinhalb Jahre älter waren als die anfänglich beforschte Alterskohorte der Zweieinhalbjährigen, und die sich aus psychoanalytisch-entwicklungspsychologischer Sicht mitten in der ödipalen Entwicklungsphase befanden. In dieser Entwicklungsphase intensiviert sich das sinnliche Begehren von Mädchen und Jungen, die nun über die oralen und analen Möglichkeiten des Lustgewinns zur kindlichen *genitalen* Selbstbefriedigung finden. Die Studie von Turner (1991) ergab, dass unsicher gebundene vierjährige Jungen mehr aggressives, störendes bzw. zerstörendes, bestimmendes, kontrollierendes und Aufmerksamkeit suchendes Verhalten zeigten als sicher gebundene Kinder (Mädchen und Jungen). Unsicher gebundene vierjährige Mädchen zeigten mehr anhängliches Verhalten als sicher gebundene Kinder (Mädchen und Jungen), weniger bestimmendes und kontrollierendes Verhalten, mehr positives Ausdrucksverhalten und mehr Nachgiebigkeit. Aus diesen Befunden lässt sich schließen, dass mit abnehmender Bindungssicherheit mehr geschlechtsstereotypes Verhalten in den Vordergrund tritt, während sich sicher gebundene Mädchen und Jungen in den genannten Verhaltensweisen am wenigsten voneinander unterscheiden!

Bindungstypen bei erwachsenen Transsexuellen

Dies stimmt mit klinischen Beobachtungen bei erwachsenen Transsexuellen durchaus überein. Amodeo et al. (2015) fanden bei Untersuchungen an 25 Mann-zu-Frau-Transsexuellen und an 23 Frau-zu-Mann-Transsexuellen, dass Probanden mit einem sicheren Bindungsstil höhere Werte auf der Skala des Transgender-Identity-Survey hatten als Probanden mit einem unsicheren Bindungsstil, bei denen sich höhere Werte für eine verinnerlichte Transphobie fanden. Bei Frau-zu-Mann-Transsexuellen herrscht der unsicher-vermeidende Bindungstyp vor. Dabei imponieren Akzentuierungen von (über-)autonom erscheinenden oder pseudo-autonomen Verhaltensweisen. Dagegen herrscht bei Mann-zu-Frau-Transsexuellen der unsicher-verwickelte Bindungstyp vor.

In einer eigenen Untersuchung (Berner et al. 2008) mit dem Adult-Attachment-Interview (AAI) an 20 Mann-zu-Frau-Transsexuellen überwog (wie bei Amodeo et al. 2015) ebenfalls der unsicher-verwickelte Bindungstyp, der sich bei 12 Probanden (60 %) zeigte. Am auffälligsten war bei dieser Untersuchung jedoch, dass 14 Probanden (70 %) im AAI ein unverarbeitetes Trauma aufwiesen, das sich in Normalpopulationen nur bei 19 % und in anderen klinischen Populationen bei bis zu 80 % findet. Der hohe Anteil an Traumatisierungen untermauert die Annahme, dass Transsexualität allein schon durch die Exazerbation der Geschlechtsdysphorie in der Pubertät traumatogen sein kann (siehe Kapitel 6 und Kapitel 7). Ein weiterer Anteil erklärt sich aus den häufigen Traumatisierungen in Folge von Diskriminierungen.

5.1.3 Die Theorie der Geschlechterspannung von Reimut Reiche

Als Klammer, die die oben beschriebenen Verhaltenssysteme umspannt, erscheint mir Reimut Reiches Theorie der Geschlechterspannung (Reiche 1986, 1990) geeignet. Seine psychoanalytisch fundierte Theoriebildung von der Geschlechtlichkeit des Menschen, in der das begehrende Subjekt in den Mittelpunkt rückt, erscheint mir als Kliniker für die Arbeit mit geschlechtsdysphorischen Kindern und Jugendlichen aus drei Gründen brauchbar:

1. Reiche baut mit seiner Theorie eine Brücke von den allgemeinen biologischen Prinzipien der Sexualität, die für alle Lebewesen mit sexueller Reproduktion gelten, zur Geschlechtsidentität menschlicher Individuen, ohne von der

geschlechtsdifferenten psychosexuellen Entwicklung und den sexuellen Trieben abzusehen.

2. Reiche lässt – ausgehend von der biologischen Ausstattung – die je individuelle Geschlechtsidentitätsentwicklung offen und entgeht so der Gefahr jeglicher Stereotypisierung und Normierung der Geschlechter.

3. Reiches Theorie ist der dialektisch-kritischen Denktradition verbunden. Dabei bleibt er als erfahrener psychoanalytischer Kliniker immer auf dem Teppich der psychotherapeutischen Praxis.

Reimut Reiche (1986, 1990) kommt zur Auffassung, dass es „nicht zwei Geschlechter" gäbe; vielmehr gäbe es *das Geschlecht, das binär „dimorph"* angelegt sei". *Geschlecht* erscheine somit in zwei Gestalten: männlich und weiblich. Bei der Entwicklung seines Konzepts der *Geschlechterspannung*, die er auf intrapsychischer, intersubjektiver und gesellschaftlicher Ebene untersucht, greift Reiche auf die „drei Gesetze der Sexualität" von Max Hartmann (1956) zurück:

1. Das Gesetz der allgemeinen bipolaren Zweigeschlechtlichkeit. Dazu antithetisch stehe

2. Das Gesetz der allgemeinen bisexuellen Potenz.
   Gleichsam als Aufhebung der beiden ersten Gesetze folge schließlich – so Reiche –

3. Das Gesetz der relativen Stärke der männlichen und weiblichen Determinierung.

In seiner einflussreichen Abhandlung übersetzt Reiche die „biologischen Gesetze" Hartmanns in psychische Zusammenhänge. Die *bipolare Zweigeschlechtlichkeit* als Notwendigkeit für die Fortpflanzung setzt er mit den Herausforderungen von *Getrenntheit in Beziehungen* gleich. Von *der bisexuellen Potenz* sagt er, sie sei ein „kostbarer Schatz". Sie hüte im Innern das, was man in der äußeren Welt sowieso nicht haben könne. Die *relative Stärke der männlichen und weiblichen Determinierung* bezieht Reiche im Psychischen auf „Identifizierung" und „Identität". Damit bleibt in der „Theorie *des Geschlechts*" die je individuelle „Geschlechtsidentität" eines Menschen im Kräftefeld der Geschlechterspannung offen. Entscheidend sei, wie gut es dem Menschen im Einzelnen gelinge,

„das miteinander zu versöhnen, was ihm ganz allein das Männliche und was ihm ganz allein das Weibliche bedeutet." (Reiche 1986, 815)

5.1.4 Erik H. Eriksons Theorie der Identitätsentwicklung

Erikson (1968, 1970) fand bei seinen Forschungen zum geschlechtsdifferenten Spiel bei Elf- bis Zwölfjährigen, dass Mädchen gerne Zimmer mit niedrigen Wänden darstellen, in denen sie relativ ruhig mit Puppen wie in einer Puppenstube spielen; während die Jungen „draußen" vor ihren Bauwerken (Burgen, Türme) mit Spielzeugautos herumfahren und damit manchmal gewollt Unfälle bauen. Auch die Türme werden hin und wieder zum Einsturz gebracht.

geschlechtsdifferentes Spiel

Wichtig erscheint mir, dass Erikson auf Anregung von Jean Walker Macfarlane (1894−1989, einer der ersten Psychologie-Professorinnen in Berkeley) überhaupt, geschlechtsdifferentes Spielverhalten beobachtete und empirisch erfasste. Auf dieser empirischen Grundlage stellte Kestenberg (1968, 1993) die Hypothese auf, dass Mädchen wie Jungen zumindest in einem Teil ihres Spielverhaltens diffuse, unter Umständen ängstigende genitale und innergenitale Sensationen im Spiel darstellen und so ein Stück weit externalisieren: Mädchen z. B. in Gärtchen mit Zaun; Jungen z. B. im Aufbau von Türmen, die auch wieder zerstört werden. Erikson selbst stand Kestenbergs Annahme kritisch gegenüber. Aus heutiger Sicht, ließe sich ihre Theorie auf Kinder, die sich transsexuell entwickeln, nicht ohne weiteres übertragen.

Eriksons Theorie der Identitätsstufen postuliert nicht nur eine Abfolge von Entwicklungsabschnitten mit spezifischen Entwicklungsaufgaben. Sie geht davon aus, dass jede neue Stufe, die mehr oder weniger gelösten Aufgaben der vorhergehenden in modifizierter Form wieder aufgreift und unter dem Primat der Entwicklungsaufgabe der aktuellen Stufe integrieren und bis die nächsten Entwicklungsstufen hinein weiterentwickeln muss. Dennoch zeichnet sich jede Stufe durch eine Haupt-Aufgabe aus, die dialektisch formuliert ist:

Theorie der Identitätsstufen

- ▓ Im Säuglingsalter heißt die Entwicklungsaufgabe: Ur-Vertrauen versus Ur-Misstrauen;
- ▓ im Kleinkindalter: Autonomie versus Scham und Zweifel;

- im Kindergarten- oder Spielalter: Initiative versus Schuldgefühl;
- im Schulalter bis zur Pubertät (Latenz): Werksinn = Machen und Mitmachen versus Minderwertigkeitsgefühl;
- im Jugendalter (Adoleszenz): Identität versus Identitätsdiffusion und Ablehnung;
- im frühen Erwachsenenalter: Intimität und Solidarität versus Isolation;
- im mittleren Erwachsenenalter: Generativität versus Stagnation und Selbstabsorption;
- im reifen Erwachsenenalter (Alter): Ich-Integrität versus Verzweiflung.

mögliche Entwicklungsdefizite bei Geschlechtsdysphorie

Mit Eriksons Theorie lassen sich die Entwicklungsschwierigkeiten geschlechtsdysphorischer Kinder und ihre Entwicklungsdefizite, die sie auf ihrem Weg zum jungen Erwachsenenalter ansammeln, gut beschreiben. Kinder, die an geschlechtlichem Unbehagen leiden und sich später transsexuell bzw. transidentisch entwickeln, bewältigen die Entwicklungsaufgabe „Autonomie versus Scham und Zweifel" unzureichend und gehen z. B. als wenig autonome, verschämte, unsichere, zweifelnde Kinder in den Kindergarten. Verunsichert von ihrem Unbehagen, das sie sich nicht erklären können, sondern sie sich eher ab, entwickeln wenig Initiative, dafür aber Schuldgefühle, falsch zu sein, oder etwas falsch zu machen. Sie werden ängstliche Kinder, die nicht aus sich herauskommen, oder – seltener – ihren Frust aggressiv ausagieren. Im Grundschulalter bzw. in der *Latenz* treten diese Schwierigkeiten in den Hintergrund, wenn z. B. begabte untergründig geschlechtsdysphorische Kinder hochmotiviert sind, es den Erwachsenen nachzutun. Ihr Weltwissen weitet sich und sie können eigenen Interessen folgen. Spätere Trans-Mädchen schminken sich heimlich. Spätere Trans-Jungen bekommen mehr Freiheit, zu Spielen raus und ihren Interessen nachzugehen, z. B. mit Freunden zu skaten. Vielleicht bastelt sich das Mädchen, das als Tomboy nicht groß auffällt, eine eigene Penis-Prothese. Aber in vielen Fällen wirken frühe Scham- und Schuldgefühle unterschwellig fort und führen zu Minderwertigkeitsgefühlen, die dann anlässlich kleiner Versagenserlebnisse überhand nehmen können. Mit dem Hereinbrechen der Pubertät kommt es in Folge der Exazerbation der Geschlechtsdysphorie zu einer schweren Identitätskrise, die durch Ablehnungserlebnisse seitens Gleichaltriger und schlimmstenfalls auch seitens der Eltern massiv verstärkt wird und nur noch durch die Flucht nach vorn, d.h. durch ein Coming-Out, bewältigt werden kann.

Eine notwendige Vorstufe der Identitätsbildung ist die Negation. Wie Erikson anschaulich beschrieben hat, spielt in der Adoleszenz die negative Identität (Erikson 1966) eine wichtige Rolle bei der Identitätsentwicklung. Als Beispiel sei hier die massive Oppositionshaltung gegenüber den Eltern genannt, die zu feindseliger Kommunikationsverweigerung und zu hochmütigen Entwertungen des Vaters, aber auch der Mutter führen kann.

negative Identität

5.1.5 Pfäfflins Beitrag zur transsexuellen Abwehr

In diesem Zusammenhang ist das Phänomen des Identitätswiderstandes (Erikson 1966, 171) hervorzuheben, das Psychotherapeuten beachten müssen, wenn sie mit Patienten arbeiten, die sich in ihrer noch schwachen Identität durch die projizierte „übermächtige Identität" ihres Therapeuten bedroht fühlen. Pfäfflin (1993) versteht Eriksons „Identitätswiderstand" als Kern der „transsexuellen Abwehr". Erikson zu Folge führe der Identitätswiderstand „in Fällen akuter Identitätsverwirrung" dazu, dass der Patient die Kommunikation sabotiere und darauf bestehe, dass der Therapeut seine negative Identität als real und notwendig akzeptiere. Versteht man den „Identitätswiderstand" dem einfachen Wortsinn nach als Schutzfunktion eines noch nicht behauptbaren eigenen Zugehörigkeitsempfindens, so wird mehr seine Funktion für die Selbstregulation betont. Wichtig erscheint mir, dass der Therapeut den Identitätswiderstand des Patienten, der seine andersgeschlechtliche Identitätsbildung nach außen „schützt", als Selbst-Behauptung achtet und darauf vertraut, dass der Patient sein Eigenes und sich zum Ausdruck bringen will, sobald er nur genug Sicherheit in sich selbst und in der Außenwelt, d.h. der Welt seiner Objekte vorfindet.

5.1.6 Die Theorie der Mentalisierung nach Peter Fonagy

Nach Fonagy und Luyten (2011) zeigte eine Studie von Dumontheil et al. (2010) zur Entwicklung des Mentalisierens in der Adoleszenz, dass sich die Fähigkeit, die Perspektive eines anderen Menschen einzunehmen, im Alter von 12,5 und 16,5 Jahren deutlich verbessert. Doch reiche die Fähigkeit zum Perspektivenwechsel auch bei 17-jährigen noch nicht an die von Erwachsenen heran. Die Fähigkeit, sich in das Denken und Fühlen einer anderen Person hineinzuversetzen (des Perspektivenwechsels nach der Theory of Mind) trägt zum Mentalisierungsprozess bei.

Entwicklungs-modi Nach Brockmann und Kirsch (2010) entwickelt sich die Mentalisierung entlang folgender Modi: Zwischen dem 9. und 18. Lebensmonat herrscht der *teleologische Modus* vor. Eigene und fremde Handlungen können zielgerichtet interpretiert werden, ohne dass die dahinterliegenden Ursachen und Motive schon erkannt werden können. Zwischen eineinhalb und vier Jahren kommt der *Äquivalenz-Modus* zur Ausbildung. Gedanken und äußere Wirklichkeit werden nicht unterschieden. Worte, Gedanken und Realität werden noch gleichgesetzt. Innere Zustände, Gedanken, Wünsche und Ängste werden als real erfahren. Ebenfalls zwischen eineinhalb und vier Jahren entwickelt sich der *Als-ob-Modus*. Wie im Spiel sind Gedanken, Motive und Ängste von der Realität getrennt. Ab dem vierten bis fünften Lebensjahr entwickelt sich der *reflexive Modus,* der die voraus- und oft miteinander einhergehenden Modi integriert. Nachdenken über das eigene Selbst und das vermutete Innenleben anderer Menschen wird mehr und mehr möglich. Unterschiedliche Perspektiven werden angenommen, wahrgenommen und anerkannt. Falsche Überzeugungen bei sich selbst und anderen werden für möglich gehalten, erkannt und kommuniziert.

Wie erlebt wohl ein Kind mit späterer transsexueller Entwicklung den Äquivalenz-Modus und den Als-Ob-Modus, wenn es Spiele, Spielzeug und Spielkameraden vorzieht, die seinem Geschlechtsempfinden entsprechen?

Bindung und Mentalisierung So wie sicher gebundene Kinder bessere Voraussetzungen für ihre Identitätsentwicklung haben als unsicher gebundene, so sind auch ihre Voraussetzungen für einen ungestörten Mentalisierungsprozess besser (Amadeo et al. 2015). Bei sicher gebundenen Kinder entwickeln sich die Fähigkeiten zum reflexiven Denken, englisch: „reflective functioning" (Fonagy), früher als bei unsicher gebundenen Kindern.

Damit haben sicher gebundene Kinder, die sich in der Adoleszenz als transsexuell erweisen, bessere Voraussetzungen, reflektierter mit ihrer Transsexualität umzugehen als
unsicher gebundene.

Bei Adoleszenten geht es im weiteren Verlauf des Mentalisie-
rungsprozesses vor allem um *Affektwahrnehmung, Affektdifferen-*
zierung bei sich und anderen, um *Affektsteuerung,* um *Antizipieren*
und um *Reflektieren.*

Umgang mit Affekten

Zwei Fallbeispiele (retrospektiv gewonnenes Material) sollen
verdeutlichen, wie schwierig das Erreichen der Stufe der Geschlechtskonstanz und die Mentalisierung bei einer transsexuellen Entwicklung sein kann.

Alvaro V., geburtsgeschlechtlich weiblich, ein Trans-Mann,
der als Kleinkind kaum mit anderen Mädchen und Jungen
zusammen kam, weil seine Eltern ein abgelegenes Anwe-
sen auf einer Mittelmeer-Insel bewohnten, erinnert sich
deutlich an ein frühes Kindheitserlebnis, das sich in sein
Gedächtnis eingegraben hat. Eines Morgens – er müsse
etwa drei oder vier Jahre alt gewesen sein – sei ihm mit
Entsetzen klar geworden, dass er keinen Penis hatte. Heute
wisse er, dass er sich seither als Junge gefühlt habe. Das
entsetzliche Ohnmachtsgefühl von damals habe ihn in der
Adoleszenz und im jungen Erwachsenenalter immer wieder eingeholt und zu dissoziativen Zuständen geführt. Die
Mutter habe in ihm einen „Wildfang" gesehen, der Vater
eine attraktive burschikose Tochter. Alvaro, der als Mädchen Adele hieß, litt ständig unter großer Angst, die Liebe
seines Vaters zu verlieren, wenn er sich als Junge zeigen
würde. Mit Beginn der nicht stimmig empfundenen Pubertät, die über ihn wie eine Flut von widersprüchlichen
Emotionen hereinbrach, gelang es ihm nicht mehr auszu-
blenden, dass er keinen Penis hatte. Er fühlte nun wieder
verstärkt, dass er im Genitalbereich nicht vollständig war.
Die wachsenden Brüste empfand er als „komische Zipfel
oder Höcker, die nach da vorne herauswuchsen." Zeitweise
war Alvaro präokkupiert damit, sich selbst eine Penispro-
these zu basteln, die ihm erlaubte, im Stehen zu urinieren.
Alvaro profitierte sehr von einer mehrjährigen psychoanalytischen Psychotherapie bei einem trans-kompetenten

Psychoanalytiker, der nicht leicht zu finden gewesen war. Sein dissoziatives Erleben klang weitgehend ab. Er wurde emotional stabiler und schloss erfolgreich eine Lehre als Goldschmied ab. Alvaro lebt heute als Mann. Nach einer Brusttransformation von Frau zu Mann fühlte er sich stimmiger und freier. Sein Leiden unter seiner „körperlichen Unvollständigkeit" löste sich jedoch nicht auf, sodass er sich weiter damit beschäftigte, vielleicht doch eine Phalloplastik durchführen zu lassen.

Alvaro hatte erst mit drei oder vier Jahren realisiert, dass er keinen Penis hatte. Er erinnert diese Erkenntnis als emotional massiv überfordernd. Einerseits wurde sein damals bestehendes Empfinden, ein Junge zu sein, schwer erschüttert. Andererseits wurde ihm sein männliches Identitätsgefühl erstmals richtig bewusst, das er dann gleichwohl wieder verdrängen musste. Der weitere Verlauf seiner Entwicklung spricht dafür, dass er seine ödipale Kastrationsangst als Junge ausgestanden haben muss. Als Abwehr entwickelte er dissoziative Zustände, sich im Verlauf seiner Adoleszenz verstärkten und mehrere stationäre und ambulante psychotherapeutische Behandlungen erforderlich machten. Erst mit Eintritt in die ihn ereilende (nicht stimmige) weibliche Pubertät kam bei ihm der Mentalisierungsprozess hinsichtlich seiner Geschlechtszugehörigkeit in Gang. Erst jetzt konnte er sich erinnern, dass er nach den massiven Ängstigungen in seinem dritten oder vierten Lebensjahr sein männliches Identitätsgefühl ausgeblendet hatte.

Karla R., geburtsgeschlechtlich weiblich, musste mit 13 Jahren wegen psychogener Anfälle und einer ausgeprägten depressiven Symptomatik drei Monate lang stationär kinder- und jugendpsychotherapeutisch behandelt werden. Sie stabilisierte sich und fand noch auf ihrer Station Anschluss an einen Kreis lesbischer Mädchen. In einer neuen Schulklasse machte sie erstmals die Erfahrung, dass sie beachtet und geschätzt wurde. Sie konnte zu ihrer sexuellen Orientierung auf Mädchen stehen und fand auch feste Freundinnen. Was blieb, war ihr „komisches Körpergefühl", von dem sie hoffte, dass es irgendwann verschwinden würde. Seit ihre Brüste zu wachsen begonnen hatten, versteckte sie diese schamhaft in weiten Herren-

Jacken und und zog die Schultern nach vorne, um die Brüste zu verbergen. Seit einem Schmink-Kurs für Drag-Kings (Frauen, die sich typisch „männlich" geben), bei dem z.B. gezeigt wurde, wie man sich Bärte anklebt, litt Karla zunehmend unter ihren Brüsten, ohne dass sie sich als Trans-Mann verstand. Sie wollte erst einmal „Karla" bleiben. Im Verlauf der Psychotherapie, die ich mit ihr durchführte, geriet sie in Zustände intensiver Ohnmachtswut, als sie mir verständlich machen wollte, wie sehr sie unter ihren nicht stimmigen Brüsten litt, und wie wichtig für sie der chirurgische Aufbau eines „glatten" Brustprofils war. Den Ausdruck „männlich erscheinendes Brustprofil" benutzte sie nicht. Sie hatte es schwer damit, mich zu „überzeugen", weil sie gleichzeitig darauf bestand, dass sie zwar „Trans*" aber kein „Trans-Mann" sei, und an ihrer Identität als Karla festhalten wollte. Die Ohnmachtswut, die sie erfasste, erinnerte sehr an ihre Ohnmachtsanfälle, die sie mit 13 Jahren in die kinder- und jugendpsychiatrische Klinik gebracht hatten.

Alvaro und Karla hatten aus verschiedenen Gründen und in verschiedenen Entwicklungsphasen Schwierigkeiten, ihre Geschlechtsdysphorie in ihre Persönlichkeitsentwicklung zu integrieren. Beide verharrten in einer quälenden Geschlechtsidentitätsunsicherheit, weil sie ihr primäres körpergeschlechtliches Empfinden nicht mentalisieren konnten, fehlten doch die dazu nötigen Spiegelungen von außen. Alvaro quälte sich Jahre lang damit, seinen weiblichen Genitalien entsprechend und seiner „Vernunft folgend" als Frau zu leben. Hinzu kam, dass Alvaro in einem sich lange hinziehenden Autonomie-Abhängigkeits-Konflikt mit dem Vater gefangen blieb. Einerseits drängte es ihn, sich nach außen jungenhaft männlich zu geben, andererseits wollte er immer die vom Vater geliebte Tochter bleiben. Erst nach einer psychoanalytischen Behandlung, die ihn emotional stabilisierte und seine dissoziativen Zustände (Aussteigen aus dem Realitätsbezug mit dem Erleben quälender Leere) abklingen ließ, entschloss er sich zu einer Vornamens- und Personenstandsänderung, weil er ohne sein Zutun immer öfter als junger Mann wahrgenommen worden war.

Karla hatte während ihrer stationären kinder- und jugendpsychiatrischen Behandlung zu einer gynäphilen Orientierung und damit zunächst zu einer „lesbischen" Identität gefunden.

Sie wollte nicht ohne Not ihre mühsam errungene Identität als „Karla" und damit auch nicht die Sicherheit gebende Zugehörigkeit zu ihrer Peer-Gruppe lesbischer Freundinnen aufgeben, hatte sie doch der Beachtung und Anerkennung durch lesbische Mädchen die Überwindung ihrer Adoleszentenkrise zu verdanken.

5.1.7 Kohlbergs Theorie der frühen Geschlechtsidentitätsentwicklung

In der Tradition der Entwicklungspsychologie Piagets stehend, machte Kohlberg die kindliche Geschlechtsidentitätsentwicklung an der Ausbildung kognitiver Fähigkeiten fest. Nach Steensma definierte Kohlberg

> *„Geschlechtsidentität als die kognitive Selbst-Kategorisierung als Mädchen oder Junge."* (Kohlberg 1966, 88)

Auch wenn heute die meisten Fachleute davon ausgehen, dass die Entwicklung der Geschlechtsidentität nicht allein auf kognitiven Fähigkeiten beruht (Geschlechter zu unterscheiden und sich selbst einem Geschlecht dauerhaft zuzuordnen), so beschreibt die Kohlberg'sche Theorie doch eine der wichtigsten Dimensionen der Geschlechtsidentitätsentwicklung, die als ein Maßstab für Störungen bzw. Verzögerungen der Geschlechtsidentitätsentwicklung genutzt werden kann.

Die kognitive Entwicklung der Geschlechtsidentität nach Kohlberg

Basale Geschlechtsidentität   durchschnittlich mit 3 Jahren und 11 Monaten zwischen 2 J. und 4 Mon. bis 5 J. und 2 Mon.
Fähigkeit, Geschlechter zu unterscheiden, zu bezeichnen (gender labeling); sich und andere einem der beiden Geschlechter zuzuordnen.

| Geschlechtsstabilität | durchschnittlich mit 4 Jahren und 5 Monaten zwischen 3 J. bis 5 J. und 8 Mon. |

Erkennen, dass das Geschlecht über längere Zeit unveränderbar ist; dass es sich nicht ändern lässt, auch wenn man es sich wünscht. Nun verstehen Kinder auch, dass aus Mädchen Frauen bzw. Mütter und aus Jungen Männer bzw. Väter werden, und dass ihre Geschlechtszugehörigkeit etwas mit ihren Geschlechtsteilen zu tun hat.

| Geschlechtskonstanz | durchschnittlich mit 4 Jahren und 7 Monaten zwischen 3 J. und 5 Mon. bis 5 J. und 8 Mon. |

Zur Geschlechtskonstanz gehört die Geschlechtskonsistenz, d. h. zu erkennen, dass das Geschlecht sich nicht ändert, auch wenn sich geschlechtstypische Aktivitäten und äußere Erscheinung (z. B. durch Verkleidung) ändern, und dass die Geschlechtszugehörigkeit sich im Lauf des Lebens nicht mehr ändert.
(Lohaus / Vierhaus 2013; Bischof-Köhler 2006)

An dieser Stelle muss gesagt werden, dass es eine umfassende Theorie der Geschlechtsidentitätsentwicklung im Kindes- und Jugendalter, die kognitive, emotionale, psychosexuelle, sexuelle und reproduktive Entwicklungsaspekte in sich vereinigen würde, noch nicht gibt. Sie müsste das Ineinandergreifen von Geschlechtsidentitätsentwicklung und sexueller Entwicklung genauer beschreiben: zwei Seiten der gleichen Medaille. Hier tut sich ein erkenntnistheoretisches Problem auf. Stehen die triebhaften Aspekte der sexuellen Entwicklung im Fokus der Sexualforschung, drohen die Aspekte der Geschlechtsidentitätsentwicklung zurückzutreten und umgekehrt. Steht die Geschlechtsidentitätsentwicklung im Fokus, können allzu leicht die sexuell-triebhaften Aspekte in den Hintergrund treten. Das gilt für alle Entwicklungsphasen: Kindheit, Adoleszenz und Erwachsenenalter. Für die klinische Arbeit bedeutet dies, dass Gender-Spezialisten die sexuelle Entwicklung ihrer Patienten nie aus dem Blick verlieren dürfen, wenn sie an der Identitätsentwicklung und an der Geschlechtsidentitätsentwicklung arbeiten. Eine komplementäre Gefahr droht Sexualtherapeuten, die in der Regel nur erwachsene Männer und Frauen behandeln, wenn sie die Geschlechtsidentitätsentwicklung ihrer Patienten nicht genügend beachtet (oder exploriert) haben. Sexualpädagogen an der Basis sind tagtäglich mit beiden Aspekten konfrontiert, d. h. mit der sich entfaltenden Sexualität und der Geschlechtsidentitätsentwicklung der Jugendlichen, die auch die „sexuelle Identität" bzw. die sexuelle Orientierung miteinschließt.

5.1.8 Marcias Theorie der Geschlechtsidentitätsentwicklung in der Adoleszenz

Als ein Maßstab, mit dem die Geschlechtsidentitätsentwicklung „gemessen" werden kann, erscheinen mir die Identitätsstufen von Marcia (1980) geeignet. Bemerkenswerterweise differenziert Marcia nicht nach Geschlechtern, obwohl doch die Geschlechtsidentität von zentraler Bedeutung für die psychosexuelle Entwicklung ist. Marcia unterscheidet vier Identitätsentwicklungszustände (nach Vápenka 2011):

1. Identitätsdiffusion („identity-diffusion"): Identitätserkundung findet nicht statt. Verbindliche Entscheidungen für oder gegen ideologische Werte und / oder einen Beruf werden nicht getroffen.
2. Übernommene Identität („foreclosure-identity"): Das aktive Erkunden von Identitätsmöglichkeiten wird immer noch vermieden. Werte, Zielsetzungen und Erwartungen von den Eltern oder anderer wichtiger Personen werden unkritisch übernommen.
3. Identitätsmoratorium oder Zeit der Identitätskrise („identity-crisis"): Erkunden und Experimentieren mit verschiedenen Rollen und Identitäten findet statt; aber noch ohne endgültige Entscheidung für oder gegen eine Rolle, Identität oder Zugehörigkeit.
4. Erarbeitete Identität („identity achievement"): Nach erfolgreicher Identitätssuche und Überwindung der Identitätskrise wird das Moratorium beendet und ein stabiles Verpflichtungssystem etabliert. Entscheidend ist nicht für welche Rolle die Jugendlichen eine Entscheidung getroffen haben, sondern dass sie ihre Rolle selbst gewählt haben.

Als wünschenswerter Identitätsstatus wurde von Marcia die *erarbeitete Identität* angesehen. Im Idealfall hat eine reife Persönlichkeit, die den erarbeiteten Identitätsstatus erreicht hat, die anderen Identitätsstufen in der Reihenfolge wie oben angegeben durchlaufen. Seit Ende der 1980er Jahre wird allerdings eine Erhöhung des Anteiles von Jugendlichen mit diffuser Identität beobachtet. Marcia (1989) berichtet von einer 20 %igen Zunahme. Kraus und Mitzscherlich (1995) sehen die Ursache in der Auflösung traditioneller Beziehungen, den Umstrukturierungen und Wertverschiebungen in allen Bereichen, und messen der Identitätsdiffusion eine kulturelle Anpassungsfunktion zu.

Anpassungsdruck in der Adoleszenz

Marcias Theorie von den aufeinanderfolgenden Identitätsentwicklungszuständen (nach Vápenka 2011) beschreibt die *allgemeine* Identitätsentwicklung in der Adoleszenz. Sie lässt sich auf die Aspekte der *Geschlechts*identitätsentwicklung und die *sexuelle* Entwicklung anwenden, die für beide Geschlechter Bedeutung haben. Damit kann sie auch zu einem besseren Verständnis von geschlechtsdysphorischen und transsexuellen Jugendlichen beitragen und helfen, deren besondere Entwicklung zu fördern.

Die meisten Jugendlichen mit tiefgreifenden Geschlechtsidentitätsproblemen versuchen, sich zunächst den Erwartungen ihrer Umwelt anzupassen. Sie spielen dann gleichsam nur die Geschlechts-Rolle, die ihren nicht stimmigen Geschlechtsmerkmalen entspricht und entwickeln darin nicht selten eine bemerkenswerte Meisterschaft. Verläufe dieser Art finden sich in zahlreichen Vorgeschichten von Patienten, bei denen sich später eine Transsexualität manifestiert, aber auch bei Patienten, die eine geschlechtsvariante bzw. nicht-polare-Geschlechtsidentität leben. Wir hätten es in solchen Fällen mit dem Entwicklungszustand der „*Foreclosure*"-Identität zu tun, wie er von Marcia beschrieben wurde (siehe oben). Dabei handelt es sich um ein Stadium der Identitätsentwicklung, in dem Jugendliche die Erwartungen ihrer Umwelt quasi an sich selbst *zwangsvollstrecken,* d. h. sie identifizieren sich mit fremden Erwartungen. Indem sie zunächst − zumindest zum Teil − selbst „glauben", sie folgten eigenen Überzeugungen. Früher oder später merken sie, dass ihre vorweggenommene „Entscheidung" (Foreclosure-Identität), sich den konventionellen Geschlechtsrollenerwartungen anzupassen, ihrem innersten Empfinden entgegensteht. Vorübergehend befinden sie sich nun in einem kritischen Identitätsmoratorium. Langsam trauen sie sich, die Möglichkeiten eines Rollenwechsels zu erkunden, um dann schließlich bei ihrer erarbeiteten Identität als Trans-Frau oder Trans-Mann anzukommen.

5.2 Die Annahme eines basalen Geschlechtszugehörigkeits-empfindens

Im Folgenden möchte ich meine eigene Auffassung von einem vorfindlichen Geschlechtszugehörigkeitsempfinden darlegen, das sich subjektiv im Erleben und objektiv im Verhalten zeigt. Ich erhebe damit nicht den Anspruch eine weitere Theorie zu formulieren. Ganz im Gegenteil. Ich versuche an den Phänomenen zu bleiben, die sich dem Kliniker zeigen. Mit diesem Ansatz verbindet sich der Versuch, sich von pathologisierenden und psychopathologisierenden Theorien zur Genese der Transsexualität möglichst frei zu halten; haben diese sich doch in der Vergangenheit meistens als irrig erwiesen. Das wäre alles nicht so schlimm gewesen, wenn nicht damit iatrogen viel Leid verursacht und in zu vielen Fällen aus heutiger Sicht Kunstfehler begangen worden wären.

Die einzige Annahme, die ich mache, ist: Es gibt ein Geschlechtszugehörigkeitsempfinden, sei es klar, eindeutig, binär-polar, nicht binär oder undeutlich diffus; und es gibt (ein) geschlechtliches Verhalten, auch dann, wenn es den gesellschaftlich erwarteten Geschlechtsrollenverhalten nicht entspricht, und auch dann, wenn das Geschlechtszugehörigkeitsempfinden undeutlich oder diffus ist.

Meiner Auffassung nach liegt das Geschlechtszugehörigkeitsempfinden, das immer schon gegeben ist, *unter* jenen Schichten des Seelenlebens, auf denen Konflikte entstehen und wahrgenommen werden können. Allerdings muss eingeräumt werden, dass die meisten Menschen ihr basales oder primäres Geschlechtsidentitätsempfinden – sei es „weiblich", „männlich" oder „irgendwie dazwischen" – nur schwer beschreiben können. Es ist am ehesten an der Stimmigkeit oder Unstimmigkeit zwischen der empfundenen Geschlechtszugehörigkeit und den Geschlechtsmerkmalen festzumachen. Verfolgt man diese Überlegung weiter und fokussiert dabei den Gedanken der „Stimmigkeit", so ließe sich behaupten, dass die Geschlechtlichkeit des Menschen als „Organisator" für die subjektive identitäre Stimmigkeit dient. Nicht-transsexuelle Männer und

Frauen empfinden ihre Geschlechtsmerkmale, ohne dass sie sich vielleicht je Gedanken darüber gemacht haben, körperlich stimmig und zu ihnen passend; während transsexuellen Menschen dieses Stimmigkeitserleben nicht gegeben ist. Das heißt, es geht nicht um einen Auswahl-Konflikt: „Will ich ein Mädchen oder will ich ein Junge werden?" sondern vielmehr um die Frage: „Traue ich mich, mich so zu zeigen, wie ich mich fühle?" oder „Kann ich mich als diejenige / als derjenige zeigen und ausdrücken, die / der ich bin?" (siehe hierzu Kapitel 7.2).

Die Konflikte im Bereich der Geschlechtsidentitätsentwicklung wären somit nicht als Auswahl-Konflikte, sondern als affektive Konflikte einzustufen. Sehr *konflikthaft* können allerdings Ambivalenzen erlebt werden, dem basalen und vorgefundenen Geschlechtsidentitätsempfinden bzw. dem geschlechtlichen Zugehörigkeitsempfinden Ausdruck zu verleihen und es „auszuleben"; besonders dann, wenn es nicht zu den körperlichen Geschlechtsmerkmalen und / oder zu den Erwartungen der sozialen Umwelt passt.

affektive Konflikte

Kritische Leserinnen und Leser könnte die Annahme eines „konfliktfreien" basalen Geschlechtszugehörigkeitsempfindens an die „konfliktfreie Symbiose" mit der Mutter (blissful symbiosis) erinnern, die Stoller (1968) bei transsexuellen Entwicklungen von Mann zu Frau beschrieben hat (siehe Kapitel 4). Ein Unterschied von Stollers „blissful symbiosis" zu dem angenommenen „konfliktfreien" Geschlechtszugehörigkeitsempfinden besteht darin, dass Stoller von Anfang an in Objektbeziehungen und Identifizierungen gedacht hat, während ich betone, dass es ein primäres Geschlechtsidentitätsempfinden gibt, das von einem Menschenkind *mitgebracht* wird und das dann die Selbst- und Objektrepräsentanzen und die Objektbeziehungen erst organisiert.

primäres Geschlechtsidentitätsempfinden

Zweifellos haben Identifizierungen gerade in den frühen Entwicklungsstadien eine enorm prägende Wirkmacht, die durch alle späteren Lebensphasen hindurch weiter wirkt. Wenn das mitgebrachte geschlechtliche Zugehörigkeitsempfinden nicht zu diesen Identifizierungen im Rahmen der konventionellen Geschlechterordnung passt, entsteht ein Empfindungs-Identifizierungs-Konflikt.

Betrachten wir irgendein Kind im Alter von zwei Jahren. Es kann ein Mädchen oder ein Junge sein. Zu seinem primären Geschlechtszugehörigkeitsempfinden gehört eine primär strukturierte selektive Wahrnehmung derjenigen Kinder, die dem eigenen Geschlechtsidentitätsempfinden entsprechen. Mädchen beobachten andere Mädchen mit besonderer Aufmerksamkeit; ebenso Jungen andere Jungen. Für geburtsgeschlechtlich weibliche Kinder, die sich später zu Trans-Jungen entwickeln, sind andere Jungen als Spielkameraden von besonderem Interesse, nicht zuletzt weil sie in ihnen Modelle sehen. Dabei spielen die etwas weiterentwickelten bzw. wenig älteren Mädchen oder Jungen als Vorbilder eine sehr wichtige Rolle. Dies gilt für Geschwisterreihen ebenso wie für Kinder aus der nächst höheren Schulklasse und bewunderte Kinderstars. Geburtsgeschlechtliche Jungen, die sich später zu Trans-Mädchen entwickeln, nehmen gleichaltrige Mädchen z. B. im Kindergarten zumindest vorbewusst als ihresgleichen wahr und suchen deshalb ihre Nähe.

Dass es über der angenommen basalen Schicht des primären Geschlechtszugehörigkeitsempfindens durchaus Schichten konflikthaften Erlebens gibt, die als Auswahl-Konflikte wahrgenommen werden, lässt sich nicht bestreiten. Sie ließen sich als Abwehr tiefer liegender affektiver Konflikte verstehen. Dies kann sowohl die geschlechtliche Identität als auch die sexuelle Orientierung betreffen. Ich denke hier an vorübergehende kindliche Wünsche, dem anderen oder beiden Geschlechtern angehören zu wollen, die von zwei- bis sechsjährigen Kindern vor dem Stadium der Geschlechtskonstanz geäußert oder spielerisch dargestellt werden.

Vorstufen kindlicher Identität Heranwachsende Kinder, seien es Mädchen, seien es Jungen, sind einerseits auf Spiegelung, Beachtung, Gemeint-Sein angewiesen; andererseits versuchen sie von Anfang an, ihre Bedürfnisse als Mädchen oder als Jungen zum Ausdruck zu bringen und auf ihrer je einmaligen Identität zu beharren. Deutlich wird dies z. B. im Trotzalter, in dem der Eigensinn auch schon sprachlich zum Ausdruck gebracht werden kann. Es kommt in dieser Übergangzeit aber auch zu unbändiger Wut.

Bevor ein Kind seine eigenen Vorstellungen von seiner Identität und damit auch von seiner Geschlechtsidentität sprachlich zum Ausdruck bringen kann, muss es die Vorformen identitärer Vorstellungen in sich hüten, bevor es sich damit nach außen zeigen und behaupten kann. Dazu braucht es einen inneren abgeschlossenen Raum, ein Kerngehäuse, einen Kokon, in dem es mit seinem werdenden Identitätskern vorerst ungestört bleiben kann.

Ein Kind muss seine noch fragile „embryonale" Identität in sich wachsen lassen, nach außen hin schützen und deshalb geheim halten, bevor es diese einigermaßen angstfrei zeigen und hinreichend selbstbewusst zum Ausdruck bringen kann.

Wird bei einem kleinen Kind die embryonale Identität zu frühzeitig gestört, entstehen heftigste Angst- und Wutaffekte, mit deren Integration das Kind überfordert ist. Als Lehrstück könnte das Märchen vom Rumpelstilzchen dienen. Das kleine Wesen ist sich zwar seiner Identität schon klar, will und muss jedoch seinen Namen noch geheim halten: „Ach wie gut, dass niemand weiß, dass ich Rumpelstilzchen heiß!" Als es gegen seinen Willen von der Königstochter „geoutet" wird, zerfetzt es sich vor Wut selbst in der Luft.

5.3 Geschlechtliches Unbehagen und Geschlechtsdysphorie bei präpubertären Kindern

Richard Green hat mit den „Sissy-Boys" Jungen beschrieben, die sich mehr oder weniger mädchenhaft geben, das Raufen und Toben vermeiden, Interesse an Mädchen-Spielen und Spielzeug wie Puppen und Puppenhäuser haben, sich gerne schminken und gerne tanzen (Green 1987). Wie Green in seinen berühmt gewordenen Nachuntersuchungen zeigen konnte, hatte nur einer von den 44 Jungen mit effeminiertem Verhalten eine transsexuelle Entwicklung von Mann zu Frau durchgemacht und erwog zum Nachuntersuchungszeitpunkt eine geschlechtsangleichende Operation. Wie groß das Ausmaß des Leidens an Geschlechtsdysphorie derjenigen effeminierten Jungen war, die nicht transsexuell wurden, lässt sich im Nachhinein nicht bestimmen. Möglicherweise haben sie „nur" an einem vorübergehenden Unbehagen gelitten, weil sie schon merkten, dass sie sich von anderen Jungen unterschieden.

Für Kinder, die sich zu transsexuellen Jugendlichen entwickeln, bedeutet die Entwicklungsphase der Latenz eine letzte Schonfrist. Das subjektive Identitätserleben geschlechtsdysphorischer Kinder lässt sich bei sicher gebundenen Kindern leichter beschreiben, weil sie ihr Zugehörigkeitsempfinden zum anderen Geschlecht (ihrem Entwicklungsstand entsprechend) am ehesten mentalisieren und in Worte fassen können. Viele unsicher gebundene oder bindungstraumatisierte geschlechtsdysphorische Kinder können das nicht so leicht. Bei ausgeprägten „zukünftigen" transsexuellen Entwicklungen beginnen aber auch schon vorpubertäre Kinder unter ihrer körperlichen Unstimmigkeit zu leiden.

Sissy-Boys und Tomboys

5.4   Die Exazerbation der Geschlechtsdysphorie in der Pubertät

Mädchen wie Jungen im vorpubertären Alter können diffuses geschlechtliches Unbehagen, das sie noch kaum verstehen, meistens verdrängen oder überspielen. Wenn jedoch die Pubertät über sie hereinbricht, erleben sie körperliche Veränderungen, gegen die sie sich nicht wehren können. Dabei ist zu bedenken, dass die körperlichen und seelischen Veränderungen in der Pubertät für alle Mädchen und Jungen (und ihre Eltern) eine enorme Herausforderung darstellen.

Anschaulich werden die körperlichen Veränderungen der Pubertät und ihre psychischen Folgen für die Identitätsentwicklung von Inge Seiffge-Krenke in ihrem empfehlenswerten Buch „Therapieziel Identität" (2012) geschildert.

Die Pubertät löst bei transsxexuellen Jugendlichen eine massive Exazerbation von Geschlechtsdysphorie aus, die zu nachhaltigen und teils schweren Traumatisierungen führen kann.

Ekel-Scham-Neid-Wut-Komplex   Im Dilemma einer anhaltenden Geschlechtsdysphorie werden mindestens vier Affekte gleichzeitig aktiviert, die tiefes Unbehagen und einen enormen Leidensdruck verursachen und aufrechterhalten. Die *nicht passenden* Genitalien und Geschlechtsmerkmale werden als fremd und *Ekel erregend* erlebt. Das *Fehlen passender* Geschlechtsmerkmale und Genitalien – bei Trans-Männern auch die nicht passenden Brüste – erzeugen bodenlose *Scham* und nagenden *Neid* auf Frauen bzw. Männer, denen die „richtigen" Geschlechtsmerkmale gegeben sind. Fast immer entsteht enorme *Wut* (genauer Ohnmachtswut). Mangels eines Objektes für diese Wut wird sie meistens zu Selbsthass. Damit hätte eine transsexuelle Verfassung notwendig einen affektiven *Ekel-Scham-Neid-Wut-Komplex* zur Folge, der durch die Zusammenballung gleich mehrerer Grund-Emotionen und durch seine Intensität traumatogen werden kann.

Die Psychoanalytikerin Allesandra Lemma (2013) beschreibt treffend die Not transsexueller Menschen, von klein auf keine Spiegelung ihres Empfindens und ihres So-Seins zu erfahren, und ihr daraus resultierendes vitales Bedürfnis, gesehen und ernst genommen zu werden. Im Auftrag der BBC unterstützte sie im Hintergrund mehrere transsexuelle Männer und Frauen, die von einem Kamera-Team begleitet wurden, wie sie sich um eine körperliche Transformation bemühten. Die Protagonisten erhielten nach der Ausstrahlung der Reportage von allen Seiten sehr viel Anerkennung wegen ihres Mutes, sich in ihrem gefühlten Geschlecht zu behaupten. Lemma fiel auf, dass die transsexuellen Menschen, über die sehr menschlich berichtet worden war, nach dieser Erfahrung deutlich weniger Leidensdruck unter ihrer Geschlechtsdysphorie empfanden. Sie waren in ihrer inneren Not „gesehen" worden.

Lemma benutzt das Phänomen transsexueller Entwicklungen als didaktisches Beispiel, an dem sie aufzeigt, wie wichtig ganz allgemein die frühe interaktionelle Spiegelung des Klein-Kindes durch eine Bindungsperson für seine Körperbesetzung und für die Ausbildung eines kohärenten Selbsts ist (Lemma 2013). Ihr geht es um einen wichtigen Aspekt der „Embodiment"-Theorien, nämlich um „minding the body", was man im Deutschen mit „Beseelung des Körpers" oder „Verleiblichung des Körpers" übersetzen könnte.

Eine frühzeitige hormonelle Behandlung von transsexuellen Jugendlichen könnte ihnen das psychisch traumatisierende Fortwirken der Geschlechtsdysphorie ebenso ersparen, wie die Verheerungen, die das „falsche" Geschlechtshormon angerichtet hat, wenn ein Coming-Out erst im höheren Erwachsenenalter möglich geworden ist. Besonders schlimm empfinden Trans-Frauen ihre männlichen Gesichtszüge, ihre großen Hände und ihre tiefe Stimme, die sich auch durch die Behandlung mit weiblichen Hormonen nicht mehr „verweiblichen" lassen. Damit kommen sie auch bei guter sozialer Akzeptanz nur sehr schwer frei von ihren frühen *Ekel-Scham-Neid-Wut-Gefühlen,* die durch die Konfrontation mit ihrer Körperlichkeit immer wieder reaktiviert werden.

Viele der so genannten „Komorbiditäten" kann man als unterschiedliche Facetten von Folgestörungen des traumatischen Einbruchs der „falschen" Pubertät in das Leben zukünftig transsexueller Jugendlicher verstehen.

Wenn man transsexuellen Jugendlichen durch eine pubertätsaufhaltende Behandlung mehr Zeit für eine psychosexuelle Entwicklung in der passenden Geschlechtsrolle geben kann, können die psychischen Folgen der so gemilderten Geschlechtsdysphorie weniger gravierend sein. Eine schwere Traumatisierung durch die Exazerbation der Geschlechtsdysphorie in der Pubertät unterbleibt und bricht später im Leben nicht immer wieder auf, wie die schlecht verheilten „Wunden" spezifisch traumatisierter erwachsener transsexueller Menschen. Das folgende Fallbeispiel verdeutlicht einerseits die Qualität des Erlebens eines Jugendlichen, über den eine falsche Pubertät hereinbricht; andererseits zeigt es, wie verheerend sich die Langzeit-Folgen dieser Art von Traumatisierung auswirken können.

Erst mehrere Jahre nach seinem erfolgreichen Coming-out als Mann unternahm Herr G., der Verfasser der unten abgedruckten Passage, den Versuch die traumatischen Erfahrungen seiner nicht stimmigen weiblichen Pubertät in Worte zu fassen und niederzuschreiben. Er schreibt von sich – aus heutiger Sicht zutreffend – als „der Junge" –, obwohl er damals körperlich und damit auch für seine Umwelt ein Mädchen war. Mit dem Einbruch seiner „falschen" weiblichen Pubertät und dem Einsetzen der ersten Menstruation, die für ihn eine emotionale Katastrophe bedeutete, hatte er noch nicht ganz verstanden, was mit ihm eigentlich los war.

„Sein Bett fühlt sich nass an, als hätte er reingemacht. … Das Laken ist nass und dreckig. Er zieht es von der Matratze, und als die Erwachsenen schlafen, geht er auf Zehenspitzen an den Schrank, in dem die Laken liegen, nimmt ein frisches, schleicht sich zurück in sein Zimmer und legt es auf sein Bett. Wohin mit dem dreckigen Laken! Er rennt in seinem Zimmer hin und her, er weiß nicht was er machen soll, es ist alles zu viel. Er stopft das Laken in seine Schultasche, er muss es ja nur irgendwie aus dem Haus bringen, damit Mama es nicht sieht. […]
Der Junge H. geht weiter wie ein Automat zur Schule. Er sieht an die Tafel, aber er begreift nicht mehr, was da vorne passiert oder was in seinen Büchern steht, weil er gar nichts mehr begreift. Mit diesen unbegreiflichen Dingen in seinem Zimmer ist die ganze Welt unbegreiflich geworden. Er starrt die Welt nur noch an, aus der Ferne; die Welt ist leer, jemand hat die Welt angestochen, und da ist sie ausgelaufen. Einfach so. So einfach ist das. […]
Ein Kind, das vor Hass nicht mehr weiß, was es als erstes zertrümmern soll: sich oder die anderen. Nein er geht nicht zum Kinderpsychologen. Er will da nicht hin. Er sagt dem kein Wort. Er schämt sich zu sehr. Dann wird er wütend. […] Der Junge macht sich das Leben zur Hölle, immer auf der Suche nach einem Fluchtweg, aber irgendwie hat das

Leben keinen Notausgang. Beziehungsweise nur einen. …
H. kann damit leben, dass er in der Schule ein Aussätziger
ist. Aber er kann nicht damit leben, dass er in seinem Körper ein Aussätziger ist. Denn die Pubertät ist für ihn eine
erneute Katastrophe. Dass sich unaufhaltsam und ausge-
rechnet an ihm dieser ganze schmutzige Erwachsenen-
kram entwickelt. Er will keinen Drachenkörper. Aber jetzt
bekommt er von der Natur einen verpasst. Erst versucht
er ihn zu ignorieren. Er lebt mit ihm in einer Art Zwangs-
WG. Man kennt sich kaum. Man geht sich aus dem Weg.
Und begegnet sich irgendwann doch. Dann schlägt er ihn,
er will ihm zeigen, dass er ein Nichts ist. So ein Drachenkörper gehört nicht gepflegt oder gestreichelt. Und in alle Schlachten, die ihn vernichten könnten, wirft H. seinen
Körper wie ein Schwein in die Scheiße. Er ist nichts wert,
und wie H. ihn behandelt, grenzt an Totschlag. Aber der
Körper ist einfach nicht mehr klein zu kriegen, und H. muss
das schließlich akzeptieren."

Instinktiv schützte sich Herr H. beim Niederschreiben seiner
Geschichte vor einem Wiederaufleben seiner traumatischen
Erfahrung, seiner Einsamkeit und Verzweiflung, und nennt
deshalb die erste Menstruation und das Blut in seinem Bettla-
ken nicht beim Namen. So entsteht ein eindringliches Bild von
der Not seiner stumm erlittenen Geschlechtsdysphorie und der
emotionalen Überforderung, die zu einer nachhaltigen Traumatisierung geführt hat. Am suizidalen Verhalten und an einem Suizidversuch des Jungen wird seine quälende Einsamkeit
und Trostlosigkeit deutlich. Seine Schamgefühle sind so groß,
dass es sich weder der Mutter noch einem Kinderpsychologen
gegenüber öffnen kann.

5.5 Spezifische Entwicklungsprobleme bei transsexuellen Jugendlichen

Ein übergreifendes Phänomen, das die individuellen psychosexuellen Entwicklungen prägt, ist das unterschiedliche Tempo
der körperlichen wie der psychosexuellen Entwicklung. Gehört
ein Junge zu den „Frühstartern" oder zu den „Spätzündern"?
Erlebt sich ein Mädchen als „frühreif" oder als „hinterher"? Die

genannten Begriffe sind eher Bezeichnungen von Erwachsenen. Wenn sie Jugendlichen gegenüber benutzt werden, können sie als sehr beschämend erlebt werden. Wie in Kapitel 8 beschrieben, beobachten Trans-Jugendliche genau, wie „weit" z. B. die anderen sind. Diese Dynamik ist besonders in angeleiteten oder informellen Trans-Jugendlichen-Gruppen zu beobachten. Doch zurück zu Trans-Jugendlichen, die sich im Rahmen ihrer Peer-Gruppe (z. B. Klassenkameraden) noch nicht geoutet haben. Trans-Mädchen leiden ebenso unter einer ausbleibenden Brustbildung wie Mädchen mit einem späten Pubertätsbeginn. Trans-Jungen schämen sich, wenn sie nicht in den Stimmbruch kommen und der Bartwuchs ausbleibt, ebenso wie Jungen, die länger auf ihre Pubertät warten müssen. Weit folgenreicher können sich die psychosexuellen Verzögerungen auswirken, die transsexuelle Entwicklungen mit sich bringen.

Verzögerung der psychosexuellen Entwicklung Verallgemeinernd kann man festhalten, dass es in Folge des transsexuellen Dilemmas immer zu *Verzögerungen der Geschlechtsidentitätsentwicklung* und der psychosexuellen Entwicklung kommt. Wie dargestellt hilft Eriksons Theorie der Identitätsstufen die *Verzögerungen* bei transsexuellen Entwicklungen zu erklären.

Bei einem nicht stimmig erlebten Geschlechtskörper verwundert es nicht, dass Masturbation und sexuelle Kontakte vermieden werden. Verliebtheit kann oft nicht gezeigt werden. Wenn doch Kontakte stattfinden, kommt es leicht zu irritierenden Abweisungserlebnissen. Folgenreicher ist die Abkoppelung von der gleich-geschlechtlichen Peer-Gruppe, und sei es nur, um Ablehnungserlebnisse zu vermeiden. Häufig kommt es zu extremer Soziophobie, deren tiefer liegende Ursachen oft lange nicht erkannt werden. Schlimmer ist noch die Ablehnung oder gar die Ausstoßung durch die gleichgeschlechtliche Peer-Gruppe. Noch verheerender ist psychisches oder gewaltförmiges Mobbing durch gleichaltrige oder ältere Jugendliche. Weitere Beispiele für Entwicklungsverzögerungen sind die Nicht-Besetzung des eigenen Körpers und kognitive Schwierigkeiten, sich mit den (nicht passenden) Genitalien und den sexuellen Funktionen zu befassen und realistische Vorstellungen davon zu entwickeln. Viele Transsexuelle, die erst im Erwachsenenalter zu ihrem Coming-Out finden, schleppen völlig unklare und diffuse Vorstellungen von ihren äußeren und inneren Geschlechtsorganen mit sich herum, die in einem krassen Gegensatz zu ihrem sonstigen Bildungsniveau stehen. Allerdings findet man dieses Phänomen auch bei vielen nicht-transsexuellen

Frauen und Männern, deren psychosexuelle Entwicklung in verschiedenen Teilaspekten verzögert ist.

Um psychisch zu überleben, schaffen sich geschlechtsdys- **empfundene** phorische Kinder und Jugendliche, die mit ihrem So-Sein keine **Geschlechts-** Beachtung finden und damit quälend einsam bleiben, oft ei- **identität als** nen inneren Zufluchtsort, ein inneres „Retreat", das sie unter **Retreat** Umständen lange erfolgreich geheim halten. So kann eine verborgen gehaltene Fantasiewelt wuchern. Dabei entsteht die Gefahr, dass sich mit einer ersehnten körperlichen Veränderung und / oder dem Wunsch nach einer geschlechtsangleichenden Operation unrealistische kindliche Hoffnungen auf ein glückliches Leben verbinden, z. B. einen Partner, „einen Prinz" oder eine „Prinzessin", zu finden.

Geschlechtsspezifisches Verhalten, das schon vor dem Spracherwerb (Campbell et al. 2000) sichtbar wird, geht der Mentalisierung der eigenen Geschlechtszugehörigkeit voraus. Je nach Konstitution, Bindungstyp und / oder Vorhandensein und Ausmaß früher Traumatisierungen schreitet der Mentalisierungsprozess bezüglich der eigenen Geschlechtsidentität mit unterschiedlichem Tempo voran. Dies kann am Vergleich von zwei erwachsenen transsexuellen Patienten aufgezeigt werden, die sich im Rahmen intensiver psychotherapeutischer Prozesse sehr deutlich an ihre Kindheit − genauer an ihre seelischen Erfahrungen in der Kindheit − erinnern.

Frau **Alma A.** (55), eine Trans-Frau, die mit 53 Jahren ihr Coming-Out hatte, war ein intelligentes Kind, das in behüteten familiären Verhältnissen aufwuchs. Frau A. (früher Albert) konnte schon mit dreieinhalb Jahren deutlich wahrnehmen, dass sie sich als Mädchen fühlte, obwohl sie einen Penis hatte. Sie konnte auch schon abschätzen, dass ihr die Eltern nicht geglaubt hätten, wenn sie behauptet hätte, sie sei eigentlich ein Mädchen. Folglich behielt sie ihr Empfinden für sich. Weil sich das intelligente Kind emotional und kognitiv relativ gut entwickelt hatte, konnte es schon selbst nach einer Erklärung forschen, warum es sich als Mädchen fühlte, und sich eine eigene kindliche Theorie zu ihrem Problem ausdenken. Sie fragte die Mutter: „Wo kommen die Mädchen her, und wo kommen die Jungen her?" Die Mutter erklärte, dass Kinder von ihrer Mutter geboren werden, nachdem der Vater die Mutter „ganz doll" liebgehabt habe. Damit gab sich Alma nicht zufrieden. Wie es denn zustande komme, dass mal ein Mädchen und mal ein Junge aus der Mama herauskomme? Die Mutter versuchte zu erklären, dass das der liebe Gott entscheide. „Wie denn?" fragte Frau A. Die Mutter dachte sich etwas aus und sagte: „Der liebe Gott hat im Himmel eine große Fabrik, in der die Mädchen und die Jungen gemacht werden. Die kommen dann auf der Erde in den Bauch ihrer Mutter und werden von ihr geboren. Frau A. überlegte kurz und sagte: „Bei mir muss der liebe Gott in seiner Himmelsfabrik aber einen Fehler gemacht haben!" Mit fünf Jahren durfte sich „der kleine Albert" beim Karneval als Rotkäppchen verkleiden. Frau A. erinnert bis heute, wie selig sie damals war und wie frei sie sich fühlte, aber auch wie traurig sie wurde, als das Rotkäppchen, das sie kurze Zeit sein durfte, wieder zurück in das Märchenbuch verbannt wurde. Bis zu ihrem 17. Lebensjahr blieb sie mit ihrem Empfinden, ein Mädchen zu sein, quälend einsam. Erst mit 17 Jahren gelang es ihr durch eine „Wand von Scham" zu gehen, und sich ihrer damaligen Freundin zu öffnen.

Viele Kinder, die sich später als transsexuell erweisen, kommen nicht so weit wie Alma A. Sie sind lange nicht in der Lage, sich eine eigene kindliche Theorie zu machen, warum sie sich so „anders" fühlen, als die anderen Kinder. Sie tragen diffuse unbehagliche Gefühle mit sich herum, die sie nicht verstehen (bzw. nicht mentalisieren) können. Am ehesten merken sie, dass sie sich von anderen Jungen bzw. Mädchen „irgendwie" unterscheiden, ohne sich erklären zu können, warum. Die meisten dieser Kinder, die in an einem nur schwer fassbaren Unbehagen leiden, zeigen dennoch geschlechtsspezifisches Verhalten, das typisch für das andere Geschlecht ist, ohne dass es ihnen selbst besonders auffällt. Beispiele sind Wildfang-Mädchen, die ständig mit Jungen oder Jungen-Banden unterwegs sind, oder feminine Jungen, die sich als beste Freundin ein Mädchen suchen, oder — wenn sie noch in traditionellen Verhältnissen aufwachsen — lieber der Mutter im Haushalt helfen, als dass sie auf die Straße zum Spielen gehen.

 Jupp K. (31), ein Trans-Mann, hatte sein männliches Identitätsempfinden seit seinem 16. Lebensjahr hinter einer „lesbischen" Fassade verborgen gehalten. Erst vor kurzem hatte er sich aus einer anstrengenden Beziehung mit einer „Borderline-Freundin" lösen können, von der er sehr abhängig geworden war. Wegen soziophobischer Ängste und Dissoziationen war er mehr als ein Jahr auf einen psychosozialen Betreuer angewiesen, um die Wohnung überhaupt verlassen zu können. Während einer Psychotherapiesitzung sagt er nachdenklich: „Bestimmte Seiten von mir sind stark und klug und andere Seiten gerade das Gegenteil: schwach und ohnmächtig, einfach nicht mitgekommen. Dieses innere Elend sieht man mir nicht an. Ich schäme mich so, dass ich noch nicht weiter bin." Zu mir gewandt: „Sie haben recht, ich schäme mich nicht nur, ich mache mich zusätzlich auch noch fertig mit Selbstverurteilungen, bis es mir richtig weh tut!"

Jupps Reflektion im Verlauf der Therapiesitzung zeigt, dass ihm die „Ungleichzeitigkeiten" von Teilaspekten seiner psychosexuellen Entwicklung bewusst geworden sind.

6 Diagnostik

6.1 Allgemeine Grundlagen

6.1.1 Das Prinzip der Verlaufsbeobachtung

„Zur Zeit ist es unmöglich die Diagnose Transsexualismus auf der Basis objektiv messbarer Parameter zu stellen. Jedoch ist eine richtige Diagnose von allergrößter Bedeutung. Deshalb ist der diagnostische Prozess langwierig und aufwendig." (Cohen-Kettenis / Pfäfflin 2003, 152).

Dieser Satz von Peggy T. Cohen-Kettenis und Friedemann Pfäfflin gilt bis heute und wird auch noch länger Geltung behalten. Das wichtigste Prinzip für die Diagnostik geschlechtsdysphorischer Kinder und Jugendlicher ist die Verlaufsbeobachtung, die so lange durchgeführt werden muss, bis die diagnostischen Voraussetzungen für die Indikation irreversibler Behandlungsmaßnahmen gegeben sind. Patienten und ihre Eltern sollten deshalb schon im Erstgespräch darüber aufgeklärt werden, dass die Behandlung auch dazu dient, eine Verlaufsdiagnostik zu ermöglichen. Dies bedeutet, dass sich die Patienten mit ihren Eltern auf eine länger laufende psychotherapeutische Behandlung mit möglichst zuverlässiger Wahrnehmung der vereinbarten Termine einstellen müssen.

prozessuale Diagnostik Das Prinzip der Verlaufsbeobachtung oder — mit anderen Worten — die Notwendigkeit einer prozessualen Diagnostik gilt nicht nur für die Indikation geschlechtsangleichender Maßnahmen (siehe unten), sondern für alle Behandlungsphasen. Auch wenn schon bei der ersten Vorstellung ein jugendlicher Patient überzeugend transsexuell wirkt, muss im weiteren Behandlungsverlauf die Diagnose sorgfältig abgeklärt und gesichert werden. Dies gilt hinsichtlich des Ausschlusses möglicher Differentialdiagnosen; hinsichtlich einer somatischen Diagnostik zur Identifizierung sexueller Entwicklungsstörungen bzw. Intersexualität (siehe unten), und hinsichtlich psychiatrischer

Begleiterkrankungen (Komorbiditäten), die oft erst im weiteren Verlauf der Behandlung auffallen. Allein schon aus dem zuletzt genannten Grund ist der Verlauf für die Diagnostik so wichtig. Darüber hinaus gibt der Behandlungsverlauf Aufschluss über die Lebensgestaltung, über Entwicklungsdefizite, über Ressourcen, über Resilienz-Potentiale und über die Entwicklungsfähigkeit der jugendlichen Patienten. Was hat sich bei dem Patienten zwischen den Gesprächsterminen getan? Wie entwickeln sich das therapeutische Arbeitsbündnis und die therapeutische Beziehung? Wie entwickelt sich die Übertragungsbeziehung? Wie entwickelt sich die Kooperation mit den Eltern oder Betreuungspersonen? Diese Fragen sind in Fällen, in denen noch gar nicht klar ist, ob der Patient an einer schweren und anhaltenden Geschlechtsdysphorie leidet, von besonderer Bedeutung. Ist ein Rollenwechsel tatsächlich erstrebenswert? Sind noch andere Lösungen bzw. Optionen denkbar, z. B. der Aufschub eines sozialen Rollenwechsels oder z. B. bei geburtsgeschlechtlichen Jungen eine Beschränkung des Cross-Dressings mit weiblicher Kleidung auf den häuslichen Bereich.

Der diagnostische Prozess bleibt mit dem therapeutischen **Verschränkung** Prozess eng verschränkt. Aus diesem Grund kann das Thema **von Diagnostik** Diagnostik nicht vollständig und in sich geschlossen vor das **und Therapie** Thema Behandlung gestellt werden. Deshalb wird auf die späteren diagnostischen Phasen, die für die Indikationsstellungen geschlechtsangleichender Maßnahmen (Hormonbehandlung) wichtig werden, im Kapitel 8 vertiefend eingegangen.

6.1.2 Differentialdiagnostik, differentielle Diagnostik und prozessuale Diagnostik zur Indikation geschlechtsangleichender Maßnahmen

Die **Differentialdiagnostik** unterscheidet zwischen verschiedenen Geschlechtsidentitätsstörungen und anderen Störungsbildern, zu deren Symptomatik eine Geschlechtsdysphorie gehören kann. Unter **differentieller Diagnostik** wird die Identifizierung und Differenzierung zusätzlicher Begleiterkrankungen oder auch Komorbiditäten verstanden. Es kann sich dabei um psychiatrische und / oder um somatische Erkrankungen handeln. Die Indikation geschlechtsangleichender Maßnahmen erfordert eine **pro-**

zessuale Diagnostik, die sich wie oben schon gesagt auf die Verlaufsbeobachtung stützt.

Überaus hilfreich bei der Indikation geschlechtsangleichender Maßnahmen ist die Unterscheidung der beiden Kriterien „Eligibility" und „Readiness", die in den Standards of Care der WPATH (SOC 6) ausformuliert sind. Sie haben jedoch in die SOC 7 keinen Eingang mehr gefunden. Aus klinischer Sicht erscheinen diese Kriterien immer noch brauchbar, weil ihre Beachtung schwierige Indikationsstellungen erleichtern.

Eligibility „Eligibility" bedeutet, dass geschlechtsangleichende Maßnahmen prospektiv in Frage kommen, sobald weitere wichtige Voraussetzungen erreicht sind. „Eligibility" heißt damit auch, dass nach ICD-10 die Diagnose Transsexualität F64.0 vorliegt. Damit sind zunächst zwar notwendige − aber noch keine hinreichenden − Voraussetzungen für spätere geschlechtsangleichende Maßnahmen gegeben.

Readiness Erst wenn im Verlauf über einen ausreichend langen Zeitraum psychische Stabilität sichtbar geworden ist, wird damit auch das Kriterium der „Readiness" erreicht. „Readiness" bedeutet „fertig oder bereit geworden sein". Gemeint ist das „Bereit-Sein" für eine körperverändernde Hormonbehandlung oder einen irreversiblen chirurgischen Eingriff. So kann eine nicht ausreichend behandelte Komorbidität z. B. eine schwere depressive Verstimmung, eine Suchterkrankung oder eine Soziophobie dazu führen, dass eine geschlechtsangleichende Operation (noch) nicht verantwortet werden kann, auch wenn an der Diagnose Transsexualität keine Zweifel aufgekommen sind.

> Die Diagnose Transsexualität F64.0 allein ist nicht hinreichend für die Indikation einer Hormonbehandlung und schon gar nicht für einen irreversiblen chirurgischen Eingriff.

6.1.3 Überblick über den diagnostischen Prozess

Der diagnostische Prozess entfaltet sich in den verschiedenen Behandlungsphasen folgendermaßen: Zu Beginn der Behandlung wird eine umfassende Eingangsdiagnostik (Kapitel 6.2) durchgeführt. Dazu gehört eine sorgfältige Anamnese (Kapitel 6.2, 6.2.1 – 6.2.3), Eltern- und Familiengespräche (Kapitel 6.2.4), die Erhebung eines psychopathologischen Befundes (Kapitel 6.3), und Test-Diagnostik (Kapitel 6.3.1). Nicht selten wird die Eingangsdiagnostik durch eventuell notwendige Kriseninterventionen erschwert oder verlängert.

Spätestens im Rahmen der kinder- und jugendärztlichen sexualmedizinischen Abklärung durch einen Kinder-Endokrinologen sollte eine körperliche Untersuchung erfolgen (Kapitel 6.3.2, 6.3.3). Die erhobenen Befunde sollten dem behandelnden Gender-Spezialisten bekannt sein. Nach der Formulierung einer Arbeitsdiagnose bzw. einer Verdachtsdiagnose folgt die Differentialdiagnostik (Kapitel 6.4) bzw. die differentialdiagnostische Überprüfung. Steht dann nach der differentialdiagnostischen Ausschlussdiagnostik eine Diagnose fest, z.B. „Geschlechtsidentitätsstörung im Kindesalter F64.2", geht es in einem weiteren Schritt um die differentielle Diagnostik (Kapitel 6.5). Es gilt nun, eine sorgfältige mehrdimensionale Struktur-Diagnose gemäß der AMDP-Systematik zu stellen. Diese beinhaltet die Erfassung von psychiatrischen und von körperlichen Begleiterkrankungen bzw. Komorbiditäten. Von großem Nutzen ist zusätzlich eine Evaluation des Bindungstyps, des kognitiven und des psychosexuellen Entwicklungsniveaus sowie der Reflektionsfähigkeit (Mentalisierung), insbesondere im Hinblick auf das Geschlechtsidentitätsempfinden. Siehe hierzu Kapitel 5. Wie bereits erwähnt, ist es sinnvoll, schon zu Beginn der Behandlung eine pädiatrische und kinder-endokrinologische Diagnostik (Kapitel 6.3.3) zu veranlassen. Somatische Erkrankungen oder Intersexualität (heute spricht man von „Sexuellen Entwicklungsstörungen" oder DSD) müssen erkannt bzw. ausgeschlossen werden.

Unbestritten ist die Notwendigkeit einer sorgfältigen Verlaufsbeobachtung für die diagnostische Beurteilung vor, während und nach einem Coming-Out. Diese Phase ist als Alltagserprobung (früher Alltagstest, englisch Real-Life-Test = RLT) allgemein bekannt und wird von den meisten Patienten als notwendige Voraussetzung für eine Hormonbehandlung akzeptiert. Dabei geht es um die Frage, wie sich die Patientin / der Patient in ihrem / seinem Alltag in der Geschlechtsrolle behaupten kann, die ihrem / seinem Geschlechtsidentitätsempfinden entspricht, noch bevor es unter einer Hormonbehandlung zu irreversiblen körperlichen Veränderungen kommt.

Der Gender-Spezialist muss freilich darauf achten, ob der Patient eventuell darauf eingeengt ist, „den Alltagstest bestehen" zu müssen. Aus der Perspektive des Gender-Spezialisten geht es nun um die Frage, wie sich der Patient während der „Alltagserprobung" in der für ihn passenden Geschlechtsrolle als einmalige Persönlichkeit psychosexuell entwickelt. Nimmt das Leiden unter der Geschlechtsdysphorie ab? Erlebt sich der Jugendliche anhaltend stimmiger und freier? Wirkt er als Persönlichkeit authentischer? Dabei bleibt die Entwicklung der psychotherapeutischen Beziehung ein wichtiger Teil des diagnostischen Prozesses.

An dieser Stelle sei noch auf ein häufiges Missverständnis hingewiesen. Viele Transgender-Jugendliche machen sich bei ihrem Coming-Out keine Gedanken über die „Alltagserprobung", die irgendwelche Therapeuten von ihnen fordern könnten. Ihr „Coming-Out" ist aus der Not geboren. Sie vollziehen ihren Rollenwechsel, um sich besser zu fühlen. Sie wollen und müssen sich in ihrem empfundenen Geschlecht ausdrücken, um sich lebendig zu fühlen. In dieser Dynamik spielt der Gedanke: „Ich schau erst einmal, wie ich mich in der anderen Geschlechtsrolle behaupten kann" nur eine untergeordnete Rolle. Insofern ist die „Alltagserprobung" zwar ein wichtiges gender-therapeutisches Prinzip, sie bleibt aber eher ein Konstrukt der behandelnden Gender-Spezialisten. Es empfiehlt sich, unterschiedliche Bedeutungsbeimessungen durch den Patienten einerseits und durch den Gender-Spezialisten andererseits anzusprechen. Oft entsteht daraus ein fruchtbares therapeutisches Gespräch.

Als letzte diagnostische Phase folgt die Evaluation hinsichtlich der Indikation geschlechtsangleichender Maßnahmen. Wenn im Verlauf der Alltagserprobung für den Gender-Spezialisten klar geworden ist, dass sich der Patient in der Geschlechtsrolle behaupten kann, die seinem Empfinden entspricht, wird zunächst eine pubertätsaufhaltende Behandlung eingeleitet. Wenn nach 6 bis 12 Monaten das Geschlechtsidentitätsgefühl konstant geblieben ist, und der Patient weiter psychisch stabil geblieben ist, wird eine gegengeschlechtliche Hormonbehandlung begonnen. Bei Frau-zu-Mann-Entwicklungen empfiehlt es sich, erst frühestens sechs Monate nach Beginn einer Testosteron-Behandlung eine Brusttransformation durchzuführen. Nicht alle Operateure bestehen auf dieser sechsmonatigen Vorbehandlung mit Testosteron. Sie wird auch nicht mehr in den SOC 7 gefordert. Bei Mann-zu-Frau-Entwicklungen sollte erst ab dem 18. Lebensjahr (nur bei sehr eindeutigen Verläufen schon ab dem 17. Lebensjahr) eine genitalangleichende Operation erfolgen, deren Indikation den Standards der Behandlung transsexueller Erwachsener folgt. Darüber hinaus sind die internen Regularien der Medizinischen Dienste zu beachten, die im Auftrag der Krankenkassen in ihren sozialmedizinischen Gutachten entscheiden, ob die Kostenübernahme geschlechtsangleichender Operationen empfohlen wird.

6.2 Die Anamnese-Erhebung

Die spezifische bzw. störungsspezifische Anamnese bei geschlechtsdysphorischen Kindern und Jugendlichen muss in eine profunde allgemeine kinder- und jugendpsychiatrische Anamnese-Erhebung eingebettet sein. Dazu gehört auch die kindgerechte bzw. dem Entwicklungsstand angepasste Gestaltung und Führung des Erstgespräches und weiterer diagnostischer Gespräche. Je nach eigener Arbeitsweise und klinischen Gepflogenheiten in einer Praxis, in einer Ambulanz oder auf einer kinder- und jugendpsychiatrischen Station muss die Therapeutin / der Therapeut entscheiden, ob der Einzelkontakt mit dem Kind gleich beim Erstgespräch oder erst bei Folgeterminen hergestellt wird.

Multiaxiale Diagnostik (MAD)

Achse I:	Kinder- und Jugendpsychiatrische Diagnosen nach ICD-10 oder DSM-5
Achse II:	Entwicklungsstörungen
Achse III:	Intelligenzdiagnostik
Achse IV:	Somatische Erkrankungen
Achse V:	Abnorme psycho-soziale Bedingungen
Achse VI:	Globalbeurteilung der psycho-sozialen Anpassung (Beurteilung der alterstypischen Entwicklungsaufgaben 1—9)

Gespräch mit den Eltern

In der Regel steht anfangs das gemeinsame Gespräch mit dem Patienten und den Erziehungsberechtigten im Vordergrund. Meistens begleiten die Mütter und etwas seltener beide Eltern ihr Kind. Auch wenn ein Elternteil alleinerziehend ist, kommt manchmal das andere Elternteil mit. Gerade bei geschlechtsdysphorischen Kindern und Jugendlichen, die oft von weither den Spezialisten aufsuchen, mangelt es häufig an Zeit. Daraus kann die Gefahr erwachsen, dass der Gender-Therapeut den Einzelkontakt zum Patienten vernachlässigt und nur mit der Mutter spricht, weil über sie die wichtigen anamnestische Informationen „viel leichter" zu gewinnen sind, als von einem schüchternen Patienten, der neben seiner Mutter schweigsam sitzen bleibt.

Zunächst ist zu erfassen, was den Anlass gab, die Behandlung aufzusuchen? Die Kontaktaufnahme wird über eine Verständigung zum „Hier und Jetzt" erleichtert. Auf welchen Wegen und mit welchen Verkehrsmitteln ist der Patient angereist. Über welche Kolleginnen und Kollegen hat der Patient mit den Eltern hergefunden? Antworten auf diese Frage, lassen schon erkennen, wie der Kenntnisstand zur Thema Transsexualität ist (siehe unten).

Häufig sind depressive Krisen oder offenkundig gewordene Selbstverletzungen Anlässe, spezifische Hilfe zu suchen. Die genaue Exploration des Ablaufes dieser Zuspitzungen gibt darüber hinaus schon Aufschluss, wie lange die Problematik im Verbogenen gelaufen ist.

Die Erhebung der Eigenanamnese dient neben der Erfassung der Geschlechtsdysphorie vor allem der Evaluation des Entwicklungsstandes. Von besonderer Bedeutung sind der kognitive Entwicklungsstand und die Fähigkeit, Weichen stellende Entscheidungen für das zukünftige Leben zu treffen.

Auch ein erster Eindruck von der Mentalisierungsfähigkeit des Kindes oder des Jugendlichen kann gewonnen werden. Besonderes Interesse ist darauf zu richten, wie der Patient seine Transsexualität mentalisiert hat. Kann sie / er sich z.B. vorstellen, wie andere sie oder ihn als Trans-Mädchen oder Trans-Jungen wahrnehmen?

Im Folgenden soll auf Besonderheiten hingewiesen werden, die für geschlechtsdysphorische Kinder und Jugendliche wichtig sind.

6.2.1   Spontane Äußerungen des Patienten

Es empfiehlt sich, zu dokumentieren, mit welchen Worten der Patient sein Problem formuliert. Handelt es sich um eine stereotype Formulierung („Ich fühle mich im falschen Körper!") oder um eine anschauliche Schilderung seines Leidens. Kann er seinen Leidensdruck mit Worten zum Ausdruck bringen oder nur nonverbal durch Körperhaltung und Mimik ausdrücken? Ist der Patient daran interessiert, genauer zu erfahren, was mit ihm los ist, oder ist er darauf eingeengt, möglichst rasch Hormone zu bekommen? Wird in den ersten Worten deutlich, dass eine längere Auseinandersetzung mit dem „Für und Wider" möglicher Konsequenzen stattgefunden hat, oder spricht aus ihnen, dass nach schwieriger Suche und nach langen Wartezeiten dem Therapeuten große Hoffnungen entgegengebracht werden und eventuell Erwartungen, die er nur schwer und nicht so schnell wie erwartet, erfüllen kann.

Problemformulierung seitens des Patienten

Transgender-Spezialisten ist immer wieder aufgefallen, wie reflektiert einige Trans-Kinder über sich und ihre Probleme berichten; wie anschaulich sie die (kurze) Geschichte der Entwicklung ihrer Transsexualität darstellen, wie gut sie ihre ersten Erinnerungen, ihr gegengeschlechtliches Interesse und Verhalten, die Reaktionen der Eltern und anderer Kinder schildern; welche Gedanken sie sich selbst schon darüber gemacht haben, wie die anderen sie verstehen oder missverstehen könnten? Bei diesen Kindern handelt es sich meiner Erfahrung nach um sicher gebundene Kinder, die in einer sie haltenden und fürsorglichen Familie aufgewachsen sind.

Reflexionsvermögen

Im Kontrast zu jenen bemerkenswert reflektierten Patienten gibt es aber auch andere, die es schwer haben, eine kohärente Geschichte über die Entwicklung und den Verlauf ihres Leidens zu erzählen. Sie konnten sich lange selbst nicht erklären, was mit ihnen los war, oder warum sie sich nur „irgendwie anders" fühlten als die Mädchen und Jungen in ihrer Klasse. Sie haben still gelitten, bis sie darauf kamen, dass sie vielleicht transsexuell sein könnten.

Noch bevor die Anamnese bezüglich der Entwicklung der Geschlechtsdysphorie vertieft wird, ist es sinnvoll zu erfragen, was der Patient sich von der Vorstellung erhofft. Was erwartet er, unabhängig von dem, was die Eltern vorgebracht haben. Wie ist sein Vorverständnis von dem, was auf ihn zukommt? Mit welchem Vorwissen über die anstehende Behandlung kommt der Patient? Wie hat der überweisende Kinderarzt / Kin-

Erwartungen des Patienten erfragen

der- und Jugendpsychiater, der behandelnde Psychotherapeut den Patienten auf die Vorstellung bei dem Transgender-Spezialisten eingestimmt bzw. informiert? Alle diese Fragen müssen selbstverständlich in eine haltende und Sicherheit gebende Gesprächsatmosphäre eingebettet sein. Oft muss erklärt werden, warum eine Frage gestellt wird, und warum sie nicht allein von den Eltern oder der begleitendenden Erziehungsperson beantwortet werden kann.

6.2.2 Exploration der aktuellen Situation

Woran leidet der Patient am meisten? Belasten ihn mehr die körperliche Unstimmigkeit, wenn er mit sich allein ist, oder Probleme, nicht akzeptiert zu werden. In welchem Verhältnis stehen beide Komponenten? Gab es schon Selbstverletzungen, wann, wie, wo (z. B. Unterarme, Genitalien), unter welchen Umständen? Welches Ausmaß hatte die Impulsivität? Wie lief die emotionale Dynamik ab? Was hat der Patient mit der Selbstverletzung gesucht und welche Effekte hat er erlebt (z. B. Druck-Abbauen, Schmerz-Zufügung, etc.)? Gab es schon Suizidversuche? Besteht derzeit immer noch die Gefahr, dass sich der Patient weiter selbst verletzt? Hat er Suizidgedanken?

Es folgen jetzt weitere wichtige Fragen zur Eigenanamnese: Wann und wie kam es dazu, dass sich der Patient den Eltern mit seinem Problem öffnen konnte? Wie hat der Patient die ersten Reaktionen seiner Eltern und Geschwister erlebt, und wie hat sich sein Befinden seither verändert? Von wem und seit wann wird der Patient bereits psychotherapeutisch behandelt bzw. kinderärztlich oder kinder- und jugendpsychiatrisch unterstützt?

Wie sehr litt und leidet der Patient unter seiner Geschlechtsdysphorie hinsichtlich seines Zugehörigkeitsempfindens zum anderen Geschlecht, und hinsichtlich seines nicht stimmig empfundenen Geschlechtskörpers? Gab es heimliche Selbstverletzungen oder Suizidversuche, die nicht offenkundig wurden? Diese Fragen sollten unbedingt geklärt sein, auch wenn sich die meisten Patienten durch die erste Vorstellung bei einem Transgender-Spezialisten schon erleichtert und relativ entlastet fühlen.

Aus Gründen der sprachlichen Vereinfachung wird im Folgenden von „Trans-Mädchen" bzw. geburtsgeschlechtlichen Jungen und von „Trans-Jungen" bzw. geburtsgeschlechtlichen

Mädchen gesprochen, obwohl sich in späteren Phasen des diagnostischen Prozesses immer noch herausstellen kann, dass es sich bei einem anfangs „transsexuell" erscheinenden Jugendlichen nicht um eine transsexuelle Entwicklung handelt, weil z. B. die Geschlechtsdysphorie abgeklungen ist und / oder eine andere als eine transsexuelle Lösung gefunden wurde. Mit dieser gewählten sprachlichen Handhabe möchte ich dem Prinzip Rechnung tragen, die Patienten in ihrem jeweiligen Ausdrucksverhalten und ihrem Selbstverständnis ernst zu nehmen — auch dann, wenn sich beides später noch ändern wird (und nicht mehr transsexuell erscheint). Gleichzeitig muss das Prinzip des Offenhaltens der Geschlechtsidentitätsentwicklung — gerade in der Adoleszenz — beachtet werden.

Bei Trans-Jungen ist wichtig zu erfahren, wie sie mit ihren **Verbergen der** weiblichen Brüsten umgehen? Werden sie „nur" unter weiten **Geschlechts-** Jacken versteckt oder abgebunden. Dann wäre nachzufragen, **merkmale** wie die Brüste „abgebunden" werden? Meistens werden Sport-BHs verwendet oder spezielle Binder, die für Trans-Jungen bzw. Trans-Männer im Internet-Handel erhältlich sind. Es finden sich aber leider immer wieder äußerst selbstquälerische Methoden wie straffes Einwickeln der Brüste mit mehreren Lagen Lebensmittelfolie oder die Verwendung von Nierengurten, die Motorradfahrer benutzen.

Trans-Mädchen malträtieren sich mitunter im Genitalbereich, indem sie äußerst enge Unterwäsche tragen, die Penis und Hoden wegdrücken sollen. Im Extremfall wird der Penis nach hinten mit einem Band weggebunden. In einzelnen Fällen wird aus Ekel vor dem nicht stimmigen männlichen Genitale die Pflege des Intimbereichs vernachlässigt. Auch nach Selbstverletzungen im Genitalbereich muss gefragt werden.

Hat bereits ein Outing oder eine Coming-Out in der Schule **Fragen zum** stattgefunden? Ist ein Coming-Out schon geplant oder beste- **Coming-Out** hen noch Ambivalenzen und Unsicherheiten, ein Coming-Out anzugehen? Falls ein Rollenwechsel in der Schule schon vollzogen wurde, ist von Interesse, wie und mit wessen Unterstützung das Coming-Out in der Klasse vorbereitet wurde? Wie haben sich Schulleitung, Klassenlehrer und Vertrauenslehrer beteiligt? Wie haben die Klassenkameraden und beste Freunde reagiert? Wurden die Eltern der Klassenkameraden miteinbezogen? Wie reagierten die Schüler aus anderen Klassen auf dem Schulhof? Gab es Diskriminierungen oder Mobbing? Wie kam der Patient damit zurecht? Gab es im Rahmen der Transition einen Schulwechsel? Wie ist die aktuelle Situation?

Geschlechts-rollenwechsel in der Familie

Wie lange lebt der Patient in der Familie / in allen Lebensbereichen schon in der Geschlechtsrolle, die seinem Empfinden entspricht? Wie hat sich die Akzeptanz in der Familie, bei Verwandten, im Freundeskreis und in der Schule entwickelt? Ist schon Normalität eingetreten? Wo und mit wem gibt es noch Probleme? Als Beispiel für Probleme, die nach einem gelungenen sozialen Rollenwechsel noch bestehen, seien Kinder von alleinerziehenden Müttern genannt, die nur wenig oder selten Kontakt zu ihren Vätern haben. Trans-Jugendliche in solchen Elternkonstellationen schieben ihr Coming-Out gegenüber ihren mehr oder weniger fernen Vätern oft hinaus – aus Gründen, die verständlich sind, aber im Einzelfall genau erforscht und in der Psychotherapie bearbeitet werden müssen. Immer wieder erweist sich, dass für Trans-Jungen wie für Trans-Mädchen der „Segen" des Vaters: „Ich stehe zu dir, wie du bist!" von ganz zentraler Bedeutung für die Sicherung der Transidentität ist. Weitere Fragen zur Versorgungssituation sollten geklärt sein, bevor die Anamnese-Erhebung in einer zweiten und ggf. dritten Sitzung fortgesetzt wird: Wie sieht die Unterstützung des Patienten durch seinen Kinderarzt aus? Weiß der Hausarzt der Familie Bescheid?

Exploration der Peer-Situation

Große Sorgfalt und ausreichend Zeit sollte auf die Exploration der Peer-Situation verwendet werden. Falls Geschwister vorhanden sind: Wie hat sich das Verhältnis zu ihnen in letzter Zeit entwickelt? Falls ein Rollenwechsel in der Öffentlichkeit und in der Schule geplant oder bereits vollzogen wurde, wie haben die Geschwister „ihren neuen Bruder" bzw. „ihre neue Schwester" angenommen und akzeptiert? Hat sich das Verhältnis zu den Geschwistern verbessert oder verschlechtert? Fühlt sich der Patient von ihnen unterstützt? War der Patient bisher sehr isoliert? Galt oder fühlte er sich als Einzelgänger? Hat oder hatte er eine beste Freundin / einen besten Freund, die / der schon länger von der transsexuellen Entwicklung wusste? Wie haben die Klassenkameraden auf ein bereits erfolgtes Coming-Out reagiert?

Wie werden Trans-Jungen von den anderen Jungen aufgenommen und behandelt? Haben sie Anschluss an eine Clique oder einen Freundeskreis von anderen Jungen gefunden? Haben sie unter den anderen Jungen einen besten Freund?

Wie werden Trans-Mädchen von den anderen Mädchen aufgenommen und behandelt? Haben sie Anschluss an eine Gruppe von Freundinnen gefunden? Haben sie eine beste Freundin unter den anderen Mädchen gefunden? Welche Interessen verbinden Trans-Kinder und -Jugendliche mit anderen Mädchen und Jungen? Sind außerschulische Gruppen und Cliquen wichtig geworden? Ist die aktuelle Situation des Patienten hinlänglich klar geworden, kann nun die Vorgeschichte ausführlicher exploriert werden.

6.2.3 Exploration der Entwicklung der Geschlechtsidentität

Nach ersten Kindheitserinnerungen überhaupt und nach ersten Erinnerungen an gegengeschlechtliches Verhalten sollte erst gefragt werden, wenn bereits ein schon einigermaßen tragfähiges therapeutisches Verhältnis entstanden ist. Jetzt können auch „intimere" Fragen gestellt werden, z. B. nach Übergangsobjekten wie Lieblingspuppen, Teddys, etc., Kinderfreundschaften.

Bei geburtsgeschlechtlichen Jungen im Kindesalter sind die Eltern zu befragen, in welchem Lebensjahr es erstmals zu geschlechtstypischem weiblichen Spielverhalten und/oder zu „cross-dressing" mit welchen Kleidungsstücken gekommen ist? Wurde das Kind entdeckt? Wenn ja, von wem? Was waren die Folgen (Gewähren lassen, Tot-Schweigen, Bestrafung, etc.)? Ob die Gesellschaft von Mädchen gesucht wurde? Ob Mädchenspielzeug, Puppen, Mädchenbücher oder Beschäftigungen, denen Mädchen gerne nachgehen, bevorzugt wurden? Welche Kinder-Programme im Fernsehen beliebt waren; ob Raufen, Toben und Rangeln vermieden wurde? Wann besonderes Interesse an weiblicher Kleidung, Schmuck, Kosmetik, Maniküre begonnen hat?

Bei geburtsgeschlechtlichen Mädchen im Kindesalter sind die Eltern zu befragen, seit wann das Kind auf das Tragen von Jungen-Kleidung, Mützen, Schuhwerk bestanden hat, bzw. seit wann Mädchenkleidung, Kleider und Röcke abgelehnt wurden. Ob und wann die Gesellschaft mit Jungen gesucht wurde; ob Jungen-Spiele und -Spielzeug (Autos, Baukästen, etc.) bevorzugt wurden? Ob das Kind gerne beim Raufen und Toben mitgemacht hat; ob es Interesse an Mannschaftssportarten, insbesondere an Fußball und körperlichen Kampfspielen hatte oder aufgefallen ist? Seit wann Kurzhaarschnitte bevorzugt bzw. getragen wurden?

Für die diagnostische Arbeit kann die Durchführung eines semi-strukturierten klinischen Interviews von großem Nutzen sein. Das hat den Vorteil der Vollständigkeit — wichtige Fragen werden nicht so leicht vergessen — und der besseren Vergleichbarkeit des erhobenen Materials mit dem anderer Patienten.

 Empfohlen sei hier das „Gender Preference Interview" von Cohen-Kettenis und Pfäfflin (2013,. 112).

Fragen zur Geschlechtsidentität

Fragen an Trans-Mädchen (geburtsgeschlechtliche Jungen): Gab oder gibt es Interessen an Tanz, Ballett, Modezeitschriften, TV-Sendungen zu Top-Models? Seit wann interessiert sich die Patientin für weibliche Kleidung, Schmuck, Handtaschen, Kosmetik, Maniküre, etc. aufgetreten? Welche weiblichen Vorbilder, Idole gibt es? Welche Stars bewundert die Patientin? Gibt es Frauen in der Umgebung, die für die Patientin wichtig sind, und zu denen sie Kontakt hat, z. B. zu einer Tante oder zu einer älteren Schwester?

Fragen für Trans-Jungen (geburtsgeschlechtliche Mädchen): Seit wann hat der Patient auf das Tragen von männlicher Kleidung bestanden und weibliche Kleidung wie Röcke oder Mädchen-Kleider abgelehnt? Seit wann trug der Patient die Haare kurz? Gab es Zeiten, in denen er die Haare wieder mädchenhaft lang wachsen ließ und versucht hat, sich nach außen als Mädchen zu geben und sich z. B. geschminkt hat? Hin und wieder finden sich Trans-Jungen, die ihre Haare weiter lang tragen. Sie verweisen auf Männer, die ihre Haare ebenfalls lang oder als Pferdeschwanz tragen. Gibt es Männer in der Umgebung des Patienten, die er mag und zu denen er Kontakt hat, z. B. einen Onkel? Welche Männer sind für den Patienten Vorbilder oder bewunderte Idole? In den letzten Jahren wurde z. B. Balian Buschbaum für viele junge Trans-Männer ein Vorbild.

Bevorzugt der Jugendliche als Freunde Mädchen oder Jungen? Hat er eine gleichgeschlechtliche Peer-Gruppe gefunden, in der er akzeptiert wird und sich wohl fühlt? Wie reagierten Freunde auf die transsexuelle Entwicklung? Erlebt der Patient Akzeptanz, Ablehnung, Mobbing? Wie sieht die Unterstützung durch die Schule aus? Gibt es Schwierigkeiten in der Schule? Hat der Patient Kontakte zu anderen Trans-Jugendlichen, Selbsthilfe-Gruppen, oder speziellen Foren im Internet?

Fragen zur sexuellen Entwicklung und zur gelebten Sexualität sollten erst gestellt werden, wenn sich der Patient ausreichend sicher fühlt und genug Vertrauen zum Therapeuten aufgebaut hat.

Fragen zur sexuellen Entwicklung

Geburtsgeschlechtliche Jungen (Trans-Mädchen) sind zu fragen, wann ihre Pubertät begonnen hat, und wie sie sich damit gefühlt haben? Die Antwort auf diese Frage lässt oft schon erkennen, woran der Patient die männliche Pubertät festmacht (z. B. Stimmbruch, Barthaarwuchs, Wachsen der Scham- und Achselhaare etc.). Nach dem Auftreten des ersten Samenergusses sollte gefragt werden. Wie wurden die ersten nächtlichen Pollutionen erlebt? War der Patient darauf vorbereitet bzw. aufgeklärt? Hat er mit dem Vater oder der Mutter oder einer anderen Person (z. B. mit einem Freund) darüber reden können? Seit wann hat der Patient Erfahrung mit Selbstbefriedigung? Wie sehen die sexuellen Fantasien aus? Ist eine lustvolle und befriedigende Masturbation möglich oder wird sie vermieden?

Geburtsgeschlechtliche Mädchen (Trans-Jungen) sind zu fragen, wann ihre Pubertät begonnen hat, und wie sie sich damit gefühlt haben? Wann hat das Wachstum der Brüste eingesetzt? Wie hat sich die Patientin damit gefühlt, und wie ist sie damit umgegangen? Konnte sie sich mit ihrem Unbehagen an die Mutter oder eine andere Person wenden? Wann fing sie an, sich zu schämen? Hat sie zunächst versucht, das Brustwachstum zu negieren? Dann sollte erfragt werden, wann und unter welchen Umständen die erste Menstruation aufgetreten ist? War die Patientin aufgeklärt? Konnte sie mit der Mutter oder mit einer anderen Person (z. B. mit einer Freundin oder einer älteren Schwester) über die erste Regel reden? Bekam sie Beistand oder blieb sie in dieser Situation allein?

Die Exploration von Trans-Kindern und -Jugendlichen zu ihrer sexuellen Entwicklung (Selbstbefriedigung, sexuelle Kontakte zu anderen Mädchen oder Jungen) ist doppelt schwierig. Erstens ist das Thema bei den meisten Kindern und Jugendlichen sehr schambehaftet. Zweitens sind viele Kinder- und Jugendtherapeuten ihrerseits unsicher, wie sie mit dem Thema Sexualität in der therapeutischen Situation umgehen sollen. Drittens ist die sexuelle Entwicklung bei Trans-Jugendlichen durch die Nicht-Stimmigkeit der primären und sekundären Geschlechtsmerkmale schwer beeinträchtigt. Dies bedeutet, dass unter Umständen viele Fragen, noch gar nicht so differenziert beantwortet werden können, wie man dies von einem durchschnittlich entwickelten Mädchen oder Jungen gleichen Alters erwarten könnte.

Hat sich der Patient schon einmal verliebt? Wie ist er damit umgegangen? Hat er seine Gefühle für sich behalten, oder hat er der geliebten Person sein Interesse zum Ausdruck gebracht? Hat der Patient mit einer Vertrauensperson (Freundin oder Freund) über die Verliebtheit gesprochen? Gab es bereits Erfahrungen mit Liebesbeziehungen und mit sexuellen Kontakten? Wie wurden die intimen/erotischen/sexuellen Kontakte erlebt und gestaltet? Handelte es sich um Partnerinnen/Partner, die der empfundenen sexuellen Orientierung entsprechen, oder hat z. B. ein Trans-Junge versucht, sich als „Mädchen" mit einem Jungen einzulassen, um „auszuprobieren, „wie das ist", nur um sich den allgemeinen Erwartungen anzupassen, vielleicht mit der Hoffnung, doch noch ein „normales" heterosexuelles Mädchen zu werden? Ist sich der Patient ganz klar, wie er sexuell orientiert ist? Oder sucht er noch nach Klarheit, von welchem Geschlecht er sich angezogen fühlt? Hat sich der Patient, der sich als Trans-Junge fühlt, damit auseinandergesetzt, ob er/sie lesbisch sein könnte und/oder ob er/sie dafür gehalten wurde oder wird? Entsprechende Fragen bedürfen der Klärung bei Trans-Mädchen.

Beachtung der sexuellen Entwicklung Sehr häufig werden sexuelle Regungen und Bedürfnisse völlig unterdrückt oder sind noch gar nicht als eigenes Bedürfnis ins Bewusstsein getreten. In solchen Fällen ist ein besonders behutsames Vorgehen notwendig. Das heißt aber nicht, das Thema der noch nicht erwachten Sexualität zu vermeiden. Hilfreich für Therapeutinnen und Therapeuten ist es, sich die Frage nach dem Erkenntnisinteresse zu stellen, das hinter einer Exploration der eventuell noch kindlichen und adoleszenten Sexualität steht. Die Antwort ist so einfach wie komplex. Zunächst kann man sich vor Augen führen, dass auch Trans-Jungen und Trans-Mädchen sexuelle Wesen sind und sich spätestens als (Trans-)Männer und (Trans-)Frauen ein befriedigendes Sexualleben wünschen.

Ernst zu nehmen sind allerdings sexuelle Identitäten, zu denen Betroffene öffentlich und selbstbewusst stehen. Als Beispiel sei eine jugendliche Trans-Frau genannt, die aus ihrer sexuellen Bedürfnislosigkeit eine Identität als „Asexuelle" ableitete. Sie zog sich damit nicht schamhaft zurück, sondern stand zu sich als Frau mit einer besonderen sexuellen Identität.

(Siehe hierzu auch die im Internet bekannte Persönlichkeit Nat https://www.youtube.com/watch?v=RbpIA9pc9xk, 31.1.2016.)

Die Erfahrung zeigt, dass Kinder und Jugendliche, die unter Geschlechtsdysphorie leiden, dankbar sind, dass sich die Therapeutin / der Therapeut für ihre Sexualität interessiert. Oft findet man ein sehr ausgeprägtes Nicht-Wissen über die eigenen Sexualorgane und deren Funktion. Meistens handelt es sich um fehlende Grundkenntnisse über die eigene Körperlichkeit; hinzu kommen emotional-kognitive Verzerrungen. Manche Trans-Jungen wollen gar nicht wissen, was sie „da im Unterleib alles haben". Trans-Mädchen beschäftigen sich nur sehr ungern mit dem, was da „zwischen den Beinen baumelt, aber was da nicht hinpasst", geschweige denn mit den inneren männlichen Sexualorganen, die es auch noch gibt. **[Geschlechtsorgane genau erklären!]**

Bei jugendlichen Patienten sollte auf jeden Fall eine Exploration zu sexuellen Wünschen und Erfahrungen durchgeführt werden. Wichtig sind Fragen zur Selbstbefriedigung, zu Masturbationsfantasien, zur Frequenz, zu Art und Weise der Stimulation, ob die Masturbation als befriedigend erlebt wird, und ob Schuldgefühle oder Ängste damit verbunden sind? In den Masturbationsfantasien finden sich oft schon Hinweise auf die sexuelle Orientierung. **[sexuelle Wünsche und Erfahrungen]**

Auch sollte gezielt danach gefragt werden, ob sich der Patient bewusst mit seiner sexuellen Orientierung auseinandergesetzt hat. Erlebt er sich als „heterosexuell" (ausgehend von seiner subjektiven Geschlechtsidentität) „bisexuell", „asexuell", oder ist er sich noch nicht klar darüber geworden? **[sexuelle Orientierung]**

Die Begriffe „androphil" und „gynäphil" haben den Vorteil, dass sie im Hinblick auf die sexuelle Orientierung nur das Ziel-Geschlecht benennen. Damit muss nicht vorher geklärt sein, von welcher Geschlechtsidentität her das Ziel-Geschlecht begehrt wird. Hat der Patient bereits Erfahrungen mit Petting oder Geschlechtsverkehr mit Jungen oder Mädchen gemacht? An dieser Stelle sollte auch gefragt werden, ob der Patient sexuell missbraucht wurde, oder ob er sich in sexuelle Risiko-Situationen wie Prostitution oder Promiskuität gebracht hat.

Vertiefung der Anamnese

Äußert der Patient von sich aus spontan Wünsche nach geschlechtsangleichende Maßnahmen? Welche? Was genau erhofft sie/er sich davon für sein Erscheinungsbild, sein Glück, seine Sexualität, etc.?

Manchmal erzählen Patienten von sich aus nicht, dass sie und/oder die Familie Kontakte zu einer Selbsthilfe-Gruppe oder einer Selbsthilfe-Organisation aufgenommen haben. Deshalb sollte man sie darauf ansprechen und fragen, wie sie davon profitiert haben. Wenn noch keine Kontakte zum Selbsthilfesystem bestehen, wäre eine weitere Frage: „Warum nicht?"

Aus welchen Quellen hat sich der Patient informiert? Informierte er sich im Internet? Bewegt er sich in speziellen Foren, z.B. bei Facebook? Hat er Beiträge zum Thema im Fernsehen gesehen? Liest er Jugendzeitschriften oder Illustrierte? Wie sehen seine Vorkenntnisse aus? Hat er tatsächlich verstanden, was hormoninduzierte oder plastisch chirurgische körperliche Veränderungen bedeuten? Hat er realistische, überzogene oder fantastische Erwartungen? Bestehen kindliche Heilserwartungen, z.B. Vorstellungen, durch die „Umwandlung in eine Frau" eine Prinzessin/einen Prinzen zu bekommen? Oder durch die Umwandlung in einen Mann „nie mehr zu unterliegen?" Welche Probleme hat der Patient mit unterschiedlichen Reaktionen seiner Umwelt auf seine Transsexualität bzw. Geschlechtsdysphorie? Welche anderen Probleme belasten ihn?

mehrere Anamnese-sitzungen sinnvoll

Die Zusammenstellung dieser Fragen erhebt keinen Anspruch auf Vollständigkeit und muss bei jedem einzelnen Fall modifiziert und erweitert werden. Klar ist auch, dass sich nicht alle Fragen bei der ersten Exploration stellen und beantworten lassen. Schon aus diesem Grund sind erfahrungsgemäß mindestens drei ausführliche anamnestische Sitzungen erforderlich, bis eine Arbeitsdiagnose erstellt werden kann und das weitere therapeutische Vorgehen besprochen und geplant werden kann.

6.2.4 Exploration der Eltern

Unabdingbar für eine spezifische Fremdanamnese über die Eltern ist es, einen Überblick über die aktuelle psychosoziale Situation der Familie zu gewinnen. Erfolgten häufige Umzüge? Wie verdienen die Eltern ihr Geld? Wo und in welchen Nachbarschaften wohnt die Familie? Leben Großeltern oder Verwandte in der Nähe?

psychosoziale Situation der Familie

Wenn es um die psychosexuelle Entwicklung und um die Geschlechtsidentitätsproblematik des Patienten geht, ist es besonders wichtig, die kulturellen und religiösen Überzeugungen der Eltern kennenzulernen und sehr ernst zu nehmen. Auf ihren Bildungsstand ist unbedingt Rücksicht zu nehmen. Ein wichtiges Ziel ist es, die Familienbande zu stärken, denn gerade Jugendliche, die sich im Verlauf als transsexuell erweisen, sind oft bis ins Erwachsenenalter hinein noch auf ihre Eltern als sichere Basis bzw. als „Heimathafen" angewiesen. Mehr noch gilt dies hinsichtlich der verwandtschaftlichen Bande zu Geschwistern (siehe unten).

Bildungsstand der Eltern

Für Elterngespräche gilt, dass die Sicht der Mutter und/oder des Vaters exploriert, ergründet und verstanden werden muss, bevor Fragen von Elternseite sinnvoll beantwortet werden können und eine zielführende Beratung erfolgen kann. Fragen, die gleich zu Anfang von den Eltern vorgebracht werden, sollten dennoch — so gut es geht — direkt beantwortet werden. Aus der Art und Weise, wie die Eltern die Antworten auf ihre Fragen aufnehmen, gewinnt der Kinder- und Jugendtherapeut weitere Einblicke in ihre Welt und in die Atmosphäre, die in der Familie vorherrscht.

Umgang mit Fragen der Eltern

Auch die Stellung in der Geschwisterreihe ist von großer Bedeutung, denn sie hat etwas damit zu tun, welches Geschlecht sich die Mutter und der Vater gewünscht hatten, bevor der Patient auf die Welt kam und ob er auch erwünscht war. Nicht selten greift z. B. ein junger Trans-Mann bei der gesetzlichen Änderung seines Vornamens auf denjenigen männlichen Vornamen zurück, den seine Eltern ihm gegeben hätten, wäre er als Junge geboren worden. Die Exploration der aktuellen Beziehungen zu den Geschwistern ist von allergrößter Bedeutung. In ihnen spiegelt sich das Gewordensein, der aktuelle Rückhalt in der Familie und vor allem der für die Zukunft so wichtigen geschwisterlichen Beziehungen wider. Bei Einzelkindern übernehmen eventuell Cousinen und Cousins oder beste Freundinnen oder Freunde die Position nicht vorhandener Geschwister.

Geschwister

Die individuellen Geschlechtsidentitätsentwicklungen der Mutter und des Vaters sind ebenso wichtig wie die Geschlechtsidentitätsentwicklung und die sexuelle Orientierung vorhandener Geschwisterkinder.

Belastungen auf Seiten der Eltern
Gab es für die Mutter außergewöhnliche psychische Belastungen oder körperliche Komplikationen während der Schwangerschaft? Handelte es sich um eine Frühgeburt? Gab es Komplikationen bei der Geburt? Kam es zu einem geplanten oder notfallmäßigen Kaiserschnitt? Wurde das Kind gestillt? Litt es an Gedeih-Störungen oder schweren Kinderkrankheiten? Fielen Besonderheiten bei der psychomotorischen Entwicklung auf (z. B. starker Bewegungsdrang oder das Gegenteil)? Welche Rolle spielte der Vater in der Familie, als der Patient klein war? Wie entwickelte sich die eheliche Beziehung? Wie kooperierten die Mutter und der Vater als Eltern? Wie entwickelte sich das Verhältnis zur Mutter und zum Vater? Ist ein Elternteil homosexuell, bisexuell oder lesbisch? Gibt es in der weiteren Familie homosexuelle, lesbische oder transsexuelle Verwandte? Hier geht es nicht um die Erforschung einer „genetische Belastung", sondern um die Frage, wie Mutter und Vater diesen Familienmitgliedern gegenüber eingestellt sind? In diesem Zusammenhang ist auch der Umgang beider Elternteile mit homosexuellen, lesbischen oder transidentischen Freunden und Bekannten der Eltern von Interesse.

Elternverhalten während der Transition
Falls ein Coming-Out schon stattgefunden hat – wie waren die Eltern daran beteiligt? Wie haben sich die Eltern gegenüber Schulleitung, Klassenlehrern und den Eltern der Schulkameraden verhalten und wie gehen sie jetzt mit ihnen um? Haben die Eltern Kontakte zu anderen Eltern von Trans-Kindern? Gibt es Freunde oder andere Eltern, von denen die Familie besonders unterstützt wurde oder wird? Außerdem sollten die Eltern zu denselben geschlechtsidentitätsspezifischen Verhaltensweisen befragt werden wie die Kinder.

Wissen der Eltern über Transsexualität
Seit wann ist den Eltern bekannt, dass ihr Kind das Empfinden hat, dem anderen Geschlecht anzugehören? Wie sind die Eltern damit umgegangen? Wie lange dachten sie, es handle sich um eine „Phase" die vorübergehen würde? Seit wann nehmen sie dieses Empfinden und den Wunsch, nach einem Rollenwechsel ernst? Nennen sie ihr Kind schon mit einem Vornamen des anderen Geschlechts? Welche Schwierigkeiten haben sie noch damit? Wie gehen die Eltern mit Wünschen nach medizinischer und chirurgischer geschlechtsangleichender Behandlung um? Welche Fragen haben sie dazu? Welche

emotionalen Veränderungen gab es? Gab es z.B. eine neue Nähe von einem Trans-Jungen als Sohn zu seinem Vater oder von einem Trans-Mädchen als Tochter zur Mutter?

Je nachdem, ob die Eltern selbst schon vorher Informationen über das Thema Transsexualität bei Jugendlichen eingeholt haben oder sich von ihrer Tochter/ihrem Sohn haben aufklären lassen, oder ob die Eltern noch ganz unaufgeklärt sind, muss die Beratung gestaltet werden.

1. Den Eltern ist zu vermitteln, dass mehrere ausführliche diagnostische Gespräche geführt werden müssen, bevor sich absehen lässt, welche Behandlungsoptionen in Frage kommen. Wichtig ist die Aufklärung über das Grundprinzip der Prozess-Diagnostik, das sie ihrerseits ihrer Tochter/ihrem Sohn nahebringen müssen.
2. Es sind alle möglichen Optionen sorgfältig durchzugehen, damit keine übereilten Entscheidungen getroffen werden. Den Eltern muss klar sei bzw. klar gemacht werden, dass ein überstürzter bzw. ein schlecht vorbereiteter Rollenwechsel unbedingt vermieden werden muss.
3. Die Eltern sind als Verbündete für den sich anbahnenden Therapieprozess zu gewinnen und verlässlich in die Behandlungsplanung einzubinden.

Trauerprozesse der Eltern

Wichtig ist es, schon ganz zu Beginn der Behandlung Trauerprozessen Raum zu geben. Zum Beispiel können beide Eltern befürchten, ihre Tochter zu „verlieren", wenn sich eine Transition von Mädchen zu Junge für eine weitere gesunde psychosexuelle Entwicklung als unumgänglich erweist. Gleichzeitig gewinnen sie einen „Sohn". Geschwister bekommen einen „Bruder". Darüber hinaus müssen sich der Patient und die ganze Familie damit auseinandersetzen, dass eine unvermeidbare transsexuelle Entwicklung spätere Kinderlosigkeit bedeutet.

Beteiligung der Eltern am Therapieprozess

Von Beginn an ist eine möglichst klare Absprache über die Beteiligung der Eltern im Verlauf des weiteren diagnostischen Vorgehens und für die Therapieplanung notwendig. Entscheidend ist, ob es bezüglich der Geschlechtsidentitätsproblematik des Kindes bei den Eltern unausgesprochene oder ausgesprochene Meinungsverschiedenheiten bzw. Streit gibt. Drei Formen elterlicher Verwicklungen können nach Horn (2003) unterschieden werden:

1. Kognitive Missverständnisse der Eltern über das, was entwicklungsfördernd für ihr Kind ist. Insbesondere ist zu klären, ob die Eltern ein realistisches Verständnis von der Geschlechtsidentitätsproblematik ihres Kindes haben; ob ihnen klar ist, was eine transsexuelle Entwicklung bedeutet. Es ist wichtig, ihnen irrationale Ängste zu nehmen, die sich in Introjekten bei den Kindern niederschlagen könnten.
2. Verstrickungen, die aus unbewussten Konflikten der Eltern resultieren und
3. Störungen, die aus der strukturellen Unreife der Eltern entspringen.

Ingeborg, ein gerade 16 Jahre alt gewordenes Trans-Mädchen, erklärte bei einem Familiengespräch zu dritt (Patient, Mutter, Gender-Spezialist) ihrer leicht minderbegabten Mutter, worum es ging. Diese Mutter hatte ihren „Sohn" nach seinem Coming-Out als Mädchen mit 14 Jahren bisher nach Kräften unterstützt. Die Beobachtung, wie die Patientin mit ihrer leicht minderbegabten Mutter umging, half mir bei der Beratung und Aufklärung besser auf die Mutter einzugehen.

6.2.5 Zur Beachtung des Familiensystems

In der Familie sind es neben den Eltern zunächst die Geschwister, die prägend für die Identitätsbildung und damit auch für die Entwicklung der Geschlechtsidentität sind. Dabei ist zu bedenken, dass für transsexuelle Jugendliche Geschwister für ihr zukünftiges Leben langfristig als nächste Verwandte wichtiger sind, als die Eltern. (Siehe hierzu Sohni 2011.)

Wenn sich bei einem Kind schon vor der Pubertät oder erst in der Pubertät eine transsexuelle Entwicklung manifestiert, wird die Reaktion darauf bei jedem Familienmitglied von der Reaktion aller anderen Familienmitglieder bestimmt. Um diese Dynamiken zu erfassen und zu verstehen, sei auf die reichhaltige Literatur der kinder- und jugendpsychiatrischen Familientherapie verwiesen, die sich schon lange damit beschäftigt hat, zu verstehen, was in einer Familie passiert, wenn ein Kind körperlich oder psychisch erkrankt oder andere Probleme „macht". Dabei muss immer die Frage gestellt werden, was ein Familienmitglied als „Symptomträger" stellvertretend für die ganze Familie zum Ausdruck bringt. Alleinerziehende Elternteile, Patchwork-Familien und interkulturelle Familien, die es in wachsender Zahl gibt, stellen besondere Herausforderungen dar. Empfohlen seien dazu einschlägige klinische Handbücher wie z. B. Cierpka (2008).

6.3 Die Erhebung des psychopathologischen Befundes

Unerlässlich ist ein differenzierter psychopathologischer Befund nach den Regeln der kinder- und jugend-psychiatrischen Befunderhebung. Wichtig dabei ist eine möglichst anschauliche und nicht wertende Schilderung des äußeren Erscheinungsbildes (z. B. wie in einer guten Radio-Reportage). Diese Schilderung sollte mit einem subjektiven Gesamteindruck von der Persönlichkeit der Patientin / des Patienten ergänzt werden. Wie die Erhebung der Eigenanamnese dient der psychopathologische Befund der Evaluation des Entwicklungsstandes. Von besonderer Bedeutung sind auch hier der kognitive Entwicklungsstand und die Reife bzw. die Fähigkeit, Weichen stellende Entscheidungen für das zukünftige Leben zu treffen.

Ein kurzes prägnantes Bild erleichtert es dem Therapeuten, sich schnell wieder an den Patienten zu erinnern. Beispiele: „der zornige kleine Mann mit den Springer-Stiefeln"; „das schüchterne Mädchen mit den blonden Zöpfen". Auch Irritationen bei der ersten Wahrnehmung eines Patienten in der Wartezone können wertvolle Befunde sein. Als Beispiel der erste Eindruck von einem neuen Patienten, von dem mir eine Kollegin berichtete: „Ich sah gleich, der Jugendliche im Warteraum war transsexuell. Ich konnte aber nicht sagen in welche Richtung. Mir war nicht klar, ob ich einen biologischen Jungen oder ein biologisches Mädchen vor mir hatte".

6.3.1 Test-Diagnostik

Zur Objektivierung der Symptomatik wird in der S1-Leitlinie „Störungen der Geschlechtsidentität im Kindes- und Jugendalter" (Stand: 08 / 2013) nach Meyenburg (2014) als Screening-Verfahren für Kinder die „Child Behavior Checklist" (CBCL) und für Jugendliche die Jugendversion der Child Behavior Check-

Child Behavior Checklist

list den „Youth Self Report" (Achenbach 1991) mit Fragen nach Verhaltensauffälligkeiten und Verhaltenskompetenzen empfohlen.

Utrecht Gender Dysphoria Scale

Als störungsspezifischer Fragebogen, der am bekanntesten und am längsten in Gebrauch ist, wird am häufigtsen die Utrechter Geschlechtsdysphorie Skala „Utrecht Gender Dysphoria Scale" (UGDS) eingesetzt, auch wenn eine Validierung der deutschsprachigen Version noch aussteht (Cohen-Kettenis, Van Goozen 1997). Für die klinische Arbeit hilfreich ist auch das Gender Identity Interview for Children, GIIC (Zucker et al. 1993), das an Kohorten in Kanada und den Niederlanden validiert wurde (Wallien et al. 2009).

Menschzeichnung

Als spezifisches Screening-Instrument empfiehlt Meyenburg (2014) die Aufgabe „Zeichne einen Mensch!", auch „Menschzeichnung" genannt.

Als projektives Verfahren ist im klinischen Alltag die Menschzeichnung (ohne Vorgabe des Geschlechts) nützlich, weil sie sehr viel Aufschluss über das kindliche Selbsterleben gibt und Gelegenheiten schafft, mit dem Patient ins Gespräch zu kommen. Die Mehrheit geschlechtsdysphorischer Kinder zeichnet zuerst eine Person, deren Geschlechtszugehörigkeit ihrer empfundenen Geschlechtsidentität entspricht.

Fragebogen zur Beurteilung des eigenen Körpers

Mit dem „Fragebogen zur Beurteilung des eigenen Körpers" (FBeK) von Strauß und Richter-Appelt (1996) mit seinen vier Subskalen: 1. Attraktivität und Selbstvertrauen, 2. Akzentuierung des Erscheinungsbildes, 3. Unsicherheit und Besorgnis, 4. Körperlich sexuelles Miss-Empfinden (Geschlechtsdysphorie) können Verbesserungen des Befindens im Behandlungsverlauf bei jugendlichen trans-sexuellen Patienten (einschließlich Hormonbehandlung) gemessen werden, wie dies von Becker et al. (2015) gezeigt werden konnte.

Screening-Bögen für Eltern geschlechtsdysphorischer Kinder und Jugendlicher werden entwickelt. Über die spezifischen Testverfahren hinaus sollten zur klinischen Erfassung der Komorbiditäten störungsspezifische Instrumente für Borderline-Störungen, Autismus-Spektrum-Störungen, Trauma-Folge-Störungen, Essstörungen usw. eingesetzt werden, sofern die Patienten dafür gewonnen werden können.

6.3.2 Somatische Anamnese

Die somatische Anamnese und die körperliche Untersuchung sind Bestandteile einer jeden kinder- und jugendpsychiatrischen Untersuchung. Die körperliche Entwicklung (Wachstum, Zunahme von körperlichen Kräften und geistigen Fähigkeiten) hat gerade auch bei geschlechtsdysphorischen Kindern und Jugendlichen in der Pubertät enorme Auswirkungen auf die seelische Befindlichkeit.

Keinesfalls darf die somatische Anamneseerhebung nur dem Kinder-Endokrinologen überlassen werden, bei dem der Patient ohne große Verzögerung zur diagnostischen Abklärung vorgestellt werden sollte. Zu erfragen sind, welche Kinderkrankheiten durchgemacht wurden und welche einschneidenden Komplikationen dabei aufgetreten sind? War der Patient häufiger krank als andere Kinder? Gab es Verletzungen in Folge von Unfällen, z. B. ein Schädel-Hirn-Trauma? Gab es Operationen (z. B. Appendektomie oder unfallchirurgische Operationen)? Gab es chirurgische Eingriffe im Genitalbereich? Gab es eine Beschneidung aus religiösen Gründen? Dabei ist besonders an Mädchen zu denken, die aus Regionen kommen, in denen noch die Mädchenbeschneidung üblich ist. Gab es bei Jungen Operationen wegen eines Hodenhochstands, einer Phimose, einer Hypospadie, oder wegen anderer genitaler Missbildungen?

Drei Monate nach der Geburt findet sich bei 1 % bis 2 % der Jungen ein Hodenhochstand (Maldescensus testis), der unterschiedlich ausgeprägt sein kann (Pendelhoden, Gleithoden, Leistenhoden, Kryptorchismus, Hoden-Ektopie). Ein Hodenhochstand soll vor dem ersten Geburtstag mit Human-Chorion-Gonadotropin-Injektionen behandelt worden sein. Bleibt die HCG-Therapie erfolglos, muss eine Operation (Orchidopexie) erfolgen (Mathers et al. 2009). Bei geburtsgeschlechtlichen Jungen mit Geschlechtsdysphorie sollte danach gefragt werden, ob eine derartige Behandlung stattgefunden hat.

Besonders zu beachten sind alle Erkrankungen die mit einer dauerhaften Einschränkung der Lebensführung verbunden sind, Unfall-Folgen und körperliche Behinderungen (z. B. juveniler Diabetes, Epilepsien, etc.).

Körperliche Veränderungen in der Pubertät bei Mädchen:
Kinder-Endokrinologen unterscheiden bei vorzeitigen Pubertätszeichen zwischen der prämaturen Thelarche (Brustentwicklung), der prämaturen Pubarche (Schamhaarwachstum)

und der prämaturen Menarche (erste Regelblutung). Bei 95 % der Mädchen beginnt die Brustentwicklung im Alter von 8,5 – 13,3 Jahren. Die erste Regelblutung setzt im Alter von 11,2 – 15,6 Jahren ein. Das Durchschnittsalter bei deutschen Mädchen liegt bei 12.9 Jahren, bei Mädchen mit Migrationshintergrund bei 12,5 Jahren.

Von einer vorzeitigen Pubertät (Pubertas Präcox) wird gesprochen, wenn Pubarche (das Wachsen der Schamhaare) und Thelarche (das Brustwachstum) vor dem achten Geburtstag einsetzen und die Menarche (erste Regelblutung) vor dem neunten Geburtstag eintritt. In 90 % der Fälle handelt es sich um eine idiopathische Pubertas praecox vera, die durch eine vorzeitige Reaktivierung der Hypothalamus-Hypophysen-Gonaden-Achse zentral bedingt ist. In 10 % der Fälle findet sich eine nicht-idiopathische Pseudopubertas praecox, die unterschiedliche Ursachen hat, wie z. B. hypothalamische Tumoren (Baus / Holterhus 2013).

Körperliche Veränderungen in der Pubertät bei Jungen: Die pubertären körperlichen Veränderungen bei Jungen, treten durchschnittlich ein knappes Jahr später als bei den Mädchen ein: Schamhaar-Wuchs, Hoden-Vergrößerung, Penis-Wachstum, Barthaar-Wuchs, Stimmbruch, Hervortreten des Adamsapfels.

6.3.3 Körperliche Untersuchung

Eine körperliche Untersuchung sollte wegen ihrer hohen Schambesetzung nach Möglichkeit nicht im Rahmen der Erstexploration vorgenommen werden. Sie sollte erst durchgeführt werden, wenn der Patient Vertrauen zum Therapeuten gefasst hat. Der Patient muss vorher über die Notwendigkeit einer körperlichen Untersuchung aufgeklärt werden und muss diese Notwendigkeit verstanden haben. In Fällen, bei denen es notwendig ist, die körperliche Untersuchung nicht hinauszuschieben, sollte sie von einem ärztlichen Kollegen durchgeführt werden, von dem der Befund auf kurzem Wege mitgeteilt werden kann. Auch der behandelnde Kinderarzt kann den körperlichen Befund zeitnah erstellen. Spätestens sollte vom Kinder-Endokrinologen, der die somato-medizinische Ausschlussdiagnostik vor einer hormonellen Intervention übernimmt, ein ausführlicher körperlicher Befund erhoben werden.

6.4 Diagnosen für anhaltende Geschlechtsdysphorien

Legt man die diagnostischen Manuale ICD-10 und DSM-5 zu Grunde, erschient es auf den ersten Blick so, als seien die vorgegebenen Kriterien leicht zu prüfen und damit die zugehörigen Diagnosen schon nach einem längeren Erstgespräch, das eine vollständige biographische Anamnese beinhaltet, einfach zu stellen.

Nach nur einem Erstgespräch kann allenfalls eine Verdachtsdiagnose gestellt werden. Die Notwendigkeit, die Diagnose über einen längeren Verlauf zu erarbeiten bzw. zu sichern, darf nie aus den Augen verloren werden. Auch wenn über gegengeschlechtliches Verhalten seit der Kindheit und Zunahme der Geschlechtsdysphorie in der Pubertät glaubhaft berichtet wird; auch wenn die Intensität und Qualität der Geschlechtsdysphorie so dargestellt wird, wie sie von den meisten transsexuellen Jugendlichen geschildert wird, so können sich hinter und unter der berichteten Symptomatik noch weitere Symptome verbergen, wie z. B. dissoziative Störungen, die von einer verdrängten Traumatisierung herrühren (siehe unten).

Verdachtsdiagnose

6.4.1 ICD-10

Die ICD-10 (International Classification of Diseases), die für das deutsche Gesundheitswesen verbindlich ist, hält für Erwachsene und Jugendliche ab 16 Jahren die Diagnose „Transsexualismus F64.0" bereit und für Kinder die Diagnose „Störung der Geschlechtsidentität des Kindesalters F64.2".

F64.2 Störung der Geschlechtsidentität des Kindesalters: Diese Störung zeigt sich während der frühen Kindheit, immer lange vor der Pubertät. Sie ist durch ein anhaltendes und starkes Unbehagen über das zugefallene Geschlecht gekennzeichnet, zusammen mit dem Wunsch oder der ständigen Beteuerung, zum anderen Geschlecht zu gehören. Es besteht eine andauernde Beschäftigung mit der Kleidung oder den Aktivitäten des anderen Geschlechtes und eine Ablehnung des eigenen Geschlechtes. Die Diagnose erfordert eine tiefgreifende Störung der normalen Geschlechtsidentität; eine bloße Knabenhaftigkeit bei Mädchen und ein mädchenhaftes Verhalten bei Jungen sind nicht ausreichend. Geschlechtsidentitätsstörungen bei Personen, welche die Pubertät erreicht haben oder gerade erreichen, sind nicht hier, sondern unter F66.- zu klassifizieren. **Auszuschließen: Sexuelle Reifungskrise F66.0 und Ich-dystone Sexualorientierung F66.1.**

In dieser Beschreibung fällt auf, dass für geschlechtsdysphorische Kinder bzw. Jugendliche, die schon die Pubertät, aber noch nicht das Jugendalter (< 16) erreicht haben, als Diagnosen die „Sexuelle Reifungskrise F66.0" und die „Ich-dystone Sexualorientierung F66.1" vorgeschlagen werden. Dies erscheint in Hinblick auf die Gewinnung einer Prozess-Diagnose durchaus sinnvoll, birgt allerdings die Gefahr des Missverständnisses, dass man Heranwachsenden zwischen ihrer Pubertät und dem Erreichen der Entwicklungsstufe „Jugendliche" bzw. „Jugendlicher" auf gar keinen Fall eine Hormonbehandlung angedeihen lassen dürfe. Vielfach wird akzeptiert, dass die Diagnose „Transsexualismus im Jugend- und Erwachsenenalter F64.0" für Minderjährige vergeben wird, die in die Pubertät eingetreten sind. Relevant ist dies vor allem für die Übernahme der Behandlungskosten durch die Krankenversicherungen, die durch die Begutachtungsanleitung „Geschlechtsangleichende Maßnahmen" des Medizinischen Dienstes des Spitzenverbandes Bund der Krankenkassen e.V. (MDS) vom 19.05.2009 als Richtlinie nach § 282 Abs. 2 Satz 3 SGB V — kurz von den MDS-Richtlinien geregelt wird. Dort heißt es:

> *„Bei Kindern ist bis zur Pubertät die Diagnose ‚Störung der Geschlechtsidentität des Kindesalters F64.2' zu stellen, nach der Pubertät die Diagnose ‚Transsexualismus F64.0', wenn der Wunsch, als Angehöriger des anderen Geschlechts zu leben, und der Wunsch nach Geschlechtsumwandlung mindestens zwei Jahre durchgehend bestehen." (MDS Richtlinien 2009, 8.)*

Viel zu wenig wird reflektiert, dass nach ICD-10 die Diagnose „Transsexualismus F64.0" für Jugendliche *und* Erwachsene gilt. Legt man die gesetzliche Altersgrenze zu Grunde, so gilt die Diagnose für Personen ab dem 16. Lebensjahr. Bezieht man sich auf das Entwicklungsalter so gilt die Diagnose für Personen, deren Pubertät begonnen hat.

Transsexualismus im Jugend- und Erwachsenenalter F64.0:
Es besteht der Wunsch, als Angehöriger des anderen Geschlechts zu leben und anerkannt zu werden. Dieser geht meist mit Unbehagen oder dem Gefühl der Nichtzugehörigkeit zum eigenen anatomischen Geschlecht einher. Zusätzlich besteht der Wunsch nach chirurgischer und hormoneller Behandlung, um den eigenen Körper dem bevorzugten Geschlecht so weit wie möglich anzugleichen.

Die transsexuelle Identität besteht durchgehend seit mindestens zwei Jahren. Die transsexuelle Identität darf nicht Symptom einer anderen psychischen Störung sein und darf ebenso wenig mit intersexuellen, genetischen oder geschlechtschromosomalen Anomalien einhergehen. (ICD-10 nach Dilling et al. 2005).

Differentialdiagnosen zur Transsexualität F64.0

Vorübergehende geschlechtsdysphorische Zustände in Adoleszenten-Krisen
Ablehnung einer homosexuellen Orientierung, z. B. aus kulturellen Gründen
Autogynämorphophilie i. S. einer Paraphilie
Dissoziative Störungen „Multiple Persönlichkeiten"
Schwere Identitätsstörungen, die zu einer Borderline-Störung führen
Wahnhafte Verkennung der Geschlechtsidentität, z. B. bei einer Psychose aus dem schizophrenen Formenkreis

---

6.4.2   DSM-5

Die letzte Version des amerikanischen DSM-5 (Diagnostical and Statistical Manual of Psychiatric Diseases) gibt die älteren Bezeichnungen des DSM-IV „Geschlechtsidentitätsstörungen bei Kindern" und „Geschlechtsidentitätsstörungen bei Jugendlichen und Erwachsenen" auf, um damit klar zu machen, dass transsexuelle Menschen weder „krank" noch „gestört" sind, sondern dass es sich bei ihnen um Normvarianten im „Gender-Spektrum" handelt.

Aufgabe des Störungsbegriffs

Krankheitswert für die Betroffenen behält jedoch das Leiden unter ihrem besonderen Zustand der Nichtstimmigkeit ihres Geschlechtszugehörigkeitsgefühls mit ihren körperlichen Geschlechtsmerkmalen: die Geschlechtsdysphorie. Deshalb wählte man für die im DSM-5 neu definierten nosologischen Entitäten die Bezeichnungen „Geschlechtsdysphorie des Kindesalters 302.6" und „Geschlechtsdysphorie des Jugend- und Erwachsenenalters 302.0". Die im alten DSM-IV definierte „Geschlechtsidentitätsstörung" wird also zugunsten einer phänomenologischen Reduktion auf das spezifische Leiden aufgegeben.

Intersexualität (Disorders of Sex Development, DSD) ist im DSM-5 kein Ausschlusskriterium mehr für die Diagnose Geschlechtsdysphorie. Dagegen wird im ICD-10 Intersexualität immer noch als Ausschluss für die Diagnosestellung „Transsexualismus F64.0" verzeichnet. Experten sind sich weitgehend einig, dass dies heute keinen Sinn mehr macht.

DSM-5 302.6 Geschlechtsdysphorie im Kindesalter

A. Ausgeprägtes Nicht-Übereinstimmen zwischen dem empfundenen (dem zum Ausdruck gebrachten) und dem zugewiesenen Geschlecht, das mindestens sechs Monate angedauert und sich durch mindestens sechs der folgenden Kriterien manifestiert haben muss (eines davon muss Kriterium A1. sein):

1. Starker Wunsch, dem anderen Geschlecht anzugehören oder das Bestehen darauf, dass sie oder er dem anderen Geschlecht (oder einem alternativen Geschlecht, das von dem zugewiesenen abweicht) angehört.

2. Bei Jungen eine ausgeprägte Bevorzugung für das Tragen weiblicher Kleidung oder die Nachahmung weiblicher Aufmachung; bei Mädchen ausgeprägte Bevorzugung, ausschließlich jungentypische Bekleidung zu tragen und ein starker Widerstand, typische Mädchenbekleidung zu tragen.

3. Ausgeprägte Bevorzugung gegengeschlechtlicher Charaktere in Rollen- oder Fantasiespielen.

4. Ausgeprägte Bevorzugung von Spielzeug, Spielen oder Aktivitäten, die für das andere Geschlecht typisch sind.

5. Ausgeprägte Bevorzugung von Spielkameraden, die dem anderen Geschlecht angehören.

6. Bei Jungen eine ausgeprägte Ablehnung von Spielzeug, Spielen oder Aktivitäten, die für Jungen typisch sind und eine ausgeprägte Vermeidung von Raufen und Toben; bei Mädchen eine starke Ablehnung von Spielzeug, Spielen oder Aktivitäten, die für Mädchen typisch sind.

7. Starke Abneigung gegen die eigenen körperlichen Geschlechtsmerkmale.

8. Starker Wunsch, diejenigen primären und / oder sekundären Geschlechtsmerkmale zu haben, die der empfundenen Geschlechtszugehörigkeit entsprechen.

B. Der Zustand geht einher mit klinisch bedeutsamem Leiden oder Beeinträchtigung in sozialen, schulischen oder anderen wichtigen Lebensbereichen.

Spezifiziere, ob: eine Störung der sexuellen Entwicklung (DSD), (z. B. angeborene adrenogenitale Störung wie 255.2 [E25.0] − Adrenogenitales Syndrom oder 259.50 [E34.50] − Androgen-Insensivitäts-Syndrom) vorliegt.

Kodierungshinweis: Kodiere sowohl die Störung der sexuellen Entwicklung (DSD= Disorder of Sexual Development, früher als Intersexualität bezeichnet) als auch die Geschlechtsdysphorie.

(APA 2013; Übers. W. F. Preuss)

DSM-5 302.85 Geschlechtsdysphorie bei Jugendlichen und Erwachsenen

A. Ausgeprägte Inkongruenz zwischen der erfahrenen / erlebten Geschlechtszugehörigkeit und der zugewiesenen Geschlechtszugehörigkeit, die mindestens sechs Monate andauert und sich durch zwei oder mehr der folgenden Kriterien manifestiert (eines davon muss Kriterium A1 sein):

1. Eine ausgeprägte Inkongruenz zwischen der erfahrenen / erlebten Geschlechtszugehörigkeit und den primären und / oder sekundären Geschlechtsmerkmalen (oder, bei jungen Adoleszenten, den erwarteten sekundären Geschlechtsmerkmalen).

2. Ein starker Wunsch, die primären und / oder sekundären Geschlechtsmerkmale loszuwerden (oder, bei jungen Adoleszenten, die Entwicklung der erwarteten sekundären Geschlechtsmerkmale zu verhindern).

3. Ein starkes Verlangen, die primären und/oder sekundären Geschlechtsmerkmale des anderen Geschlechts zu haben.

4. Der starke Wunsch, dem anderen Geschlecht (oder einem alternativen Geschlechts, welches vom zugewiesenen abweicht) anzugehören.

5. Der starke Wunsch, wie ein Angehöriger des anderen Geschlechts (oder eines alternativen Geschlechts, welches vom zugewiesenen abweicht) behandelt zu werden.

6. Die starke (feste) Überzeugung, dass man die typischen Gefühle und Reaktionen des anderen Geschlechts (oder eines alternativen Geschlechts, welches vom zugewiesenen abweicht) habe.

B. Das Störungsbild verursacht in klinisch bedeutsamer Weise Leiden oder Beeinträchtigung in sozialen, beruflichen oder anderen wichtigen Funktionsbereichen.

Spezifiziere, ob:

mit Störung der sexuellen Entwicklung (DSD): z. B. angeborene adrenogenitale Störung wie 255.2 [E25.0] − Adrenogenitales Syndrom oder 259.50 [E34.50] − Androgen-Insensivitäts-Syndrom.

Kodierungshinweis: Kodiere sowohl die Störung der sexuellen Entwicklung (DSD) als auch die Geschlechtsdysphorie. (APA 2013; Übers. W. F. Preuss)

6.4.3 Differentialdiagnosen

Es folgt nun eine Auflistung von Diagnosen aus dem ICD-10 mit kurzen Erläuterungen, die erklären sollen, warum die genannten Diagnosen als Differentialdiagnosen zum Transsexualismus F64.0 von Bedeutung sind. Es lohnt sich, diese Diagnosen genau zu studieren, da sie Problemkonstellationen beschreiben, die mit geschlechtsdysphorischen Zuständen einhergehen, auch wenn die Geschlechtsdysphorie nicht ausdrücklich genannt wird.

F66.0 Sexuelle Reifungskrise: Die betroffenen Jugendlichen leiden unter Unsicherheit hinsichtlich ihrer Geschlechtsidentität oder sexuellen Orientierung. Meist handelt es sich um Ängste und/oder Depressionen. Sexuelle Reifungskrisen kommen bei Heranwachsenden vor, die sich hinsichtlich ihrer homo-, hetero- oder bisexuellen Orientierung (noch) nicht sicher sind.

Im Verlauf der Pubertät kommt es bei den betroffenen Jugendlichen zur schweren Verunsicherungen, weil rasch eintretende pubertäre körperliche Veränderungen, v. a. bei Mädchen und Teilbereiche der Persönlichkeit, z. B. die emotionale, psychosexuelle, und sexuelle Entwicklung unterschiedlich weit entwickelt und deshalb (noch) nicht integriert sind. Wüsthof und Korte (2014) verstehen eine solche Konstellation als „Altersrollenkonflikt" und weisen darauf hin, dass Mädchen mit fehlenden positiven weiblichen Rollenmodellen, aber auch Mädchen mit Missbrauchserfahrungen sexuelle Reifungskrisen durchmachen. Als somato-psychischen Extremfall könnte man die Pubertas Präcox nennen, mit der ein psychosexuell noch nicht herangereiftes Mädchen emotional überfordert ist. Hier sei angemerkt, dass auch bei klar diagnostizierbaren Geschlechtsidentitätsstörungen Diskrepanzen zwischen einzelnen Entwicklungssträngen sehr ausgeprägt sein können und deshalb psychotherapeutisch behandelt werden müssen.

F66.1 Ich-dystone Sexualorientierung: Die Geschlechtsidentität oder sexuelle Ausrichtung (heterosexuell, homosexuell, bisexuell) ist eindeutig, aber die betroffene Person hat den Wunsch, dass diese wegen begleitender psychischer Konflikte oder Verhaltensstörungen anders wäre und unterzieht sich möglicherweise einer Behandlung, um diese zu ändern.

Am häufigsten sind männliche Adoleszente betroffen, die eine konflikthaft empfundene homosexuelle Orientierung abwehren. Korte und Wüsthof (2014) betonen, dass diese Diagnose häufiger in Familien zu finden ist, die soziokulturell einem muslimischen und osteuropäischen soziokulturellen Hintergrund angehören. Allerdings spielen hier der Bildungsstand und die soziokulturelle Integration, z. B. einer Einwanderungsfamilie, eine ganz entscheidende Rolle.

Auch an so genannte effeminierte Formen der Homosexualität ist zu denken. Richard Green hat das „Sissy-Boy-Syndrom" beschrieben. Bei den Jungen im Kindesalter, die weibliches Geschlechtsrollenverhalten bis hin zu Cross-Dressing gezeigt hatten, war es im jungen Erwachsenenalter bei mehr als 90 % der nachuntersuchten ehemaligen Patienten zu einer homosexuellen Orientierung und nicht wie erwartet zu einer transsexuellen Entwicklung von Mann zu Frau gekommen (siehe S. 221).

B

Gero, ein 15-jähriger geburtsgeschlechtlicher Junge, bat um eine Behandlung mit weiblichen Hormonen, weil er sich nicht traue, als Mädchen aufzutreten. Dabei sei genau das sein sehnlichster Wunsch. Er zögere aber, das umzusetzen, weil er fürchte, er könnte mit seiner tiefen Stimme in Mädchenkleidung lächerlich wirken. Er habe sehr großes Interesse daran, in der Öffentlichkeit als Mädchen aufzutreten und als Mädchen wahrgenommen zu werden, könne sich aber nicht vorstellen, wie er den Übergang schaffen könnte. Nach mehr als einem Jahr psychotherapeutischer Begleitung wurde eine pubertätsunterdrückende Behandlung eingeleitet, mit der Erwartung, dass diese Gero den Übergang in die weibliche Rolle erleichtern würde. Schließlich ließ sich Gero doch auf eine Alltagserprobung ein, kaufte sich weibliche Kleidung und eine Perücke, und probierte es doch, als Mädchen aufzutreten. Er fühlte sich dabei jedoch unbeholfen und ungeschickt. Deshalb achtete er darauf, nur in Frauenkleidung auf die Straße zu gehen, wenn er sich sicher glaubte, niemanden zu treffen, den er kannte. Seine Therapeutin vermittelte ihm eine Gruppe, in der sich homo- und bisexuelle sowie transgender Jugendliche trafen. Dort entdeckte Gero dann seine Homosexualität, lernte einen Freund kennen, und setzte kurze Zeit später seine pubertätsblockierenden Medikamente ab. (Die Kasuistik wurde mir freundlicherweise von Dagmar Pauli, Zürich, zur Verfügung gestellt).

F66.2 Sexuelle Beziehungsstörung: Die Geschlechtsidentität oder die sexuelle Orientierung (heterosexuell, homosexuell oder bisexuell) bereitet bei der Aufnahme oder Aufrechterhaltung einer Beziehung mit einem Sexualpartner Probleme.

Definitionsgemäß eignet sich diese Diagnose z. B. zur Beschreibung von Problemen von transsexuellen Adoleszenten, die noch versuchen, sich selbst zu „normalisieren", um vielleicht doch noch eine Identität als schwuler Mann bzw. als lesbische Frau zu finden. So kann sich z. B. eine junge Mann-zu-Frau-Transsexuelle in einen homosexuellen Mann verlieben, der sie als männlichen Partner begehrt, was ihr großes Unbehagen bereitet. Wegen ihres männlichen Körpers begehrt zu werden, steht nicht im Einklang mit ihrem weiblichen Geschlechtsidentitätsempfinden.

F66.8 Sonstige psychische und Verhaltensstörungen in Verbindung mit der sexuellen Entwicklung und Orientierung: Korte und Wüsthof (2014) nennen hier als Beispiel, das bei beiden Geschlechtern vorkommt, die Abwehr aufkeimender und als bedrohlich erlebter Sexualität, wobei es z. B. reaktiv durch Ungeschehenmachen der sexuellen Attraktivität im eigenen biologischen Geschlecht kommt.

F65.1 Fetischistischer Transvestitismus und F65.0 Fetischismus: Bei geburtsgeschlechtlich männlichen Adoleszenten ist differentialdiagnostisch an Störungen der sexuellen Präferenz zu denken. Allerdings ist bei den Störungen „Fetischistischer Transvestitismus (F65.1)" und „Fetischismus (F65.0)", die sich schon im Jugendalter entwickeln können, eine begleitende Geschlechtsdysphorie eher selten. Häufiger sieht man Übergänge von einem Transvestitismus in eine transsexuelle Entwicklung im Erwachsenenalter. Zucker (2005) berichtet, dass in der Gender-Klinik in Toronto nicht wenige Jugendliche gesehen werden, auf die die Diagnose „Fetischistischer Transvestitismus (F65.1)" nach ICD-10 zutrifft. In der „Hamburger Spezialsprechstunde für geschlechtsdysphorische Kinder und Jugendliche" wurde eine entsprechende Verdachtsdiagnose nur einmal vergeben.

F64.1 Transvestitismus unter Beibehaltung beider Geschlechtsrollen: Zeitweise wird Cross-dressing betrieben, um sich dem anderen Geschlecht zugehörig zu fühlen, ohne dass die sexuelle Erregung im Vordergrund steht. Ein Wunsch nach einer körperlichen Transformation besteht nicht.

F64.8 Andere schwere Geschlechtsidentitätsstörungen: Eine seltene Form der Geschlechtsdysphorie bei geburtsgeschlechtlichen Männern äußert sich in einem anhaltenden Leiden unter dem männlichen Geschlechtsteil. Diese Patienten verlangen nach einer Entfernung der Hoden, manchmal auch des Penis; ohne dass sie sich weiblich fühlen und ohne das Bedürfnis zu haben, als Frau zu leben. Ich habe einige wenige solcher Männer als Patienten kennengelernt. Die meisten standen unter einem enormen Leidensdruck, was daran erkennbar war, dass sie schon versucht hatten, sich selbst zu kastrieren. Keiner dieser Patienten hatte für sich eine eigene Geschlechtsidentität reklamiert, wie dies z. B. in den USA bekannt geworden ist. Wassersug (2004) und Johnson und Wassersug (2010) beschrieben einige Fälle, die sich im Rahmen des Gender-Spektrums selbst als Eunuchs (ausgesprochen „junocks"), d.h. als „Eunuchen" oder Mann-zu-Eunuch (engl. als Male-to-Eunuch) bezeichnet haben (nach Steensma et al. 2013).

6.4.5 Die Berücksichtigung des Gender-Spektrums

Bockting (2008) z.B. wies auf das große Spektrum von Geschlechtsidentitäten hin. Bockting nannte unter anderem: „She-male, third gender, pan-/poly-/omni-gendered, gender fluid" (nach Steensma et al. 2013). Alle genannten englischen Begriffe, die zunächst als Selbstzuschreibungen zu verstehen sind, werden auch in den deutschsprachigen Ländern von den jeweiligen „Communities" mehr oder weniger benutzt. Weitere häufig anzutreffende Bezeichnungen sind: gender-queer, trans*, etc.

Wie die Geschlechtsidentitätsstörungen, die es zu einer Aufnahme in das ICD-10 oder das DSM-5 gebracht haben, können die vielfältigen Formen des Gender-Spektrums mit oder ohne Geschlechtsdysphorie und mit oder ohne psychopathologische Auffälligkeiten bzw. psychische Komorbiditäten auftreten.

6.4.6 Kontraindikationen für geschlechtsangleichende Maßnahmen

Transgender-Spezialisten, die mit erwachsenen Patienten arbeiten, müssen das gesamte Spektrum der psychiatrischen Erkrankungen kennen, um Geschlechtsidentitätsstörungen in ihrer Mehrdimensionalität diagnostizieren zu können. In gleicher Weise müssen Transgender-Spezialisten, die Kinder und Jugendliche mit Geschlechtsidentitätsstörungen diagnostizieren und behandeln wollen, das gesamte Spektrum der kinder- und jugendpsychiatrischen Diagnosen beherrschen. Dies gilt sowohl in differential-diagnostischer Hinsicht als auch in Hinsicht auf die differentielle Diagnostik von Begleiterkrankungen (Komorbiditäten).

Passagäre Geschlechtsdysphorien

Häufiger noch als bei Pubertierenden und Adoleszenten treten bei vorpubertären Kindern vorübergehende Geschlechtsidentitätsunsicherheit und entsprechend auffälliges Verhalten auf. Sie sind deutlich weniger intensiv ausgeprägt als im Pubertätsalter. Geschlechtsatypisches Verhalten sieht man vor allem im Vorschulalter in Form von spielerischem Cross-dressing bei beiden Geschlechtern. Als weiteres Beispiel seien Bevorzugungen geschlechtsatypischer Frisuren genannt. So können Jungen darauf bestehen, lange Haare zu tragen, Mädchen wollen einen Bürstenhaarschnitt. Meistens verschwinden diese Verhaltensweisen spontan. Jungen probieren den Schminkkasten einer älteren Schwester aus. Mädchen protestieren gegen das Tragen von Röcken.

Vorübergehende Geschlechtsidentitätsunsicherheiten, die zeitweise auch schon von geschlechtlichem Unbehagen (Geschlechtsdysphorie im weiteren Sinne) begleitet werden können, treten bei pubertierenden Jugendlichen auf. Auch diese Geschlechtsidentitätsprobleme, die intensiver erscheinen als die oben erwähnten bei Kindern, lösen sich in der Regel nach einer „kritischen" Phase auf, d. h. sie münden in eine unauffällige bzw. „normale" Geschlechtsidentitätsentwicklung, entweder mit einer homosexuellen oder einer heterosexuellen Orientierung.

Man sollte an dieser Stelle bedenken, dass es zahlreiche Jugendliche mit Geschlechtsidentitätsproblemen gibt, die sich nicht bei Transgender-Spezialisten melden. Wie erwachsene Transsexuelle, die lange ein Coming-Out vor sich herschieben oder davor zurückschrecken, behalten sie ihr geschlechtliches Unbehagen für sich. Im günstigen Fall finden sie Gruppierungen und/oder jugendliche Subkulturen, wie z. B. die „Grufties" oder die Subkulturen der Mittelalter-Märkte oder Spektakel, bei denen eine große Toleranz bezüglich atypischer Geschlechtsidentitäten auffällt. Meistens folgt die Gestaltung des Äußeren dem Prinzip der Androgynität.

Auch verschiedenste sexuelle Identitäten werden akzeptiert: Asexuelle, Bisexuelle, BDSM-ler/innen (Bondage & Discipline, Dominance & Submission, Sadism & Masochism), Polyamouröse, Furries. Bei den Furries handelt es sich um Frauen und Männer, die sich gerne als Tiere oder Tier-Charaktere aus Zeichentrickfilmen verkleiden, miteinander in Tiersprache „reden" (Bellen, Knurren, Miauen, Grunzen, Heulen, etc.), miteinander raufen, kuscheln, usw. bis hin zu sexuellen Kontakten.

Diese Subkulturen, die im Internet in den verschiedensten Foren vertreten sind, eigenen sich für viele Jugendliche, die auf der Suche nach einer Identität sind, als „Zwischenaufenthalte" ihrer Selbstfindung.

Im ungünstigen Fall finden Jugendliche, die nach einer für sie stimmigen Geschlechtsidentität und einer für sie passenden sexuellen Orientierung suchen, keinen Halt bei unkonventionellen Jugend-Subkulturen. Sie entwickeln „Symptome" wie selbstverletzendes Verhalten oder Essstörungen oder zeigen ausgeprägte depressive Rückzugstendenzen.

Selbst wenn Jugendliche wegen derartiger Symptome in Kinder- und Jugendpsychiatrischen Kliniken behandelt werden, halten sie ihre inneren Nöte aus Scham auch dort immer noch verborgen. Leider wird es in Kinder- und Jugendpsychiatrischen Kliniken oft versäumt, differentialdiagnostisch an eine Geschlechtsidentitätsproblematik zu denken oder in diese Richtung zu fragen. Häufig werden in solchen Fällen (nicht zutreffende) Borderline-Diagnosen vergeben.

Nimmt man den Entwicklungsgedanken ernst, so hat er nicht nur seine Bedeutung für die Behandlung, die auf die Förderung der individuellen psychosexuellen Entwicklung fokussiert, sondern auch für die diagnostische Wahrnehmung von unterschiedlichen Verlaufsgestalten. Eine dieser Verlaufsgestalten könnte so aussehen:

Ein Patient im Jugendalter präsentiert sich mit Klagen über eine ausgeprägte Geschlechtsdysphorie und wirkt auf den ersten Blick wie ein Patient mit einer transsexuellen Entwicklung, die eine Hormonbehandlung gerechtfertigt erscheinen ließe. Es handelte sich jedoch um eine „langsame" transsexuelle Entwicklung, die aus inneren Entwicklungsnotwendigkeiten heraus Zeit braucht, bis sie zu einer klaren Manifestation im höheren Alter führt. In der Logik der Unterscheidung zwischen Persisters und Desisters hätte man es mit „Persisters after Interruption" (siehe Kapitel 8) zu tun. Die Dauer der „Unterbrechung" wäre von Fall zu Fall unterschiedlich, je nach Entwicklungsverlauf der jeweiligen Geschlechtsidentitätsentwicklung. Eine passende diagnostische Bezeichnung könnte lauten: „Geschlechtsidentitätsentwicklung noch nicht abgeschlossen".

Borderline-Störungen und andere Persönlichkeitsstörungen

Borderline-Störungen und transsexuelle Entwicklungen in der Adoleszenz haben eine Reihe von Gemeinsamkeiten, vor allem in den Bereichen der Identitätsfindung und der Affektregulation. Es finden sich jedoch auch einige Unterschiede.

Borderline-Störungen, die aus psychodynamischer Sicht als Folge früh gestörter Objektbeziehungen verstanden werden (Kernberg), manifestieren sich in der Adoleszenz meistens dadurch, dass anstehende Entwicklungsaufgaben misslingen. Deshalb ähneln sich Adoleszente mit transsexuellen Entwicklungen und Patienten mit Borderline-Störungen in ihrem Verhalten. So gleichen Patienten mit Borderline-Störungen bis weit ins Erwachsenenalter hinein Jugendlichen in Adoleszentenkrisen, indem sie z. B. das Protestverhalten von Teenagern beibehalten. Dazu gehören Drogenabusus, dissoziales Verhalten (vor allem bei Männern) und narzisstische Versuche, z. B. in einer Total-Opposition eine eigene Identität zu finden. Extrembeispiele sind die jungen Männer (und jungen Frauen), die sich „freiwillig" dem IS anschließen.

Mit transsexuellen Entwicklungen Jugendlicher verhält es sich hinsichtlich folgender Aspekte ähnlich: Ihr Problem, das von Kindheit an präsent ist, manifestiert sich in der Pubertät mit heftiger und anhaltender Geschlechtsdysphorie, die eine „normale" psychosexuelle Weiterentwicklung in der Adoleszenz behindert und beeinträchtigt. So entstehen ähnliche Symptome wie bei Borderline-Entwicklungen: selbstverletzendes Verhalten, Probleme bei der Affektregulierung, Geschlechtsidentitätsverunsicherung, allgemeine Identitätsdiffusion, Entwicklungsblockaden, usw. **Borderline-ähnliche Symptome**

Borderline-Störungen und transsexuellen Entwicklungen gemeinsam sind Körperbesetzungsstörungen. Jugendliche, bei denen später eine Borderline-Störung diagnostiziert wird, sind durch die pubertäre Metamorphose ihres Geschlechtskörpers und mehr noch durch ihre erwachenden sexuellen Gefühlen überfordert, weil sie schon in der Kindheit ihre Affekte in wichtigen Objektbeziehungen schlecht regulieren und ihre kindlichen Bedürfnisse nach Sicherheit und Versorgt-Werden nicht ausreichend befriedigen konnten. **Körperbesetzungsstörungen**

Mit Körpermodifikationen (z. B. auffallende Frisuren, Tätowierungen und Piercings — auch an den Brustwarzen und im Genitalbereich etc.) versuchen viele Jugendliche und vor allem auch Jugendliche mit einer Borderline-Problematik, sich **Körpermodifikationen** und ihre Persönlichkeit zum Ausdruck zu bringen. Sie wollen sich mit ihrem Körper zeigen, ihn unverwechselbar (einmalig) machen, ihn schmücken, um ihn so besetzen zu können. Siehe hierzu die Beiträge von Aglaja Stirn in Borkenhagen et al. (2013) sowie Brähler et al. (2004).

Selbstverletzendes Verhalten

Sowohl Jugendliche mit einer Borderline-Störung als auch transsexuelle Jugendliche zeigen selbstverletzendes Verhalten. Beide Gruppen haben Schwierigkeiten, sich und ihre Außenhaut als Körpergrenze zu spüren. Sie können ihren „inneren Druck" – eine Mischung unerträglicher Gefühle, die sie nicht klar voneinander unterschieden können, nur „loswerden", indem sie autodestruktiv in sich hineinschneiden, bis sie einen Wundschmerz empfinden und/oder wenigstens ihr eigenes Blut fließen sehen.

Bei transsexuellen Jugendlichen baut sich der „innere Druck" durch die Geschlechtsdysphorie auf, von der sie in der Pubertät überfallen werden. Im Zentrum der Geschlechtsdysphorie steht ein Gefühlskomplex aus Ekel, Scham, Wut und Neid (siehe Kapitel 5). Hinzu kommen Reaktionen wie tiefe Traurigkeit, schmerzliche Einsamkeit usw.

Bei Jugendlichen mit Borderline-Störungen, ebenso wie bei transsexuellen Jugendlichen, finden sich Geschlechtsidentitätsverunsicherungen in Folge der Konfusion zwischen geschlechtlicher Orientierung und geschlechtlichem Empfinden. Cis-sexuelle (nicht-transsexuelle) Jugendliche mit Borderline-Störungen finden – wenn auch in Einzelfällen verspätet – zu einem Geschlechtszugehörigkeitsgefühl, das ihrem körperlichen Geschlecht entspricht. Gelingt cis-sexuellen Borderline-Jugendlichen schließlich die Annahme ihres erwachsenen Geschlechtskörpers, so ist transsexuellen Jugendlichen die Besetzung des eigenen Körpers (Geschlechtskörpers) nur durch eine Hormonbehandlung und geschlechtsangleichende Operationen möglich. Bei transsexuellen Jugendlichen kann sich nur ein gegengeschlechtliches Zugehörigkeitsempfinden konsolidieren, weil ein Zugehörigkeitsempfinden, das dem Körpergeschlecht entspräche, nicht vorgefunden wird und auch nicht „aufgebaut" werden kann.

Abgleiten in die Prostitution

Bei sozialer Vernachlässigung von Boderline-Jugendlichen droht Mädchen wie Jungen das Abgleiten in die Prostitution. Gleiches droht sozial vernachlässigten Trans-Mädchen, die sich z. B. auf dem Straßenstrich eine Beachtung als Frau suchen, die sie unter „normalen Umständen" nicht bekommen können.

Vor allem vernachlässigte Trans-Mädchen, die keine Anerkennung finden, können auch in Deutschland in die Kinder-
Prostitution abgleiten. Vor dreißig bis vierzig Jahren fanden
viele erwachsene Mann-zu-Frau-Transsexuelle als Frauen nur
im Rot-Licht-Milieu Beachtung. Heute sind es transsexuelle Jugendliche in prekären sozialen Verhältnissen und in Entwick-
lungsländern, z.B. in Latein-Amerika, aber auch in ärmeren
Schichten (selbst in westlichen Gesellschaften, z.B. in Kaliforni-
en), die sich prostituieren, um zu überleben und um sich Hormone oder geschlechtsangleichende Operationen leisten zu
können. Oft sind Sozialarbeiter im Bereich der Aids-Prävention
die einzigen professionellen Helfer, die mit diesen transsexuellen Jugendlichen in Kontakt kommen. Es kommt durchaus vor,
dass auch geschlechtsdysphorische oder transsexuelle Jugendliche aus sogenannten geordneten Verhältnissen in problema-
tische Milieus ausscheren und dort oder anderswo ungeschütz-
ten Geschlechtsverkehr, z.B. Analverkehr haben. Auch darauf
ist bei der Anamneseerhebung zu achten.

Bei geschlechtsdysphorischen Adoleszenten ist differentialdiagnostisch nicht nur auf eine „Borderline-Störung (F60.3)",
sondern auch auf andere Persönlichkeitsstörungen zu achten.
Im Vordergrund differentialdiagnostischer Überlegungen stehen neben der Borderline-Störung die „Histrionische Persönlichkeitsstörung (F60.4)" und die „Schizotype Störung (F21)".
Letztere ist manchmal schwer von einer Autismus-Spektrum-
Störung abzugrenzen (siehe unten).

**andere
Persönlichkeits-
störungen**

Liegen die Kriterien für eine Persönlichkeitsstörung vor, so
muss die Verlaufsdiagnostik und der psychotherapeutische
Prozess so lange ausgedehnt werden, bis Klarheit besteht, ob es
sich um eine anhaltende Geschlechtsdysphorie bzw. eine transsexuelle Entwicklung handelt oder nicht. Mit anderen Worten:
der Verlauf muss zeigen, ob die jeweilige Persönlichkeitsstörung als Ausschlussdiagnose hinsichtlich einer Transsexualität
zu bewerten ist, oder als Komorbidität, die neben der transsexuellen Entwicklung mitbehandelt werden muss.

> **Eine Persönlichkeitsstörung, die sich schon in der Ado-
> leszenz zeigt, sollte als relative Kontraindikation für ge-
> schlechtsangleichende Maßnahmen betrachtet werden.**

Vorrang hat eine hinreichend lange Verlaufsbeobachtung, die oft erst jenseits des 18. Lebensjahres eine Einschätzung erlaubt, ob geschlechtsangleichende Maßnahmen indiziert sind. Allein gelassen werden dürfen solche Patienten nicht. Man sollte ihnen auf jeden Fall eine psychotherapeutische Begleitung anbieten und darauf hinweisen, dass sie ab dem 18. Lebensjahr gegebenenfalls einen Gender-Spezialist für Erwachsene konsultieren sollten.

Die Diagnose „Borderline-Störung" wird bei adoleszenten und jungerwachsenen geschlechtsdysphorischen Patienten relativ häufig vergeben. Das ist oft dann der Fall, wenn Patienten wegen selbstverletzendem Verhalten psychiatrisch ambulant und / oder stationär behandelt werden. Zu einer unzutreffenden Diagnosestellung „Borderline-Störung" kann es aus verschiedenen Gründen kommen:

1. „Selbstverletzendes Verhalten" kann vorschnell als Borderline-Störung diagnostiziert werden, ohne dass das Vorliegen weiterer Kriterien für eine Borderline-Störung sorgfältig überprüft worden ist.

2. Es kann sein, dass ein Patient sein gegengeschlechtliches Identitätsgefühl von sich aus nicht preisgibt.

3. Leider werden differentialdiagnostische Überlegungen in Richtung einer Geschlechtsdysphorie bzw. einer Transsexualität oft erst gar nicht angestellt.

Tab. 3: Unterschiede und Gemeinsamkeiten von Borderline-Störungen und Transsexualität in der Adoleszenz

Borderline-Störungen	Gemeinsamkeiten	Transsexualität
Körperbesetzungsstörungen		
Körpermodifikationen (auffallende Frisuren, Piercings, Tätowierungen, etc.) sollen helfen, den Körper zu zeigen, zu schmücken, zu individualisieren, von anderen abzugrenzen, sich anzueignen und zu besetzen.	Annahme und Besetzung des eigenen Körpers (Geschlechtskörpers) erschwert, verzögert, verspätet. Selbstverletzungen bei Mädchen und Trans-Jungen häufiger als bei Jungen und Trans-Mädchen.	Annahme und Besetzung des eigenen Körpers (Geschlechtskörpers) werden nur durch gegengeschlechtliche Hormonbehandlung und geschlechtsangleichende Operationen möglich. Selbstverletzungen auch an den Brüsten und im Genitalbereich.

Borderline-Störungen	Gemeinsamkeiten	Transsexualität
Geschlechtsidentitätsstörungen		
Geschlechtszugehörigkeitsempfinden entspricht dem Körpergeschlecht.	Geschlechtsidentitätsverunsicherung durch Konfusion von geschlechtlicher Orientierung und geschlechtlichem Empfinden.	*Gegen*geschlechtliches Zugehörigkeitsempfinden.
Probleme mit der sexuellen Identität		
Probleme mit einem lesbischen oder homosexuellen Coming-Out.	Verinnerlichte Homophobie (Homo-Negativität).	Probleme mit atypischen sexuellen Orientierungen, z.B. androphile, d.h. transhomosexuelle Jungen oder gynäphile Trans-Mädchen.
Probleme mit der gelebten Sexualität		
Bei sozialer Vernachlässigung bei Mädchen wie Jungen, droht Abgleiten in die Prostitution. Sexualität wird in den Dienst der Beziehungssuche gestellt (vorwiegend bei Mädchen). Sexualität dient der Aufrechterhaltung einer prekären Autonomie (vorwiegend bei Jungen).	Minderjährige Mädchen (auch Jungen) und v.a. Trans-Mädchen können in die Kinder-Prostitution geraten.	Bei sozialer Vernachlässigung bei Trans-Mädchen droht Abgleiten in die Prostitution. Sexualität wird wegen Abneigung gegen die nicht stimmigen Genitalien vorwiegend vermieden. Trans-Jungen können sich nur sexuell einlassen, wenn sie „aktiv" bleiben. Manche Trans-Mädchen suchen „weibliche" Anerkennung in masochistischer Sexualität. Junge Trans-Frauen und Trans-Männer müssen sich nach geschlechtsangleichenden Operationen ihre transformierten Genitalien erst aneignen und besetzen.
Störungen der Impulskontrolle und Affektsteuerung		
Oft auch verursacht durch passagäre Geschlechtsdysphorie.	Aggressives Auftreten (Agieren) in psychiatrisch-psychotherapeutischen Behandlungssituationen.	Aggressive Forderungen nach „sofortigen" geschlechtsangleichenden Maßnahmen. Oft verursacht durch den Leidensdruck wegen ansteigender/anhaltender Geschlechtsdysphorie.

Jugendliche Borderline-Patienten, die zutreffend diagnostiziert wurden, leiden nicht nur unter allgemeiner „Identitätsdiffusion" und „Geschlechtsidentitätsdiffusion", sondern zeitweise auch unter inkonstanter Geschlechtsdysphorie. Eine eingehende Exploration dieser Symptomatik unterbleibt oft. Eine therapeutische Fokussierung auf diese Problematik kann sich lohnen, auch wenn klar ist, dass es eine transsexuelle Entwicklung nicht vorliegt.

Dissoziative Störungen und Trauma-Folge-Störungen

Dissoziative Störungen stehen meistens in einem engen Zusammenhang mit Traumatisierungen im Kindesalter, die nicht erinnert werden. Sie werden von Patienten manchmal habituell verdeckt gehalten oder als „selbstverständlich" empfunden, so dass sie es nicht der Rede wert finden, darüber von sich aus zu sprechen. Dissoziative Störungen bei Kindern und Jugendlichen sollten zunächst psychotherapeutisch stationär — optimal wären Intervall-Behandlungen — und hinreichend lange psychotherapeutisch ambulant behandelt werden, bevor an eine gegengeschlechtliche Hormonbehandlung gedacht werden kann.

Die Exazerbation der Geschlechtsdysphorie zu Beginn der Pubertät kann für sich allein bei manchen transsexuellen Entwicklungen zu einer schweren Traumatisierung führen (siehe Kapitel 7.2). Deshalb ist es bei transsexuellen Patienten so schwierig, dissoziative Störungen, die andere Ursachen haben, von jenen dissoziativen Bildern zu unterscheiden, die auf einer schweren Geschlechtsdysphorie beruhen, die mit Beginn der nicht stimmig empfundenen Pubertät wie ein schweres Trauma nachwirken kann.

Bei Patienten, bei denen kindliche Traumatisierungen bekannt sind, ist die psychotherapeutische Behandlung führend. Erst wenn eine hinreichend lange Stabilisierung eingetreten ist, kann erwogen werden, ob die Voraussetzungen für eine gegengeschlechtliche Hormonbehandlung gegeben sind. Andererseits besteht die Gefahr, dass das Geschlechtsidentitätsempfinden des traumatisierten Patienten nicht ernst genommen wird. Gerade traumatisierte Patienten können Opfer falscher Deutungen werden, auch dann, wenn eine sexuelle Traumatisierung stattgefunden hat.

Bei einer größeren nicht-klinischen Stichprobe von Frau-zu-Mann-Transsexuellen fand Devor (1994; nach Becker H. et al. 1999) bei 60% eine oder mehrere Formen schwerer Missbrauchserfahrungen und kam zu der Schlussfolgerung, dass Transsexualität „eine extreme adaptive dissoziative Reaktion auf schwere kindliche Missbrauchserfahrungen" sein könnte.

Coons et al. (1988; nach Becker H. et al. 1999) fanden bei 50 Patienten mit einer Dissoziativen Identitätsstörung 13 Patienten (26%) mit einer „gegengeschlechtlichen Persönlichkeit".

Wie im Kapitel 5 bereits dargestellt wurde, kann es in Fällen mit einem erlittenen sexuellen Trauma zu einer „transsexuellen Lösung" kommen, die bei Erwachsenen auch über Jahre hinweg, zu einer − wenn auch prekären − Stabilität beitragen kann.

Geschlechtsidentitätsstörungen bei psychotischen Erkrankungen

Im Verlauf eines prodromalen Stadiums einer schizophrenen Psychose oder im Rahmen einer wahnhaften Störung (F22.0) kann es bei Adoleszenten zu einer *wahnhaften Verkennung der Geschlechtsidentität* oder zu einer *wahnhaften Überzeugung kommen, dem anderen Geschlecht anzugehören*, ohne dass es vor der psychischen Erkrankung ein gegengeschlechtliches Empfinden gegeben hat. Auch Patienten mit dem oben beschriebenen Eunuchen-Syndrom können an wahnhaften Störungen leiden.

Allerdings gibt es auch Fälle schizophrener Psychosen und wahnhafter Störungen, bei denen schon seit dem Vorschulalter ein Zugehörigkeitsgefühl zum anderen Geschlecht bestanden hat. Erst später ist dann eine wahnhafte oder psychotische Symptomatik aufgetreten. Deshalb ist bei der Diagnose einer Erkrankung aus dem schizophrenen Formenkreis oder einer wahnhaften Störung grundsätzlich eine geschlechtsangleichende Behandlung mit Hormonen nicht auszuschließen. Das heißt, dass in dieser Konstellation, die schizophrene Erkrankung als Komorbidität beachtet und behandelt werden muss. Gelingt es, die Geschlechtsdysphorie psychotherapeutisch und/oder ggf. mit pubertätsaufhaltenden Medikamenten zu behandeln, lässt sich erfahrungsgemäß auch die Psychose leichter behandeln. Nicht selten kommt es dann zu einer Besserung der psychotischen Symptomatik. Diese psychiatrischen Behandlungen brauchen Zeit. Nicht immer ist ihnen ein schneller Erfolg beschieden. Im Jugendalter wird es bei einem psychisch kranken Patienten auch unter günstigen Behandlungsbedingungen eher selten zu einer geschlechtsangleichenden Hormonbehandlung kommen.

Autismus-Spektrum-Störungen

Im Pubertätsalter bleiben die Symptome von Autismus-Spektrum-Störungen oft latent oder sind noch schwer erkennbar. Nicht selten bringt eine Geschlechtsidentitätsstörung Kinder oder Jugendliche mit einer Autismus-Spektrum-Störung, die noch nicht diagnostiziert wurde, überhaupt erst in kinder- und jugendpsychiatrische Behandlung. Wenn bei einem Patienten, der sich mit einer Geschlechtsidentitätsproblematik vorstellt, eine Autismus-Spektrum-Störung auffällt und noch keine störungsspezifische Diagnostik und / oder Behandlung stattgefunden hat, sollte eine Überweisung zu einem Spezialisten für die Durchführung einer Test-Diagnostik (z. B. den Autismus-Spektrum Quotienten AQ von Baron-Cohen, etc.) erfolgen. Falls sich eine länger anhaltende Geschlechtsdysphorie zeigen sollte, wird eine enge Zusammenarbeit des Transgender-Spezialisten mit dem Autismus-Spezialisten notwendig.

Bei Autismus-Spektrum-Störungen sind eine Vielzahl von psychiatrischen Komorbiditäten beschrieben und beforscht worden (Freitag 2008). Darstellungen von assoziierten sexuellen Störungen, Geschlechtsidentitätsstörungen, paraphilen und / oder pädosexuellen Neigungen finden sich vorwiegend nur in einschlägiger Spezial-Literatur (Forensische Psychiatrie, Sexual-Psychiatrie, Sexual-Therapie, Gender-Therapie). Dazu muss gesagt werden, dass das klinische und phänomenologische Verständnis der sexuellen Entwicklung und des sexuellen Verhaltens von Jugendlichen mit Autismus-Spektrum-Störungen noch lückenhaft ist. Viktoria Märker hat in anschaulichen Fallbeispielen die Besonderheiten der sexuellen Interessen, Wünsche, Fantasien, Aktivitäten und die Beziehungskonflikte autistischer Personen beschrieben, z. B. Lustlosigkeit bei sexueller Unerfahrenheit, transvestitisches Verhalten, transsexuell erscheinendes Empfinden und Verhalten sowie paraphiles und pädosexuell erscheinendes Verhalten (Märker 2015).

De Vries et al. (2010) fanden bei 108 Kindern und 96 Jugendlichen (davon 115 Jungen und 89 Mädchen) mit den Diagnosen „Geschlechtsidentitätsstörung im Kindesalter" und „Geschlechtsidentitätsstörung im Kindesalter nicht näher bezeichnet" bei 11 Kindern und 15 Jugendlichen eine Autismus-Spektrum-Störung. Die Häufigkeit (Inzidenz) bei der Gesamtheit der 204 untersuchten Patienten lag mit 7,8 % zehnmal höher als in der Normalbevölkerung (Prävalenz 0,6 % — 1 %). Über eine Autismus-Spektrum-Störung von 5,5 % von 91 untersuchten transsexuellen Kindern und Jugendlichen berichteten Pasterski et al. (2014).

Die klinischen Bilder und Ausprägungen der Autismus-Spektrum-Störungen sind sehr unterschiedlich und vielgestaltig (Freitag 2008). Der frühkindliche Autismus mit gestörter Sprachentwicklung bzw. und starker Beeinträchtigung des Ausdrucksvermögens ist als Ausschluss-Kriterium für hormonelle Interventionen zu beachten. Dies gilt auch für andere schwere und mittelschwere Ausprägungen von Autismus-Spektrum-Störungen, insbesondere für Patienten mit Minderbegabungen. Hingegen müssen Jugendliche und jungerwachsene Patienten mit einem hochfunktionalen Autismus (High-Functioning-Autism) oder einem klassischen Asperger-Syndrom nicht kategorisch von einer Hormonbehandlung ausgeschlossen werden.

> **Genderdysphorische Jugendliche mit einer Autismus-Spektrum-Störung, bei denen der Verdacht auf eine transsexuelle Entwicklung besteht, sollten nach Möglichkeit erst im jungen Erwachsenenalter mit gegengeschlechtlichen Hormonen behandelt werden, falls dies dann noch erforderlich sein sollte.**

In jedem Fall ist eine sehr sorgfältige Anamnese der frühkindlichen Entwicklung mit besonderer Beachtung der Geschlechtsidentitätsentwicklung notwendig. Darüber hinaus sollte eine ausführliche Sexualanamnese nicht vergessen werden, die freilich in eine tragfähige therapeutische Beziehung eingebaut sein muss. Zu beachten sind *nicht-normative sexuelle Vorlieben*, weil diese die gesamte Lebensführung mit beeinflussen können.

Klinische Erfahrungen zeigen, dass durchschnittlich oder überdurchschnittlich intelligente Menschen mit einer Autismus-Spektrum-Störung mehr Zeit brauchen, bestimmte emotionale Entwicklungsniveaus zu erreichen, als nicht autistische Menschen.

Meyenburg (2014) beschreibt einen 15-jährigen geburts-geschlechtlich männlichen Patienten H., der bereits seit drei Jahren an seiner Klinik für Kinder und Jugendpsychiatrie bekannt war. Vom Intelligenzniveau lag bei dem Patient eine Hochbegabung vor. Bei Aufnahme einer ambulanten Psychotherapie hatte er gegenüber seiner Therapeutin den Gedanken geäußert, als Frau leben zu wollen. Dieser Gedanke sei ihm viele Jahre „unbewusst" gewesen. Zusammen mit dem Bewusstwerden des Gedankens habe er begonnen, sich bewusst zu kleiden und habe sich mit erlesener Herren-Kleidung befasst. In seinem jetzigen Zustand könne er sich noch nicht als Frau zeigen. Als Frau trüge er gerne Kleider des viktorianischen Zeitalters, auf keinen Fall würde er neuzeitlich modischen Trends folgen. Über die Mutter war zu erfahren, dass ihr Sohn in der Kindheit nie nach Mädchenkleidung oder Mädchensachen verlangt habe. Einmal habe sie ihm eine Puppe geschenkt, mit der er auch gespielt habe. Von der Symptomatik her wurde bei dem Patienten eine deutliche Geschlechtsdysphorie gesehen, und von daher auch formal die Diagnose Geschlechtsidentitätsstörung gestellt. Unablässig drängte der Patient auf eine Hormontherapie und hielt an seinem Wunsch fest, als Frau leben zu wollen. Auf Grund seiner panischen Angst vor einer weiteren Vermännlichung seines Körpers wurde ein halbes Jahr nach dem Beginn der Behandlung eine niedrig dosierte Antiandrogen-Therapie mit Cyproteronacetat begonnen, die zu einer deutlichen Entlastung führte. Eine Alltagserprobung lehnte der Patient weiterhin vehement ab. Er forderte, dass zunächst eine feminisierende Hormontherapie erfolgen müsse, zu der sich der Therapeut bisher nicht entschließen konnte. Von den Betroffenen wie vom Patienten H. wird vorgebracht, dass sie erst nach einer Hormonbehandlung die Sicherheit hätten, in der gewünschten Geschlechtsrolle aufzutreten. Meyenburg diskutiert das Für und Wider (siehe hierzu Prantl 2011) einer gegengeschlechtlichen Hormonbehandlung vor einer Alltagserprobung und spricht sich dafür aus, die Alltagserprobung als Vorbedingung für eine gegengeschlechtliche Hormonbehandlung beizubehalten:

„Die klinische Erfahrung zeigt jedoch, dass nur eine solche Erprobungsphase hinreichend Sicherheit geben kann, die richtige Entscheidung für den Patienten zu finden." (Meyenburg 2014, 520)

Noch einmal zurück zu Meyenburgs Fall H. Eine klare transsexuelle Entwicklung seit der Kindheit konnte hier nicht gesichert werden. Meiner eigenen Auffassung nach sollte eine gegengeschlechtliche Hormonbehandlung vor einem Rollenwechsel bzw. zur Vorbereitung auf einen Rollenwechsel aus Sicherheitsgründen bei solchen Jugendlichen eher nicht durchgeführt werden.

Hier sei noch auf eine weitere Arbeit „Gender dysphoria in Asperger's syndrome: a caution" von John Parkinson (2014) verwiesen. Er beschreibt an zwei Fällen ein ähnliches Verlaufsmuster wie de Vries et al., Meyenburg und andere Autoren.

Die referierten Fälle sollen illustrieren, dass eine Autismus-Spektrum-Störung in differentialdiagnostischer Hinsicht als Ausschluss-Kriterium für eine Indikation geschlechtsangleichender Maßnahmen ernst genommen werden muss. Das gilt insbesondere für Kinder und Jugendliche. Letztlich kann aber nicht ausgeschlossen werden, dass eine Autismus-Spektrum-Störung (als Komorbidität) zusammen mit einer dauerhaften Geschlechtsdysphorie auftritt, die auch mit einer Hormonbehandlung und evtl. mit einer geschlechtsangleichenden Operation zu lindern wäre. Umso wichtiger ist für junge Menschen mit Autismus-Spektrum-Störungen eine entwicklungsbegleitende Psychotherapie bei einem Spezialisten, der sich auch mit Geschlechtsidentitätsstörungen auskennt.

Der Autismus-Forscher Simon Baron-Cohen, der in Cambridge lehrt und forscht, vertritt die Hypothese, dass autistische Menschen (beiderlei Geschlechts) in ihrer Embryonal- und Fetalzeit erhöhten Testosteron-Spiegeln ausgesetzt waren. In einer Studie von ihm und seinen Mitarbeitern (Auyeung et al. 2009) wurden die Testosteron-Spiegel von 58 schwangeren Frauen ermittelt. Kinder, die während der Schwangerschaft ihrer Mütter unter erhöhten Testosteron-Spiegeln standen, zeigten später weniger Blickkontakt und entwickelten einen kleineren, allerdings qualitativ höheren Wortschatz. Mit vier Jahren waren ihre Fähigkeiten, sozial zu kommunizieren, weniger entwickelt.

Baron-Cohen postulierte, dass autistische Menschen ein extrem ausgeprägt männliches Gehirn haben („extreme male brain theory"). Betrachtet man in diesem Zusammenhang Frau-zu-Mann-Transsexuelle mit der Komorbidität einer Autismus-Spektrum-Störung, so müsste man einräumen, dass bei Trans-Männern autistische Züge weniger auffallen würden.

Bei einem Patienten mit autistischen Zügen, **Anton**, 21 Jahre alt, fiel mir erst nach einem Jahr auf, dass er als Komorbidität eine Autismus-Spektrum-Störung hatte. Nachdem Anton sich lange nicht aus dem Elternhaus lösen konnte, begann er schließlich mit 23 Jahren ein Ingenieur-Studium. An den Wochenenden fuhr er regelmäßig nach Hause zu seinen Eltern. Auf Grund seiner mathematischen Begabung fand er zwar Anschluss an eine Lerngruppe, blieb aber insgesamt sozial sehr isoliert. Behutsame Anfragen meinerseits, ob er nicht das Bedürfnis nach einer Freundschaft oder darüber hinaus nach einer intimen bzw. sexuellen Beziehung habe, negierte er mehrmals. Dennoch bestärkte ich ihn, dass sich Bedürfnisse nach Beziehungen später noch entwickeln könnten. Er habe ja schließlich auch etwas länger gebraucht, um den Schritt vom Elternhaus an die Universität zu wagen.

Folgt man den klinischen Beobachtungen Aspergers und Baron-Cohens „extreme-male-brain theory", könnte es zunächst verwundern, dass bei Männern mit einer Autismus-Spektrum-Störung „transsexuelle" Entwicklungen von Mann-zu-Frau vorkommen.

Van der Laan et al. (2015a) fanden allerdings in der bereits erwähnten (Kapitel 4.2) Studie an 49 geburtsgeschlechtlich männlichen geschlechtsdysphorischen Kindern, dass ein hohes Geburtsgewicht sowohl mit einem hohen Grad an Geschlechtsnonkonformität als auch mit einem höheren Ausmaß an autistischen Zügen korrelierte. Die Autoren postulierten, dass ihre Studie die erste sei, die an Hand quantitativer Daten Mechanismen belege, die dazu führen, dass Geschlechtsdysphorie und Autismus-Spektrum-Störungen zusammen auftreten. Die wechselseitige Beachtung der neurowissenschaftlichen Erforschung von Geschlechtsidentitätsstörungen einerseits und Autismus-Spektrum-Störungen andererseits, ist derzeit leider noch ungenügend. Von weiteren Befunden aus der Schnittmenge beider Felder wären interessante Aufschlüsse über die Natur von Geschlechtsdysphorie und Autismus zu erwarten (van Schalkwyk et al. 2015).

6.5 Differentielle Diagnostik

Wie erwähnt zeigen die Befunde aus Studien über Inanspruchnahme-Populationen von Spezialambulanzen: In 20% — 50% der Fälle ist es zu Selbstverletzungen gekommen. In 10% der Fälle fanden sich Suizidversuche in der Vorgeschichte. Ca. 40% — 60% der vorgestellten Patienten hatten zusätzliche psychiatrische Diagnosen. Am häufigsten waren affektive Störungen F30—39, neurotische Störungen, Belastungsstörungen und somatoforme Störungen F40—48 (Becker I. et al. 2014).

Wie auch schon gesagt wurde, lassen sich die subjektiven Erlebnis- und sichtbaren Verhaltensweisen unter dem Leidensdruck einer tiefgreifenden und anhaltenden Geschlechtsdysphorie nur schwer von reaktiven Symptombildungen mit entsprechend diagnostizierbaren psychischen Begleiterkrankungen (z. B. Flucht in süchtiges Verhalten) unterscheiden. Kompliziert wird es, wenn komorbide psychische Störungen nur indirekt mit der Geschlechtsidentitätsproblematik in Verbindung stehen (z. B. Traumatisierung in Folge von Misshandlungen durch einen Elternteil, das versucht hat dem Kind das Cross-Dressing auszutreiben). Darüber hinaus können — statistisch zufällig — körperliche und psychische Komorbiditäten auftreten, die nichts mit der Geschlechtsidentitätsstörung zu tun haben.

Differentielle (multiaxiale) Diagnostik

Komorbiditäten
Depressive Zustandsbilder
   z. B. extreme psychophysische Erschöpfung, Suizidalität!
Aggressives Verhalten
   Selbst- und / oder Fremdgefährdung.

Selbstschädigendes Verhalten, Selbstverletzungen
- Imponiert meistens als Borderline-Symptomatik!
- Flucht in die Prostitution bei Mann-zu-Frau-Entwicklungen.

Alkohol und Drogenabusus (häufig Cannabis-Abusus)
- um z.B. Anschluss an Cliquen oder Straßen-Banden zu bekommen
- oder um sich zu betäuben.

Angsterkrankungen
- Schulverweigerung, Schule-Schwänzen,
- Soziophobien, soziophobische Rückzüge,
- Panikattacken (z.B. vor einem lange aufgeschobenen Coming-Out).

Essstörungen
Anorexie, Bulimie, Adipositas permagna.

Psychosomatosen
z.B. Hauterkrankungen, Somatisierungsstörungen.

Asperger-Syndrom
ADHS-Diagnosen.

Posttraumatische Belastungsstörungen
- in Folge von allgemeinen Traumatisierungen wie Vernachlässigung, Misshandlung oder sexuellem Missbrauch (genuine Komorbidität)oder
- in Folge von Traumatisierungen, die in einem engen Zusammenhang mit gegengeschlechtlichem Verhalten stehen, z.B. Bestrafung oder Beschämung durch die Eltern oder Mobbing durch andere Kinder und Jugendliche.

Da Transsexualität nicht mehr als Krankheit bzw. als „morbus" verstanden wird, dürfte man streng genommen nicht mehr von Ko-Morbiditäten sprechen. Aber noch besteht die Konvention, „Transsexualismus F64.0" aus dem Katalog psychischer Erkrankungen der ICD-10 als nosologische Entität zu verwenden.

Meiner Erfahrung nach lassen sich bei genauer Fall-Analyse in vielen Fällen „Komorbiditäten" bei transsexuellen Erwachsenen, ebenso wie bei Jugendlichen, als unterschiedliche Facetten von Traumatisierungen in Folge des Einbruchs der „falschen" Pubertät in ihr Leben verstehen. Die Übergänge von schweren Geschlechtsdysphorien zu Symptomen komorbider Störungen können fließend sein.

Wenn es unter einer psychotherapeutischen und/oder einer Hormonbehandlung zu einer deutlichen subjektiven Besserung der Geschlechtsdysphorie kommt, bessern sich im allgemeinen auch die Folgestörungen, während sich die Symptomatik eigenständiger Komorbiditäten noch deutlicher abzeichnet und damit auch gezielter behandelt werden kann.

Die meisten Patienten können Besserungen oder Verschlechterungen ihrer Geschlechtsdysphorie von anderen bzw. fortbestehenden psychischen Beschwerden gut unterscheiden.

Häufige Komorbiditäten, die sich in den meisten Fällen als Folgestörungen der Geschlechtsdysphorie verstehen lassen, sind: Schwere depressive Störungen, insbesondere mit Rückzugsverhalten, Schulabsentismus aus Scham, Sozialphobien, Sprechphobien aus Angst, mit der nicht passenden Stimme aufzufallen; Essstörungen, Bulimie, Anorexie, Drogen-Abusus, exzessives Betreiben von Kraft- oder Laufsport, Internet-Sucht, Spiel-Sucht, „Daueraufenthalt" in sozialen Medien wie Facebook oder in speziellen Foren, Ausweichen in Spiele-Welten, Dissoziative Störungen (siehe Kasuistik Alvaro, Kapitel 5.1.6). Mit einer erfolgreichen hormonellen und psychotherapeutischen Behandlung der Geschlechtsdysphorie lockern sich normalerweise die Symptome der Folgestörung oder klingen langsam ab. Gleichwohl muss die psychotherapeutische Arbeit auf die jeweilige Komorbidität fokussiert werden; insbesondere wenn sie sich verselbständigt hat, wie z.B. eine Suchterkrankung.

7 Psychotherapie

7.1 Psychotherapie mit geschlechtsdysphorischen Kindern

Diskussionen und Veröffentlichungen zur Geschlechtsdysphorie bei Kindern und Jugendlichen — so auch dieses Buch — laufen Gefahr, sich thematisch zu früh auf die Kontroverse um die Indikation somatischer geschlechtsangleichender Maßnahmen zu verengen. In einer ähnlichen Gefahr befinden sich Gender-Spezialisten, wenn sie sich von einem starken Leidensdruck ihrer Patienten darauf einengen lassen, sich nur mit der „Genehmigung oder der Ablehnung" einer Hormontherapie zu beschäftigen und andere wichtige Aufgaben vernachlässigen. Dazu gehört vor allem, für eine geeignete psychotherapeutische Behandlung und ihre Bereitstellung zu sorgen, nicht zuletzt um Zeit für den diagnostischen Prozess zu gewinnen. Ohne einen Evaluationsprozess, der von Patient zu Patient von ganz unterschiedlicher Dauer sein kann, lassen sich geschlechtsangleichende Maßnahmen nicht verantworten; denn neben Trans-Jugendlichen, die auf somatische geschlechtsangleichende Behandlungsmaßnahmen angewiesen sind, gibt es eine Vielzahl von gendervarianten Kindern und Jugendlichen, für die eine somatische Behandlung nicht (oder noch nicht) in Frage kommt, weil nicht sicher ist, ob irreversible Behandlungsmaßnahmen überhaupt Abhilfe schaffen könnten, oder weil die damit verbundenen Risiken einer Fehlindikation zu groß wären.

Das Kapitel umfasst die psychotherapeutische Arbeit mit folgenden Patientengruppen: 1. Geschlechtsdysphorische Kinder und Jugendliche in der Anfangsphase des psycho-diagnostischen Prozesses, bei denen noch nicht feststeht, „wohin die Reise geht"; 2. Geschlechtsdysphorische Kinder und Jugendliche, für die eine pubertätsunterdrückende Behandlung nicht oder noch nicht in Frage kommt; 3. Transsexuelle Jugendliche, für die eine pubertätsunterdrückende Behandlung indiziert ist.

7.1.1 Überlegungen zu einer entwicklungsorientierten Psychotherapie

Während der Pubertät kommt es bei Mädchen und Jungen nicht nur zu einem Wachstumsschub, sondern zu einer Metamorphose. Der kindliche Körper von Mädchen oder Jungen verwandelt sich in einen jugendlichen und schließlich in einen erwachsenen, geschlechtsreifen, d. h. fortpflanzungsfähigen weiblichen oder männlichen Geschlechtskörper. Der männliche Geschlechtskörper wird zeugungsfähig. Der weibliche Geschlechtskörper wird empfängnis- und gebärfähig und entwickelt nach einer Geburt die Fähigkeit ein Kind zu säugen. Mit der geschlechtlichen Metamorphose einhergehend kann es zu einer dramatischen Aktivierung von Verliebtheitsgefühlen und triebhaftem Begehren kommen, die getrennt voneinander auftreten oder auch miteinander einhergehen können.

Die libidinöse Besetzung potenzieller Partner und die anstehende libidinöse Aneignung des eigenen Geschlechtskörpers, die sich in diffusen, aber intensiven, bisher nicht gekannten Gefühlen manifestieren, führen zu innerer Verwirrung, Verstimmung, Unbehagen bis hin zu massiver Geschlechtsdysphorie. Bange Fragen wie: „Bin ich lesbisch?", „Bin ich schwul?", „Bin ich ein richtiger Junge?", „Bin ich ein richtiges Mädchen?" beunruhigen viele Jugendliche, ohne dass sie es sich anmerken lassen. Sie empfinden Schamgefühle, die sie sich nicht eingestehen oder wahrhaben wollen. Würden sie sich damit öffnen, würden sie fürchten müssen, nicht ernst genommen oder in eine Richtung gedrängt zu werden, die sie nicht wollen. Deshalb bleiben sie mit ihren neuen Gefühlen und Gefühlsmischungen von bisher nicht gekannter Intensität eher allein. Vielen Jugendlichen fehlt ein guter Freund oder eine gute Freundin. Oft mangelt es ihnen an einer intakten gleichgeschlechtlichen Peer-Gruppe, in der sie sich austauschen und entwickeln könnten. Neben ausgeprägten Autonomiestrebungen, die sich nicht als beständig erweisen, stehen starke regressiv-kindliche Bedürfnisse. Die Ambivalenzen in diesem Spannungsfeld spielen sich sowohl zwischen den Jugendlichen und ihren Eltern als auch zwischen ihnen und ihren (potenziellen) Liebespartnern ab. Hierzu ein Zitat von Fonagy und Luyten (2011):

> *„Die sexuelle Erregtheit macht (Adoleszenten) das Mentalisieren besonders schwierig, weil der Ausdruck infantiler sexueller Gefühle zu den wenigen infantilen Emotionsäußerungen zählt, die noch nicht einmal von den sensibelsten Bindungsfiguren gespiegelt werden. Das hormongesteuerte Auftauchen der Psychosexualität kann psycho-physische Erfahrungen hervorrufen, für die der junge Mensch keine angemessene sekundäre (symbolische) Repräsentation besitzt, sodass Agieren und Inszenieren zu den bevorzugten Ausdrucksformen des subjektiven Erlebens werden."* (Fonagy/Luyten 2011, 916)

Jugendliche, die in sich ein Zugehörigkeitsgefühl zum anderen Geschlecht vorfinden, befinden sich in der oben beschriebenen Lage. Weder ihre sexuellen Gefühle noch ihr Geschlechtsidentitätsgefühl können von ihren Bindungsfiguren gespiegelt werden.

Erwachsenen fällt es oft schwer, sich in geschlechtsdysphorische Jugendliche hineinzuversetzen. Wir — die Erwachsenen — möchten am liebsten nicht (mehr) mit jenen schwierigen Gefühlen junger Leute konfrontiert werden, von denen wir glauben, sie irgendwie hinter uns gelassen zu haben. Keinesfalls aber möchten wir die Jugendlichen in eine peinliche Situation bringen, indem wir sie durch „komische Fragen" verunsichern und in ihre psychische Intimsphäre eindringen.

> Verwirrung, geschlechtliches Unbehagen und Verunsicherung hinsichtlich der sexuellen Orientierung (Geschlechtsdysphorie im weiteren Sinne) unterscheiden sich bei heterosexuellen, homosexuellen, bisexuellen und transsexuellen Jugendlichen nur hinsichtlich Intensität und Dauer.

Geschlechtsdysphorische Kinder und Jugendliche und auch Jugendliche, die sich transsexuell entwickeln, verharren oft in einer verlängerten Phase einer Geschlechtsidentitätsverunsicherung. Sie empfinden „etwas", was sie selbst nicht einmal als Unstimmigkeit benennen können. Am ehesten merken sie, dass sie „irgendwie anders" sind, als die anderen Kinder. Dabei nehmen sie schmerzlich wahr, dass ihnen eine Unbeschwertheit abgeht, die sie bei den anderen Kindern durchaus sehen können.

Manche Patienten, die in Folge ihrer begonnenen Pubertät schon massiv unter Geschlechtsdysphorie leiden und deshalb schon eine pubertätsunterdrückende Behandlung bekommen, befinden sich in psychosexueller Hinsicht noch in der Entwicklungsphase der *Latenz*. Das kann bedeuten, dass sie es noch sehr unangenehm finden können, über das Thema „Sexualität" zu sprechen. Spricht man sie als Therapeut darauf an, werden sie verlegen und machen mimisch oder gestisch deutlich, dass es ihnen lieber wäre, man würde sie mit diesem Thema in Ruhe lassen. Diese Schwierigkeit stellt eine enorme Herausforderung an die behandelnden Kinder- und Jugendpsychotherapeuten dar. Eine Möglichkeit, mit dieser Herausforderung umzugehen, könnte darin bestehen, eine Form der Aufklärung zu finden, die dem individuellen Entwicklungsstand des Kindes gerecht wird. Eine andere Strategie könnte sein, die Eltern mit in das Thema einzubeziehen und gemeinsam mit ihnen zu überlegen, wer im Umkreis des Jugendlichen „aufklärend" mitwirken könnte, z. B. ein älterer Bruder, eine ältere Schwester, oder ein Verwandter gleichen Geschlechts, der das Vertrauen des Jugendlichen genießt. Die wichtigste Strategie in solchen Fällen besteht in aufmerksamem Verfolgen der weiteren Entwicklung, um feine Entwicklungsveränderungen wahrzunehmen und aufzugreifen. Auf jeden Fall sollte das Thema „Sexualität" in geeigneter Form an- und besprochen werden, bevor die pubertätseinleitende gegengeschlechtliche Hormonbehandlung begonnen wird.

Bei älteren adoleszenten Patienten, deren unerwünschte — weil nicht passende — Pubertät schon weiter fortgeschritten ist, kommt es zu rasch wechselnden Affektzuständen. In der therapeutischen Station kann dies dazu führen, dass sie zwischen Eltern- und Peerübertragungen auf ihre Therapeuten oszillieren. Auch diese Dynamik kann es manchmal schwer machen, Fragen zu ihrer Geschlechtsidentität und Sexualität zu explorieren.

Die Geschlechterkonstellation im Therapeuten-Patienten-Verhältnis muss reflektiert werden; besonders dann, wenn es bei den Patienten an geeigneten weiblichen bzw. an männlichen Modellen gefehlt hat.

Kinder und Jugendliche können Schamgefühle unterschiedlich gut verbergen. Empfundene Scham teilt sich meistens nonverbal in Mimik und Körperhaltung mit. Das Gespräch kommt ins Stocken. Patienten in schamvollen Verfassungen drucksen herum, sprechen leise, senken ihren Blick, oder wiederholen

Äußerungen wie z. B.: „Ich weiß nicht ...“!

Es ist gut, wenn Schamgefühle sich überhaupt zeigen können und nicht verborgen gehalten werden müssen. Älteren Jugendlichen oder Erwachsenen gelingt es in der Regel besser,
ihre Schamgefühle zu zeigen oder selbst auszusprechen. Denn
nur wenn Schamgefühle sich zeigen dürfen, können sie vom
Therapeuten auch als solche benannt und entdramatisiert werden.

Dabei bietet sich die Gelegenheit, die positiven Seiten von
Schamgefühlen zu betonen und zu erklären, dass auch Kindern und Jugendlichen eine Intimsphäre zusteht, die sie unter
Beachtung ihrer Schamgefühle schützen dürfen, ja schützen
sollen. Gelingt es Therapeuten, ihren Patienten dies zu klar zu
machen, werden sie öffnungsbereiter und damit empfängli-
cher für Erklärungen, warum das Sprechen über die eigenen
Geschlechtsorgane und über sexuelle Gefühle so wichtig ist.
Weitere Aspekte der Scham bei transsexuellen Entwicklungen
werden weiter unten noch einmal aufgenommen.

7.1.2 Überlegungen zur Kontaktaufnahme und zur Exploration

Wenn Eltern mit ihrem geschlechtsdysphorischen Kind — oft
nach einer längeren Odyssee — bei einem Transgender-Spezialisten ankommen, bringen sie manchmal schon eine selbst ge-
stellte Differentialdiagnose mit; nämlich, dass es sich bei ihrer
Tochter / ihrem Sohn nicht um eine „Phase“ handle. Gemeint
ist, dass sie und ihr Kind zur Einschätzung gekommen sind,
dass die Geschlechtsdysphorie anhält, dass nicht mehr damit
zu rechnen ist, dass sie vorübergeht, und dass sie immer unerträglicher wird.

Erweisen sich die fremdanamnestischen Angaben der Eltern
als zutreffend, deutet dies darauf hin, dass keine vorübergehende (inkonstante, passagäre) Geschlechtsdysphorie vorliegt.
Das wäre ein wichtiger fremdanamnestischer Befund für die
differential-diagnostische Einschätzung! Kinder solcher Eltern wirken häufig überzeugend mädchenhaft / weiblich bzw.
jungenhaft / männlich, genau so wie es ihrem subjektiven Geschlechtszugehörigkeitsempfinden entspricht. Sie hatten meistens schon ein Coming-Out in der Schule und werden dort
mehr oder weniger von Lehrern und Klassenkameraden als
Trans-Mädchen oder Trans-Jungen akzeptiert.

Andere Eltern, die mit ihrem Kind vorstellig werden, berichten, dass sie überrascht und verunsichert waren, als ihnen ihre Tochter/ihr Sohn eröffnet hat, dass sie/er sich nicht als Mädchen/Junge fühlt. Sie hätten verwundert reagiert, weil ihnen früher nicht aufgefallen sei, dass ihr Kind geschlechts-untypisches Verhalten gezeigt habe. Sie hätten das Unglücklich-Sein ihres Kindes für eine „Pubertätskrise" gehalten. Nun müssten sie befürchten, dass sie mit ihrem Kind große Problem bekommen würden. Sie wollten alles tun, dass es ihrem Kind wieder besser gehe. Sie machten sich aber große Sorgen, weil sie nicht überblicken könnten, was auf sie und ihr Kind alles zukäme.

Für Transgender-Spezialisten kommt es nun darauf an, einen möglichst guten therapeutischen Kontakt zum Patienten und zu seinen Eltern aufzubauen. Erstes Ziel ist es, eine diagnostische Vorstellung zu gewinnen, um den Patienten und die Eltern beraten zu können: Welche Behandlungsoptionen kommen in Frage, die sich für das Wohl des Kindes/des Jugendlichen als die besten erweisen?

Geschlechtsdysphorische Kinder und Jugendliche, bei denen aus den verschiedensten Gründen eine gegengeschlechtliche Hormonbehandlung nicht verantwortet werden kann, sind in besonderer Weise auf die psychotherapeutische Behandlung angewiesen. Allenfalls ist bei geburtsgeschlechtlichen Jungen an eine testosteronblockierende und bei geburtsgeschlechtlichen Mädchen an eine menstruationsunterbindende Behandlung zu denken, wenn die bestehende Geschlechtsdysphorie nicht ausreichend durch psychotherapeutische Interventionen gemildert werden kann. Um spätere Enttäuschungen zu vermeiden, muss dann allerdings ganz klar gemacht werden, dass die Behandlung mit Hormon-Blockern nicht automatisch bedeutet, dass eine gegengeschlechtliche Hormonbehandlung erwartet oder eingefordert werden kann.

Aus der Perspektive der geschlechtsdysphorischen Kinder und Jugendlichen ist die erste Kontaktaufnahme zu einem Therapeuten meistens angstbesetzt, entscheidet sich doch oft schon in den ersten Minuten der Begegnung, ob sie sich gesehen und ernst genommen fühlen. Komplementär zu den Ängsten sind die Hoffnungen und die Erwartungen groß, bald so leben zu können, wie es ihrem geschlechtlichen Empfinden entspricht. Sieht man von der wichtigsten Funktion der Informationsgewinnung einmal ab, so dient die Exploration der Therapeuten und Therapeutinnen zunächst dazu:

1. in einen emotionalen Kontakt mit dem Patienten zu kommen;
2. eine möglichst klare Vorstellung vom Erleben und Verhalten des Patienten gegenüber Bindungspersonen, Freunden und Mitschülern zu bekommen;
3. eigene Fantasien (affektiv-kognitive Verzerrungen) zu reflektieren und hintanzustellen sowie vorschnelle Hypothesenbildung zu vermeiden.

Grundsätzlich geht es darum, dem Patienten nicht voreilig eine Diagnose überzustülpen, die ihn zu etwas „macht", was er nicht ist.

Besonders Kinder, aber auch noch Jugendliche brauchen Resonanz und Fragen, die von einem persönlichen Interesse geleitet sind. Im Rahmen einer entwicklungsorientierten Psychotherapie ist die spür- und erkennbare Persönlichkeit des Therapeuten als Modell (oder Gegen-Modell) wichtig.

Vor allem sollte es für die höheren Emotionen wie Freude, Zuversicht, Hoffnung, Dankbarkeit und Stolz (siehe unten) Raum und Zeit in den Sitzungen geben.

Die Schwierigkeiten, sich einem Therapeuten gegenüber zu öffnen, können manchmal aussehen wie übersteigertes pubertäres Verhalten (flegelhaftes Gebaren oder „Null-Bock"-Attitüde). Meistens handelt es sich jedoch um Unsicherheit, Schüchternheit oder Scham, die hinter einer schwer zu durchschauenden Fassade versteckt werden. Nicht selten ist es auch ein ängstliches Abwarten, was geschieht; ein Beobachten und „Testen" des Therapeuten. In diesem Zusammenhang ist es sinnvoll und wünschenswert, wenn nach dem Erstgesprächstermin ein nachfolgendes Gespräch möglichst bald angeboten werden könnte.

Lothar, ein fast 16-jähriger Patient mit einer transsexuellen Entwicklung von Frau zu Mann kam zu mir, um im Rahmen einer so genannten Zweitsicht mein Einverständnis zu einer Testosteron-Behandlung zu bekommen. Er setzte sich mit einem wissenden Lächeln vor mich hin und wartete auf konkrete Fragen. Diese stellte ich ihm dann auch, zumal er durch Körperhaltung und Blicke wissen ließ, dass er nicht bereit war, mir spontan etwas von sich zu erzählen. Am Ende des Gespräches war ich erstaunt, wie viel ich über ihn erfahren hatte. Es reichte, die Testosteron-Behandlung zu befürworten. Lothar hatte beiläufig eingeflochten, dass er mit anderen Trans-Jungen Filme von sich in YouTube gestellt hatte. Ich staunte, war aber nicht verwundert, als ich ihn auf YouTube fand, wo er eloquent, intelligent, witzig und sehr anschaulich über den Fortgang seiner Transition berichtete und hilfreiche Ratschläge gab, was andere Trans-Jungen in einer ähnlichen Situation beachten sollten. Danach wurde mir klar, wie normal Lothar als Jugendlicher doch war, indem er schon „sein eigenes Ding" machte, und dem „Gate-Keeper" für seine Testosteron-Behandlung nur das Notwendigste preisgab.

Spezifische emotionale Ziele der Exploration von geschlechtsdysphorischen Kindern und Jugendlichen sind:

1. Verbesserung der sinnlichen und damit der inneren Wahrnehmung des Patienten.
2. Hilfe zur Unterscheidung: einerseits, wie der Patient seine Geschlechtszugehörigkeit primär empfindet und welche Schwierigkeit er (noch) damit hat, und andererseits, wie er seine Geschlechtsidentität selbst konstruiert.

Zur Differenzierungen dieses Themas im Gespräch mit den Jugendlichen eigenen sich die Dimensionen, die Tobin et al. (2010) zum Geschlechtsidentitätsempfinden vorgeschlagen haben.

Fünf Aspekte (Dimensionen) des Geschlechtsidentitätsempfindens
(Tobin et al. 2010, nach Steensma et al. 2013a)

1. Wissen um die Zugehörigkeit (membership knowledge) zu einem der beiden Geschlechter oder einer anderen Geschlechtskategorie.
2. Wissen um die Bedeutung der Geschlechtszugehörigkeit für andere Zugehörigkeiten (gender centrality).
3. Zufriedenheit mit der Geschlechtszugehörigkeit (gender contentedness).
4. Empfundene Geschlechtskonformität (felt gender conformity).

> 5. Empfundene Geschlechtseigentümlichkeit (felt gen-
> der typicality; Einmaligkeit als Frau, Mann oder An-
> gehörige einer anderen Geschlechtsidentität; Ergän-
> zung vom Verfasser).

Die detaillierte Erfassung und Rekonstruktion der geschlechts-
stereotypen Verhaltensweisen und Vorlieben und des Verhält-
nisses zum eigenen (Geschlechts-)Körper dient neben der Informationsgewinnung auch dazu, nicht klar wahrgenommene
oder abgewiesene Gefühle des Patienten anzusteuern und ihm
damit zu helfen, seine Gefühle zur Sprache zu bringen. Wenn
dies gelingt, wird es für den Patienten leichter, seine individuelle Entwicklung in eine Erzählung bzw. Narration zu fassen,
die entweder kohärent, inkohärent lückenhaft oder ungeord-
net und überfrachtet sein kann. Gefühle, wie z. B. unterdrückte
Ängste oder Scham, sich mit seinem So-Sein zu zeigen, können
nun vom Therapeuten angesprochen und so dem Patienten gespiegelt und damit zugänglich gemacht werden.

Besonders für Kolleginnen und Kollegen in Ausbildung gilt
der Rat: Folgen Sie beim Erstgespräch und allen weiteren
Explorationen im Therapieverlauf Ihrer eigenen Neugier
und Ihren eigenen Erkenntnisinteressen! Ergänzen Sie
nachträglich, was zur einer Vervollständigung der Anamnese noch fehlt.

In pragmatischer Hinsicht geht es für den Therapeuten darum,
den Patienten, seine „Lebenswelt" und „innere Welt" möglichst
gut kennenzulernen. Ziel ist es, ein therapeutisches Arbeitsbündnis zu begründen und es zu stärken, die familiären Beziehungen und die Beziehung zu Peers zu verbessern, kurz: die
Entwicklung auf allen Ebenen zu fördern (Autonomie-Entwicklung, psychosexuelle Entwicklung, Identitätsentwicklung).

7.1.3 Allgemeine psychotherapeutische Aufgaben bei der diagnostischen Abklärung und Behandlung von Geschlechtsdysphorie

Ein erster wichtiger Fokus der Psychotherapie ist die Auflockerung — wenn möglich Auflösung — ungesunder Anpassungsstrategien: z. B. Verheimlichung, aggressive oder autoaggressive Verarbeitungsmechanismen oder Flucht in Fantasiewelten. Ziel ist die Stärkung der Öffnungsbereitschaft, des Selbstbehauptungsvermögens und die Integration in Peer-Gruppen und damit in die Gesellschaft.

Nicht weniger wichtig ist zweitens die Fokussierung auf die Verbesserung der Selbstwahrnehmung und des Introspektions- und Selbstreflexionsvermögens. Infolge der körperlichen Unstimmigkeit werden Körpergefühle, Bedürfnisse und Emotionen wie Ekel, Scham, Neid, Wut, Selbsthass oft sehr stark abgewehrt (siehe hierzu Auflösung innerer Verwirrung und Affektdifferenzierung S. 180).

Werden in diesem Bereich Fortschritte gemacht, so geht es im weiteren Therapieverlauf um den Aufbau von Selbstbewusstsein über die Entwicklung der eigenen individuellen Geschlechtsidentität: „Was für ein Mädchen bin ich als transidentisches Mädchen unter Mädchen? „Was für ein Junge bin ich als transidentischer Junge unter Jungen?" Priorität haben jedoch Hilfestellungen bei der Auflösung innerer Verwirrung und noch bestehender Geschlechtsidentitätsdiffusion.

7.1.4 Übergeordnete Behandlungsziele

Gegengeschlechtliches Ausdrucksverhalten von Kindern kann und darf nicht durch therapeutische Interventionen „wegbehandelt" werden. Eine von außen forcierte „Normalisierung zu geschlechtsstereotypem Verhalten" etwa im Sinn einer „reparativen Therapie" löst das Problem eines gender-varianten Kindes nicht und beeinträchtigt nur seine seelische Entwicklung — egal wohin sie geht. So werden die meisten Jungen, die sich weiblich kleiden oder schminken, später eher homosexuell. Nur bei einigen von ihnen zeigt sich in der Pubertät oder noch später in der Adoleszenz und im Erwachsenenalter eine Transsexualität.

Wichtigstes übergeordnetes Behandlungsziel bei der Behandlung geschlechtsdysphorischer Kinder und Jugendlicher, bei denen noch nicht ausgemacht ist, ob eine transsexuelle Entwicklung vorliegt, ist die Auflösung der inneren Verwirrung und die Förderung der Fähigkeit, dem eigenen Geschlechtsidentitätsempfinden zu trauen und sich damit auszudrücken.

Geschlechtsdysphorische Kinder und Jugendliche brauchen Hilfe bei der Differenzierung ihrer „gemischten Gefühle", d. h. bei der Affektdifferenzierung und ganz allgemein bei der Selbstwahrnehmung. Mit den hormonellen Umstellungen und den körperlichen und seelischen Veränderungen der Pubertät brechen über Mädchen und Jungen dramatische libidinöse Umverteilungsprozesse herein. Ganz neu und intensiv erlebtes Begehren von potenziellen Liebesobjekten bestimmt nun das Erleben und muss von einem nicht so schnell mitwachsenden Ich irgendwie emotional reguliert werden. Welcher Betrag der Libido bleibt übrig für die libidinöse Besetzung des eigenen Körpers, der verweiblicht oder vermännlicht? Therapeutisch erfordert die Hilfestellung bei der Affektdifferenzierung Pubertierender viel Geduld. Ekel-, Scham- und Schuldgefühle, Wut, Ärger, Selbstverachtung, Ängste, Resignation und suizidale Gedanken, sind bei geschlechtsdysphorischen Adoleszenten oft noch heillos „miteinander verknäuelt". Bei der Bearbeitung spezifischer Ängste, z. B. vor Ablehnung durch Bindungspersonen und Familienmitglieder, vor Ausstoßung durch die Peer-Gruppe, vor Diskriminierung in der Öffentlichkeit, kommen Separations-Individuations-Konflikte zu Tage. Ohne sich darüber recht bewusst zu sein, erleben sich Adoleszente in einem quälenden Konflikt zwischen Selbstbehauptung (Bewahren des Selbst) und dem drohenden Verlust ihrer Bindungspersonen und wichtiger Peer-Beziehungen und Freundschaften.

Zu den oben erwähnten „auf Dauer ungesunden" Anpassungsstrategien gehören die Verheimlichung von Cross-Dressing, aggressive oder autoaggressive Verarbeitungsmechanismen und sehr häufig der innere Rückzug in ein „Retreat", d. h. die Flucht in eine Trost- oder Fantasiewelt. Eine wichtige Teilaufgabe der psychotherapeutischen Arbeit besteht darin, mit den Patienten ihr „Retreat" behutsam kennenzulernen und es gleichsam mit ihnen zusammen „aufzusuchen". Erst wenn dies ansatzweise gelingt, können tragfähigere Anpassungsmechanismen mit ihnen erarbeitet werden (siehe S. 115).

Wachsender Leidensdruck unter Geschlechtsdysphorie bzw. unter einem nicht stimmig empfundenen Geschlechtskörper führt häufig zu einer problematischen kognitiven Einengung, den Druck möglichst schnell loszuwerden. Als Beispiel sei ein überstürztes Coming-Out genannt, das die menschliche Umwelt überfordert und zu neuen Problemen und zu eigentlich unnötigen Abweisungserfahrungen führt. Das Erkunden bisher nicht bedachter „Optionen" für den weiteren Lebensweg dient dazu, sozial selbstschädigendes Verhalten zu vermeiden und trägt zu einer Verbesserung des Introspektions- und Selbstreflexionsvermögens bei.

Bei der Bearbeitung spezifischer Ängste, z. B. vor Ablehnung, Diskriminierung, Ausstoßung, Entwertung, Beschämung etc., kommen nicht nur aktuelle Diskriminierungserfahrungen zur Sprache, sondern oft auch Traumatisierungen, die in der Vergangenheit erlebt und zunächst verdrängt wurden. Diese verängstigenden Erfahrungen müssen nach Prinzipien der Trauma-Therapie aufgearbeitet werden. Oft steht diese Arbeit ganz im Vordergrund. Dabei realisieren die Patienten oft selbst, dass ihnen Grundlagen für wichtige Entscheidungen, wie z. B. für ein Coming-Out in unübersichtlichen sozialen Verhältnissen, noch fehlen.

Bei der Exploration bekommen manche Patienten Angst, dass der Therapeut verdeckt nach psychischen Ursachen für ihre transsexuelle Entwicklung forscht, und sie befürchten, dass ihr gegengeschlechtliches Empfinden durch Deutungen wie ein neurotisches Symptom „wegbehandelt" werden soll. Transsexuelle Patienten reagieren in besonderem Maße mit einem „Identitätswiderstand" (Pfäfflin 1994), siehe hierzu Kapitel 5.1.5 (S. 97). Wenn es unter Beachtung des Identitätswiderstandes gelingt, sich dem Ziel des Verstehen-Wollens behutsam zu nähern, wird es den Patienten möglich, ihr inneres Erleben zu erkunden, sich damit zu öffnen und peinigende Scham, Verwundungen und Verletzungen sehen zu lassen.

Bei einigen Patienten, die nur mit einer „transsexuellen Lösung" überleben konnten, kann es während der Behandlung zu tiefen Einsichten in das Zustandekommen ihres Geschlechtsidentitätsgefühls kommen, ohne dass sie sich dadurch bedroht fühlen müssen. Manche Patienten fordern von sich aus diese „Verstehens-Arbeit" ein. Es ist, als wollten sie nicht nur Verständnis dafür, dass sie auf ihr gegengeschlechtliches Empfinden mit allen Konsequenzen nicht mehr verzichten können, sondern als wollten sie selbst verstehen, warum sie für ihre Selbstbehauptung ihr gegengeschlechtliches Empfinden brauchen.

Es folgen übergeordnete Behandlungsziele, die nach Möller et al. (2014) bei allen geschlechtsdysphorischen und/oder geschlechtsvarianten Kindern und Jugendlichen angestrebt werden sollten. Diese Ziele sind so formuliert, dass sie für die Behandlung aller Formen von Geschlechtsdysphorien gelten und (mit Ausnahme von Punkt 10) offen halten, ob und wann eine pubertätsunterdrückende oder eine gegengeschlechtliche Hormonbehandlung indiziert werden kann.

Behandlungsziele

1. Die Therapeutin/der Therapeut soll das Geschlechtsidentitätserleben des Patienten ernst nehmen, ohne es zu bewerten. Nur wenn sich der Patient sicher fühlt, kann sie/er über Schamgefühle sprechen, die eigenen Empfindungen und Wünsche sowie die Ablehnung der körperlichen Geschlechtsmerkmale näher erkunden.

2. Beachtung aller Entwicklungsbereiche und Unterstützung bei allen Entwicklungsaufgaben (Schule, Peer-Beziehungen, Liebesbeziehungen, Ablösung von den Eltern).

3. Die Therapeutin/der Therapeut soll dem Patienten helfen, die Zusammenhänge seines Geschlechtsidentitätserlebens mit den ihren/seinen übrigen Problemen besser zu verstehen.

4. Die Therapeutin/der Therapeut soll dem Patienten helfen, Lösungen für sich zu finden, wie, wo und mit wem, sie/er sich mit seinem Geschlechtsidentitätserleben wohlfühlen kann.

5. Die Therapeutin/der Therapeut soll dem Patienten helfen, das allgemeine Wohlgefühl zu erhöhen und Möglichkeiten zu Selbstverwirklichung zu finden.

6. Die Eltern bzw. die Familie sollen gestärkt werden, eine akzeptierende und unterstützende Umgebung zu schaffen, die es dem Kind/dem Jugendlichen ermöglicht, sich zu entwickeln. Die Schwierigkeiten im Umgang mit der Geschlechtsdysphorie sollen offen angesprochen und diskutiert werden.

7. Die Eltern sollen nach ihren Möglichkeiten über den aktuellen Stand der Forschung und der daraus ableitbaren Behandlungsmöglichkeiten informiert und aufgeklärt werden.

8. Die Therapeutin / der Therapeut soll den Eltern und dem Patienten helfen, Unsicherheiten und Ängste im Hinblick auf die Entwicklung des Geschlechtsidentitätserlebens auszuhalten.

9. Eingehende Beratung und Begleitung der Kinder bzw. der Jugendlichen und ihrer Familien im Prozess der Entscheidungsfindung. Zu jedem Zeitpunkt sorgfältige Erörterung aller in Frage kommenden Optionen.

10. Wenn gewünscht, soll die Therapeutin / der Therapeut das Coming-Out im familiären oder sozialen Umfeld aktiv unterstützen (z. B. durch Beratung des Klassenlehrers oder der Schulleitung).

11. Arbeit an der Fähigkeit zur Mentalisierung, Symbolisierung und Konfliktverarbeitung (bzw. an Ablösungsschwierigkeiten von den Eltern oder an Konflikten mit Gleichaltrigen).

12. Ermutigung, sich im therapeutischen Rahmen mit dem eigenen Körper auseinanderzusetzen. Voraussetzung ist die Schaffung einer sicheren Basis. (Gespräche mit dem Patienten über sexuelle Gefühle und Fantasien, ggf. sexuelle Präferenzen, körperliche Veränderungen, das eigene Körperbild, etc.).

Mir erscheint diese Aufgabenliste — mit Ausnahme von Punkt 10 — sehr gut geeignet für Behandlungsverläufe, in denen im diagnostischen Prozess noch nicht klar geworden ist, ob sich eine transsexuelle Entwicklung zeigen wird. Die Liste kann Gender-Therapeuten helfen, zusammen mit ihren Patienten und deren Eltern, daran zu arbeiten, alle möglichen Optionen (siehe Punkt 9) möglichst lange offen zu halten, um impulsive oder unbedachte Lösungsversuche zu vermeiden. So kann ein übereilter und unbedachter Rollenwechsel in der Schule zu einer Überforderung des Patienten führen, die sie / ihn nur noch weiter destabilisiert (siehe unten). Insbesondere muss darauf geachtet werden, dass sich der Patient aufgrund mangelnden Selbstbehauptungsvermögens nicht in einer „Opfer-Identität" einrichtet.

Zur Vertiefung des Themas der psychotherapeutischen Behandlung geschlechtsdysphorischer Kinder und Jugendlicher möchte ich an dieser Stelle das von Domenico Di Ceglie und David Freedman herausgegebene Buch „A Stranger In My Own Body – Atypical Gender Identity Development and Mental Health" empfehlen (Di Ceglie/Freedman (Eds.) 1998), das die Möglichkeiten, geschlechtsdysphorischen Kinder und Jugendlichen rein psychotherapeutisch auch ohne hormonelle Interventionen zu helfen, darstellt. Die Autoren knüpfen dabei an die Tradition der Londoner kinderpsychoanalytischen Schulen (Anna Freud, Melanie Klein, Donald Winnicott u. a.) an.

Kinder und insbesondere Jugendliche, die an massiver Geschlechtsdysphorie leiden, übertragen ihren Leidensdruck – ob sie es wollen oder nicht – auf ihre Therapeuten als großen Druck und zeigen ihnen so, dass sie mit ihrer Funktionsfähigkeit an den Rand ihrer Möglichkeiten gekommen sind („working on the edge").

In seiner Arbeit: „Engaging young people with atypical gender identity development in therapeutic work: a developmental approach." widmet sich Di Ceglie (2009) dem Problem, junge Patienten, die sich in derartigen Leidenszuständen befinden, dennoch zu einer Mitarbeit bei der angebotenen Psychotherapie zu motivieren.

7.1.5 Zur Frage eines Rollenwechsels vor der Pubertät

Wenn Kinder vor der Pubertät – aber auch Jugendliche in der Pubertät – mit Hilfe der Eltern einen Rollenwechsel in der Schule ernsthaft erwägen oder gerade dabei sind, ihn schon zu organisieren, ist es wichtig, ihnen und den Eltern zu helfen, keine unüberlegten oder überhasteten Entscheidungen zu treffen, deren Konsequenzen nicht abschätzbar sind. Die Frage, ob ein Rollenwechsel in der Schule im Kindes- oder Jugendalter sinnvoll ist, kann nach sorgfältiger Diagnostik, psychotherapeutischer Bearbeitung und differenzierter Evaluation der Prognose (Konstanz des Geschlechtsidentitätsgefühls, Selbstbehauptungsvermögen in der stimmigen Geschlechtsrolle) nur individuell beantwortet werden. Diesen Grundsatz gilt es dem Patienten und seinen Eltern schon im Erstgespräch bei der Aufklärung über das weitere Vorgehen zu vermitteln. Von Experten (Rutzen et al. 2014) wird die Frage, ob ein Rollenwechsel noch vor Eintritt in die Pubertät sinnvoll ist, bis heute unterschiedlich beantwortet und diskutiert. Es sollen hier nur drei Stimmen zu Wort kommen.

Richard Green (London) gab in einer Diskussion folgendes zu bedenken: Ein Kind, das z. B. nach einem Rollenwechsel von Junge zu Mädchen im Grundschulalter merkt, dass es sich in der Mädchenrolle doch nicht wohl fühlt, könnte sich zu sehr schämen, den Rollenwechsel rückgängig zu machen und käme dadurch in schwere Konflikte. Um solche problematischen Entwicklungen unter allen Umständen zu vermeiden, riet Richard Green, den Rollenwechsel bis in die Pubertät hinauszuschieben. Erst dann könne klar werden, ob sich die Geschlechtsdysphorie so verschärft, dass die Notwendigkeit eines Rollenwechsels und einer pubertätsaufhaltenden Behandlung unumgänglich wird.

Argumente gegen einen frühen Rollenwechsel

Bezogen sich Richard Greens (www.youtube.com/watch?v=Zhk3D7TbZMA, 2012, Teil 3/5, abgerufen 31.1.2016) Bedenken auf die „unsicheren Kandidaten", so macht sich Thomas D. Steensma (Amsterdam) Gedanken um jene Trans-Kinder, die nach ihrem Rollenwechsel gerade keine Probleme damit haben, als Trans-Mädchen bzw. als Trans-Jungen durchzugehen (Diskussionsbeiträge auf verschiedenen Arbeitstreffen zwischen 2007 und 2014). Gerade weil bei ihnen alles so gut laufe und sie allseits voll akzeptiert würden, könnten sie — so Steensma — vergessen, dass sie Trans-Kinder sind, und erst mit Eintreten in die Pubertät, aus diesem „Vergessen" herausgerissen werden. Dieses Argument ist nicht leicht von der Hand zu weisen. Es mag solche Kinder geben. Der begleitende Gender-Spezialist müsste auf diese mögliche „Gefahr" achten und ihr gegebenenfalls therapeutisch entgegenwirken.

Herb Schreyers (San Francisco) Beobachtungen gehen in eine entgegengesetzte Richtung. Ihm fiel immer wieder auf, wie reflektiert manche Trans-Kinder hinsichtlich ihres So-Seins seien. Vieles spricht dafür, dass Herb Schreyer sicher gebundene Trans-Kinder aufgefallen sind. Meiner Erfahrung nach wäre von sicher gebundenen, d. h. sehr reflektierten Trans-Kindern nicht zu erwarten, dass sie ihre Transsexualität ganz und gar „vergessen" könnten. Dies würde den Einwand von Steensma (siehe oben) teilweise entkräften. Allerdings ist es denkbar, dass unsicher gebundene oder früh traumatisierte Kinder ihre Transsexualität im Sinne einer partiellen Realitätsverleugnung ganz ausblenden und so „vergessen" könnten, dass sie eigentlich transsexuell sind. Tendenzen des „Vergessens" sehen wir auch bei gelungenen Transitionen von Trans-Jugendlichen, vor allem bei Trans-Jungen, die manchmal große Mühe zu haben scheinen, sich an Zeiten und Stationen ihrer Transition zu erinnern. Es ist naheliegend anzunehmen, dass sie den äußerst peinlichen und schambesetzten Lebensabschnitt, in dem sie unter quälender Geschlechtsdysphorie litten, „vergessen" und hinter sich lassen wollen.

vor Rollenwechsel andere Optionen prüfen Mit zu den wichtigsten Aufgaben am Anfang einer Behandlung gehört das Erkunden bisher nicht bedachter „Optionen" hinsichtlich des weiteren Lebensweges. Wachsender Leidensdruck unter nicht stimmig empfundenen Geschlechtsmerkmalen führt häufig zu einer problematischen kognitiven Einengung, den Druck der Geschlechtsdysphorie möglichst schnell loszuwerden.

Zur Öffnung des weiten Spektrums an Möglichkeiten, das individuelle Geschlechtsidentitätsempfinden auszugestalten, brauchen die Patienten therapeutische Hilfestellung, um nicht wie mit Scheuklappen nur geradeaus oder mit gesenktem Blick gegen eine Wand zu laufen. Als Beispiel sei ein überstürztes Coming-Out genannt, das die menschliche Umwelt überfordert und zu neuen Problemen und Abweisungserfahrungen führt, die zu vermeiden gewesen wären. Zu den notwendigen Hilfestellungen gehören Anregungen und Anstöße, von rigiden oder überidealisierten Geschlechtsrollenstereotypen freizukommen.

Nehmen wir an, dass für einen geschlechtsdysphorischen Patienten ein geeignetes psychotherapeutisches Setting zur Verfügung steht, so muss es nicht unbedingt zu einer hormonellen Intervention vor dem 18. Lebensjahr kommen, selbst wenn von einer transsexuellen Entwicklung ausgegangen werden muss. Hierzu sei auf die Problematik der „persisters after interruption" und auf das Phänomen der „forcierten Selbstnormalisierung" in der Adoleszenz (z. B. transsexuellen Entwicklungen von Frau zu Mann) hingewiesen. Die folgende Fallvignette soll dies verdeutlichen:

Paul, 15 Jahre alt, ein geburtsgeschlechtlicher Junge, erlebt sich seit dem Vorschulalter als Mädchen und würde am liebsten Paula genannt werden. Paula ist jedoch zu ängstlich und zu schüchtern, um sich in der Schule zu outen, auch wenn ihr die Mutter dies schon nahegelegt hat.

Wie in Kapitel 7.1 dargestellt wird, darf ein geschlechts-dysphorisches Kind keinesfalls in eine Situation gebracht werden, in der es sich zu einem Rollenwechsel gedrängt fühlt. Paul/Paula braucht eine psychotherapeutische Behandlung, um ihre Ängstlichkeit und ihre Schüchternheit zu überwinden, und um zu verstehen, wie ihre Probleme entstanden sind. Mit Unterstützung einer Therapeutin/eines Therapeuten muss sie frei entscheiden können, wie sie in der Öffentlichkeit und in der Schule auftreten will und kann. Gerade für Paula ist wichtig, dass alle Optionen offen gehalten werden; wenn es sein muss bis ins Erwachsenen-alter hinein.

7.2 Psychotherapie mit transsexuellen Jugendlichen im Rahmen der multimodalen Behandlung

Wenden wir uns nun der der psychotherapeutischen Arbeit mit Jugendlichen zu, bei denen der diagnostische Prozess zeigt, dass sie transsexuell sind und für sie eine pubertätsaufhalten-de und später eine gegengeschlechtliche Hormonbehandlung in Frage kommt.

Leserinnen und Lesern, die sich dafür interessieren, wie die Indikationsstellungen für geschlechtsangleichende Maßnahmen durch Gender-Spezialisten erfolgen, sollten Kapitel 8 auf-schlagen und dort weiterlesen. Dort werden auch die Prinzipien der pubertätsaufhaltenden und der gegengeschlechtlichen Hormonbehandlung durch Kinder-Endokrinologen dargestellt.

7.2.1 Behandlungsvereinbarung

Eltern, die mit ihren Kindern einen Gender-Spezialisten aufsu-chen, weil die Geschlechtsdysphorie ihrer Tochter oder ihres Sohne unerträglich geworden ist, erwarten, dass sie automa-tisch einen Behandlungsplatz bekommen; denn dazu sind sie ja – oft von weither – gekommen. Im Erleben der jugend-lichen Patienten hat ihre Behandlung mit dem Erstgespräch schon begonnen. Der Leidensdruck ist meistens so groß, dass ein unverzüglicher Beginn der Behandlung, die sich ohnehin über einen längeren Zeitpunkt erstreckt, notwendig ist. Schon im Erstgespräch ist eine Aufklärung erforderlich, wie sich der weitere Ablauf der Behandlung gestalten wird. Die Patienten und ihre Eltern müssen verstehen, dass erst nach ein bis zwei weiteren Gesprächen eine Behandlungsvereinbarung mit einer individuellen Behandlungsplanung erfolgen kann, die den Rahmen und den weiteren Fortgang festlegen wird. Dazu gehören die Frequenz der Behandlung, ihre Aufteilung, z. B. auf einen mitbehandelnden Kinder- und Jugendpsychotherapeuten, die Unterrichtung über die enge Zusammenarbeit mit dem Kinder-Endokrinologen und die Verpflichtung einer regelmäßigen Teilnahme, die spätestens mit der Einleitung einer pubertätsaufhaltenden Behandlung unabdingbar ist.

Hormonbehandlung nur mit psychotherapeutischer Begleitung

Die Patienten und die Eltern müssen verstanden haben, dass sie von ihrem Gender-Spezialisten Indikationen oder „Gutachten" zur Hormonbehandlung nur erwarten können, wenn sie die Notwendigkeit einer begleitenden psychotherapeutischen Behandlung einsehen und diese auch wahrnehmen.

Können regelmäßige Termine aus verschiedenen Gründen nicht wahrgenommen werden und kommt es zu größeren Unterbrechungen der Behandlung ohne Abstimmung mit dem Gender-Spezialisten, so kann weder eine pubertätsblockierende noch eine gegengeschlechtliche Behandlung verantwortet werden.

enge Kooperation mit Endokrinologen

Auch der Kinder-Endokrinologe muss darauf achten, dass seine Patienten regelmäßig den Gender-Spezialisten aufsuchen. Beim unentschuldigten Ausbleiben eines Patienten, der bereits eine hormonelle Behandlung begonnen hat, sollte der Gender-Spezialist mit dem Patienten Kontakt aufnehmen, um den Grund des Ausbleibens zu erfahren. In einer solchen Situation ist es sinnvoll, dass sich der Gender-Spezialist mit dem Endokrinologen in Verbindung setzt, um das Behandlungssetting neu zu etablieren oder anders zu formatieren. Es hat sich als sehr hilfreich herausgestellt, wenn am Anfang möglichst klar festgelegt wird, wie sich der Gender-Therapeut bei nicht abgesprochenem Wegbleiben verhalten wird; denn er kann nicht wissen, ob die psychotherapeutische und/oder die endokrinologische Behandlung abgebrochen oder nur unterbrochen wurde, oder ob es andere Gründe für den Kontaktabbruch gegeben hat.

7.2.2 Aufklärung des Patienten und seiner Eltern über die Ursachen transsexueller Entwicklungen

Für die Aufklärung der Patienten und ihrer Eltern genügt es meistens, mit einfachen Worten zu erklären, dass Transsexualität nicht nur eine „Ursache" habe, sondern dass sie durch eine Vielzahl von Faktoren zustande komme, die von Fall zu Fall ganz verschieden gemischt sein können. Das soll nicht heißen, dass auf weitergehendes Interesse des Patienten und / oder seiner Eltern an Forschungsergebnissen nicht eingegangen werden soll. Im gegebenen Einzelfall wird sich ein zeitlicher Rahmen für eine erweiterte oder vertiefte Aufklärung finden lassen.

Oft schlagen sich die Eltern mit Fragen herum, ob sie bei der Erziehung ihres Kindes etwas falsch gemacht haben. Wenn Eltern entsprechende Befürchtungen durchscheinen lassen oder direkt ansprechen, sollten Gender-Spezialisten diese aufgreifen. Hier nur ein Beispiel, wie eine Beratung zu dieser Problematik eingeleitet werden könnte: "Alle Eltern machen mehr oder weniger Fehler bei der Erziehung, auch schwere Fehler, unter denen die Kinder unter Umständen schwer zu leiden haben. Allerdings sind nur ganz wenige Fälle bekannt, bei denen bei Spezialisten einmal der Eindruck entstanden ist, dass die Eltern an einer transsexuellen Entwicklung mitverantwortlich gewesen sein könnten. Aber auch in diesen wenigen Fällen ließ sich nicht beweisen, dass ein Jugendlicher tatsächlich „wegen der Fehler" seiner Eltern transsexuell wurde. Das Geschlechtsidentitätsempfinden wie die sexuelle Orientierung können weder anerzogen noch ausgesucht werden. Nicht alle Trans-Jugendlichen haben Eltern, die sich um sie kümmern.

Aran, ein jetzt 20-jähriger Trans-Mann, der mit 16 Jahren in Behandlung kam, hat seinen nordafrikanischen Vater nie kennengelernt. Er wurde als zweijähriges Kleinkind von seiner Mutter verlassen und musste von seinen schon alten Großeltern aufgezogen werden. Er verhielt sich von klein auf wie ein Junge und entwickelte ein bemerkenswertes Ausmaß an frühzeitiger (prekärer) Autonomie. Nach dem Tod der Großeltern, die nur ein Jahr zuvor mit ihm aus einem Land in Osteuropa nach Deutschland übersiedelt waren, schlug er sich seit seinem 15. Lebensjahr ganz allein

durchs Leben. Im Verlauf einer über mehrere Jahre laufenden verteilten Behandlung nahm ihn eine erfahrene,
tiefenpsychologisch arbeitende Kollegin in eine zunächst
höher frequente, dann eine niederfrequent stützende Psychotherapie. Zusätzlich erhielt der entwurzelte Patient
psychosoziale Hilfestellungen. Mit 16 Jahren begann er eine Testosteron-Behandlung, die ihn stabilisierte, sodass er
erfolgreich eine Lehre als Bäcker absolvieren konnte.

Ist in der Tatsache, dass Aran von seiner Mutter verlassen wurde, eine Ursache seiner Transsexualität von Frau zu Mann zu
sehen? Sicher ist das nicht, denn gibt es nicht zahlreiche andere Mädchen, die ein ähnliches trauriges Schicksal ereilt hat,
und die nicht transsexuell werden? Im Lauf der Psychotherapie
wurde es später sehr wichtig, die Fantasien von Aran zu erkunden, warum ihn seine Mutter als Kleinkind verlassen hatte.
Hätte sie ihn vielleicht in die USA mitgenommen, wenn er sich
wie ein „richtiges" Mädchen verhalten hätte? An dieser Stelle
seien noch einmal die Empfehlungen an die Eltern wiederholt.

Empfehlungen an die Eltern

- Aufmerksamkeit und Interesse aufbringen für das
  Verhalten und für die Innenwelt des Kindes.
- Anhaltend freundliches Bemühen, mit dem Kind ins
  Gespräch zu kommen, ohne es zu sehr unter Druck zu
  setzen oder es zu beschämen.
- Aufsuchen eines Kinder-und Jugendpsychiaters oder
  einer Beratungsstelle (Erziehungsberatung, Familienberatung, Pro Familia); gegebenenfalls zunächst ohne
  das Kind.
- Vorstellung des Kindes bei einem Kinder- und Jugendpsychiater, der zu einem Gender-Spezialisten überweisen kann.
- Familientherapie in Anspruch nehmen (Bereitschaft
  aller Beteiligten vorausgesetzt); besonders dann,
  wenn Uneinigkeit zwischen den Eltern besteht, wie
  das Kind leben und weiterbehandelt werden soll.
- Für das Kind auch in schwierigen Zeiten da sein und
  Krisen durchstehen.

Schwierig wird es dann, wenn einer der beiden Elternteile die Befürchtung für sich behält, „Schuld" an der transsexuellen Entwicklung eines Kindes zu sein. Deshalb ist es wichtig, beide Eltern oder Elternteile explizit danach zu befragen, ob sie sich mit Schuldgefühlen tragen, die Geschlechtsdysphorie oder die transsexuelle Entwicklung ihres Kindes mitverursacht zu haben, oder ob sie sich für ihr geschlechtsdysphorisches Kind schämen.

Noch schwieriger wird es, wenn ein Elternteil dem anderen vorwirft, es wäre an der transsexuellen Entwicklung des Kindes schuld. An dieser Stelle sei an einer Fall-Vignette eine weitere Variante elterlicher Meinungsunterschiede genannt. Es handelt sich um ein geschlechtsdysphorisches Kind einer Trennungsfamilie.

Konflikte zwischen den Eltern

Erika / Erhardt, geburtsgeschlechtlich männlich, hatte sich seit der Kindheit immer als Mädchen gefühlt und entsprechend verhalten. Als sie mit dreizehn Jahren in die Pubertät kommt, besteht sie darauf, dass man sie als Erna anspricht, und verlangt, als Mädchen in die Schule gehen zu dürfen. Erna lebt bei ihrer Mutter, die sie bei ihrem Rollenwechsel in der Schule unterstützt. Erna wird in ihrer Klasse als Mädchen allseits akzeptiert. Ernas Vater macht sich große Sorgen, dass „sein Sohn" Erhardt / Erna von einer Hormonbehandlung in der Adoleszenz geschädigt werden könnte und verweigert seine Einwilligung. Die Eltern finden zu keiner Einigung. Erhardt / Erna wird zum Zankapfel der Eltern. Ein Familiengericht muss eine rechtliche Betreuung einrichten, die eine „neutrale" Entscheidung ermöglichen soll, ob eine pubertätsaufhaltende Behandlung zum Wohl des Kindes notwendig sei. Das zuständige Amtsgericht verfügt, dass zu dieser Frage ein kinder- und jugendpsychiatrisches Gutachten erstellt werden soll. Dazu muss sich Erna einer stationären Beobachtung in einer auswärtigen kinder- und jugendpsychiatrischen Klinik unterziehen, obwohl sie nicht stationär behandlungsbedürftig ist. Im Verlauf des Klinikaufenthalts bestätigt sich, dass bei Erna eine Geschlechtsdysphorie mit einer transsexuellen Entwicklung von Mann zu Frau vorliegt. Der rechtliche Betreuer kann nun die Hormonbehandlung veranlassen, die von Erna und ihrer Mutter weiterhin gewünscht wird.

7.2.3 Zum gender-therapeutischen Umgang mit dem Drängen auf eine Hormonbehandlung

Vor allem in der diagnostischen Anfangsphase der Behandlung, in der noch nicht erkennbar ist, ob irreversible Maßnahmen in Frage kommen, wird die therapeutische Arbeit von der Abhängigkeitsproblematik bestimmt. Die Dynamik, die sich dadurch entfaltet, kann ganz unterschiedlich aussehen. Manche Patienten – nicht alle – machen in ihrer Not großen Druck, baldmöglichst „ihr Gutachten" zu bekommen. Nicht selten agieren die Eltern mit, weil sie das Leiden ihres Kindes tagtäglich mit ansehen und ertragen müssen und setzen die Gender-Therapeuten ihrerseits unter Druck. So können heftige Ohnmachtsgefühle und Wutaffekte entstehen, die die ganze Familie erfassen. Die Gender-Therapeuten müssen jetzt darauf achten, dass sie nicht mitagieren.

Nicht selten wenden Patienten ihre Ohnmachtswut gegen sich selbst. In diesen Situationen muss auf die Gefahr von Selbstverletzungen und Suizidalität geachtet werden. In krisenhaften suizidalen Zuspitzungen sollte vom Gender-Therapeuten alles unternommen werden, dass der Patient und seine Familie nicht unversorgt bleiben.

„Besser" als der autoaggressive Verarbeitungsmodus und weniger gefährlich ist der „aggressive" Verarbeitungsmodus: wenn Patienten den Gender-Spezialisten anflehen, bedrängen, bestürmen und mit verschiedenen Mitteln unter Druck zu setzen versuchen, sie durch die ersehnte Hormonindikation von ihrem unerträglich gewordenen Leiden der Geschlechtsdysphorie zu „erlösen". Falls Gender-Spezialist und Patient in der gemeinsamen therapeutischen Arbeit zum Schluss kommen, dass irreversible Behandlungsmaßnahmen indiziert sind, übernimmt ersterer mit seiner Indikation eine lebenslange Mit-Verantwortung für das psychische Wohl des Patienten.

Die unabdingbare begleitende Psychotherapie kann vom behandelnden Gender-Therapeuten durchgeführt werden oder im Rahmen einer „verteilten Behandlung" von einem transkompetenten Kinder- und Jugendpsychotherapeuten mit übernommen werden. Siehe S. 200.

7.2.4 Die psychotherapeutische Unterstützung bei der Vorbereitung eines Coming-Outs

Reflektionsraum schaffen

Die Hauptaufgabe der psychotherapeutischen Arbeit vor einem angestrebten Coming-Out besteht darin, ausreichend Raum und Zeit für Reflektion zu schaffen, damit eine besonnene Entscheidung und sorgfältige Planung möglich wird. Entschieden werden muss der geeignete Zeitpunkt. Geplant werden müssen der Ablauf und die Abstimmung mit relevanten Personen der sozialen Umgebung. Beide Elternteile – auch wenn sie getrennt sind – sollten ebenso wie Geschwister, auch wenn sie schon außer Haus sind, den Rollenwechsel unterstützen. Dazu gehört auch die nähere Verwandtschaft und gegebenenfalls Nachbarn. Die Unterstützung der Eltern ist eine unabdingbare Voraussetzung für eine Vorbereitung des Coming-Outs in der Schule. Die Eltern von Klassenkameraden, zumindest die Eltern der besten Schulfreunde, sollten informiert und eingeweiht sein. Die Kommunikation der Eltern mit der Schulleitung, dem Klassenlehrer und Vertrauens- oder Beratungslehrern entscheidet darüber, ob das Coming-Out gelingt, ohne dass es böse Überraschungen gibt, aus Gründen, die vorher nicht bedacht wurden. Eltern von transidentischen Jugendlichen können sich über die sozialen Medien mit anderen Eltern transidentischer Kinder kurzschließen, sie können Treffen besuchen und sich von Organisationen für transsexuelle Jugendliche und ihre Eltern beraten lassen.

Plan B bei mangelnder Akzeptanz

In dieser Phase der therapeutischen Arbeit werden der soziale Realitätssinn oder aber entsprechende Defizite der jungen Patienten deutlich. Empfehlenswert ist die Erarbeitung eines Plan B, falls es entgegen der Erwartungen doch zu wenig Akzeptanz oder Toleranz an einer Schule gibt. An Besonderheiten des Einzelfalls orientierte Lösungen müssen gefunden werden. Wie bei vielen anderen Schulkindern, die sich aus den verschiedensten Gründen in ihrer Klasse nicht wohl fühlen oder gar an den Rand gedrängt wurden, erweist sich auch bei Trans-Jugendlichen ein Schulwechsel mit einem Neustart als die bessere Lösung gegenüber dem Ausharren in schwierigen schulischen Verhältnissen.

Ohne Frage trägt ein gelungener Rollenwechsel enorm zum Aufbau eines besseren Selbstwertgefühls und zur Autonomieentwicklung bei. Die Einbindung in die Klassengemeinschaft wird besser und fördert die weitere psychosexuelle Entwicklung. Andererseits können schlechte Erfahrung mit der Akzeptanz, Mobbing- und Diskriminierungserfahrungen zu schweren Rückschlägen führen, die in Extremfällen zu notfallmäßigen kinder- und jugendpsychiatrischen Interventionen bis hin zu einer stationären Aufnahme führen können.

7.2.5 Beratung, Aufklärung und Psychoedukation

Gender-Spezialisten sind für Jugendliche als Begleiter durch ihre Transition immer auch Initiationsbegleiter. Sie haben darauf zu achten, dass ihre Patienten ein gutes Verhältnis zu ihrem Geschlechtskörper finden und in seine Funktionen eingeweiht werden. Ebenso haben sie darauf zu achten, dass ihre Schützlinge Anschluss an Gleichaltrige bekommen und Anschluss an eine gleichgeschlechtliche Peer-Gruppe und gemischtgeschlechtliche Gruppen finden. In den therapeutischen Kontext übersetzt bedeutet dies, dass die Hilfen zur Besetzung bzw. der Aneignung des eigenen Körpers ebenso wichtig sind, wie die Förderung und Stärkung der Gruppenfähigkeit. Aus diesem Grunde sind Gruppenangebote für transidentische und Trans*-Jugendliche so wertvoll (siehe Kapitel 7.2.9).

sexuelle Aufklärung Ein wichtiger Teil der therapeutischen Arbeit besteht in Aufklärungsarbeit über die Anatomie der Geschlechtsorgane, ihre sexuellen und reproduktiven Funktionen des biologischen Geschlechts und des anderen Geschlechts, dem sich der Patient zugehörig fühlt. Die Patienten sollten über die Anatomie beider Geschlechter möglichst gut aufgeklärt werden und diese auf ihre eigene Körperlichkeit beziehen können.

Eine alters- und entwicklungsgemäße Aufklärung stellt eine außerordentliche Herausforderung dar. Oft hat man es noch mit Kindern zu tun, auch wenn das Tanner-Stadium-II oder -III (siehe Anhang) schon erreicht ist. Sie befinden sich entwicklungspsychologisch oft noch in der Latenz. Sie sind vielleicht wissbegierig, finden es aber doch schnell peinlich, wenn der Gender-Therapeut danach fragt, ob sie aufgeklärt sind, ob sie Selbstbefriedigung kennen oder machen, ob sie schon einmal verliebt waren, usw. Unabhängig davon, ob ein Gespräch über die zukünftige sexuelle Entwicklung möglich wird oder nicht angesagt ist, sollte doch eine Einschätzung seitens des Teams erfolgen, wie weit ein Patient mit seiner sexuellen Entwicklung ist. Dabei spielen das Alter und das Geschlecht der Team-Mitglieder, die für den Patienten zuständig sind, eine große Rolle.

Eine Reflektion über die sich ergebenden Geschlechterkonstellationen – Patient, Gender-Spezialist, mitbehandelnder Kinder- und Jugendpsychotherapeut, Endokrinologe – kann helfen herauszufinden, wem gegenüber sich der Patient am leichtesten öffnen könnte.

Anschauungsmaterial

Gutes Anschauungsmaterial, geeignete Abbildungen, auch Modelle können große Hilfen sein. Zeichnungen und Skizzen, die der Patient oder der Therapeut in der Sitzung anfertigen, decken oft einen erstaunlichen Mangel an Wissen über den eigenen Körper und krasse Fehlauffassungen über die äußeren und inneren Geschlechtsorgane auf. Die Aufklärung braucht Zeit und Geduld seitens des Gender-Therapeuten, der die affektiven Reaktionen seines jungen Patienten genau wahrnehmen und aufgreifen muss. Einerseits muss der Therapeut Aufklärung im kognitiven Bereich leisten und andererseits muss er voll auf die emotionale Reaktion des Patienten eingehen. Ängste müssen benannt und ernst genommen werden.

Aufklärung über Hormonbehandlung

Zur Aufklärung im therapeutischen Kontext gehört vor allem eine verständliche Erklärung der Wirkungsweise der Geschlechtshormone, die im Falle einer Hormonsubstitution lebenslang zugeführt und kontrolliert werden müssen. Ausgangspunkt ist eine Exploration der Vorkenntnisse der Patienten, die sehr unterschiedlich ausgebildet sein können. Die Bandbreite reicht von „völliger Unkenntnis" über den eigenen Geschlechtskörper und was eine gegengeschlechtliche Hormonbehandlung überhaupt bedeuten würde, bis zu verblüffenden endokrinologischen Fachkenntnissen, die über die Kenntnisse des Therapeuten auch einmal hinausgehen können.

Nicht selten haben es Gender-Spezialisten mit recht sachkundigen Mädchen und Jungen zu tun, die sich mehr oder weniger im Internet über ihren „Zustand" informiert haben und auch untereinander austauschen. Im Rahmen ihrer „Forschungen" stoßen die Patienten auch auf neurowissenschaftliche Befunde, wie ich sie oben referiert habe. Für Gender-Spezialisten kann es sehr fruchtbar sein, mit ihren Patienten über ihr Vorwissen und ihre Informationsquellen zu sprechen, denn dabei zeigen sich nicht nur eigene Überzeugungen, sondern auch verhängnisvolle Fehlauffassungen und unter Umständen schwer nachvollziehbare kognitive Verzerrungen sowie tief liegende Ängste und verborgen gehaltene Minderwertigkeitsgefühle.

Ist es für Patienten überhaupt wichtig, etwas über die Ursachen ihrer transsexuellen Entwicklung zu erfahren? Will die Patientin oder der Patient oder wollen die Eltern etwas zu den

Ursachen wissen? Wie sollen sich z. B. Therapeuten verhalten, wenn sie von Patienten oder deren Eltern z. B. nach molekulargenetischen oder neurowissenschaftlichen Erkenntnissen gefragt werden? Wünschenswert wäre es, dass die Aufklärung durch den Therapeuten so erfolgt, dass die Patienten und / oder die Eltern entsprechend ihrem Bildungsstand informiert werden. Dabei muss der Therapeut von seinem Kenntnisstand ausgehen. Auch wenn es ihm an Überblick fehlt, hat er doch eine eigene Auffassung von den Ursachen, die er therapeutisch reflektiert vermitteln kann.

Wenn ein jugendlicher Patient, der alle Kriterien einer transsexuellen Entwicklung erfüllt, vor einer möglichen pubertätsaufhaltenden oder gar einer gegengeschlechtlichen Behandlung zurückschreckt, muss man ihm diese Entscheidung lassen und nach anderen Wegen suchen, die Geschlechtsdysphorie zu lindern.

Freiraum für individuelle Entwicklung Im therapeutischen Kontext ist es besonders wichtig, dass Offenheit hergestellt wird. Es geht einerseits um Vermittlung von relevanten fachlichen Informationen (Aufklärung, Beratung) und andererseits um das Offen-Lassen einer individuellen Entwicklung, die durch unbedachte Weitergabe von „wissenschaftlichen" Befunden oder unbedachter Verwendung von medizinischer Fachsprache nicht belastet oder gestört werden sollte. Trans-Jugendlichen kann durchaus das Konzept der konstitutionellen Bisexualität vermittelt werden, wenn man ihnen erklärt, dass sich Mädchen und Jungen im Mutterleib bis zur sechsten Schwangerschaftswoche nicht unterscheiden und erst dann die unterschiedliche Ausbildung der weiblichen und männlichen Geschlechtsorgane beginnt.

7.2.6 Die psychotherapeutische Begleitung während der pubertätsaufhaltenden und gegengeschlechtlichen Behandlung

Nach Beginn der pubertätsaufhaltenden Behandlung fühlen sich die Patienten in der Regel erst einmal sehr erleichtert. Sie sind froh, „dass es endlich losgeht", auch wenn ihnen klar ist, dass sie auf die begehrten gegengeschlechtlichen Hormone noch warten müssen. Die fortschreitende nicht stimmig empfundene Verweiblichung bzw. Vermännlichung des Körpers wird gestoppt. So kann der Geschlechtskörper besser angenommen, besetzt und zu einem Geschlechtsleib werden. Auch wenn bei den meisten Trans-Jugendlichen durch die pubertätsaufhaltende Behandlung eine spürbare Linderung der Geschlechtsdysphorie eintritt, leiden sie früher oder später darunter, dass ihre körperliche Entwicklung stagniert. Dass sie sich nicht weiterentwickeln, wird Trans-Jungen klar, wenn sie sich mit gleichaltrigen Jungen vergleichen, die in den Stimmbruch kommen und Bartwuchs bekommen. Trans-Mädchen beneiden die anderen Mädchen um ihr Brustwachstum. Hier zeigt sich, wie wichtig gerade für Trans-Mädchen und Trans-Jungen das Eingebunden-Sein in die Gruppe der Gleichaltrigen, insbesondere in die gleichgeschlechtliche Peer-Gruppe ist.

In der psychotherapeutischen Begleitung spielt nun die Fremd- und Selbstwahrnehmung der Patienten eine zentrale Rolle. „Wie weit bin ich? Wie weit sind die anderen?". Bei der Besprechung und Bearbeitung dieser Fragen, zeigen sich viele Facetten der Beziehungsfähigkeit und der Aspekte der adoleszenten Entwicklung der Trans-Jugendlichen, die therapeutisch aufgegriffen werden müssen. Doch kehren wir zurück zur Behandlungsphase der ersten Wochen nach Beginn der pubertätsaufhaltenden Behandlung.

Selbst- und Fremdwahrnehmung besprechen

Erst nach wenigen Wochen wird die hormonelle Intervention für die Patienten spürbar. Bei Trans-Jungen bleibt die Regel aus oder wird schwächer, bevor sie ganz verschwindet. War die Menstruation früher mit starken Schmerzen verbunden, so nehmen diese jetzt ab. Blutungen, die in der Anfangsphase der Behandlung mit GnRH-Analoga eventuell noch durchkommen können, werden nicht mehr so schlimm empfunden. Zu einer Veränderung der Stimme kann es schon innerhalb weniger Wochen kommen. Der Verlauf des Stimmbruchs ist recht unterschiedlich. Es kann zu Heiserkeit, zu schnellem Wechsel der Stimmlage mit Krächzen usw. oder zu einer allmählichen Absenkung der Stimme kommen. Manchmal lässt die Stimmabsenkung auch länger auf sich warten. Die Körperbehaarung nimmt zu. Es kann zu stärkerer Behaarung auf der Brust, auf dem Rücken, an Armen und Beinen kommen. Über diese Möglichkeit muss vor dem Beginn der Testosteron-Behandlung gesprochen worden sein. Meistens zeigt sich bald ein Oberlippenflaum. Bis kräftiger Bartwuchs sprießt, können Jahre vergehen. Die Ausprägung des Bartbettes ist abhängig vom familiären Behaarungsmuster.

Veränderungen durch Hormonintervention

Bei Trans-Mädchen lässt das ersehnte Brustwachstum unterschiedlich lange auf sich warten. Zunächst werden die Brustwarzen empfindlicher oder beginnen zu spannen, manchmal auch etwas zu schmerzen. Der Bartwuchs lässt nach und die Haut wird weicher. Es kann zu Stimmungsschwankungen kommen und zu leichterer Anrührbarkeit. Manche Trans-Mädchen berichten, dass sie schneller und häufiger weinen müssten, bewerten diese Veränderung jedoch meistens nicht negativ.

Nach Einleitung der pubertätsaufhaltenden Behandlung ist eine genaue Exploration des Befindens erforderlich. Dies gilt erst recht nach Beginn der gegengeschlechtlichen Hormonbehandlung, denn jetzt kann sich zeigen, ob die Geschlechtsdysphorie durch die Blockade der nicht stimmigen Pubertät nachlässt, bzw. ob unter der gegengeschlechtlichen Hormonbehandlung die körperlichen Veränderungen zu mehr leib-seelischer Stimmigkeit führen. Für den Gender-Therapeuten zeigt sich jetzt, ob die Diagnose Transsexualität richtig oder falsch gestellt wurde oder neu überdacht werden muss. Die psychotherapeutische Unterstützung in diesen entscheidenden Behandlungsphasen ist von allergrößter Bedeutung. Auch wenn die Diagnose Transsexualität zutrifft, kann sich der Zeitpunkt für die Indikation hormoneller Maßnahmen immer noch als „falsch", z. B. als zu früh erweisen. Wichtig ist, wie das Nachlassen der Geschlechtsdysphorie im einzelnen Fall erlebt wird. Hier gibt es große Unterschiede hinsichtlich Intensität, Qualität und des Eintretens der erhofften Entlastungen (z. B. rasch oder allmählich). Die entscheidende Frage aber lautet: Werden Kräfte und Ressourcen frei für die psychosexuelle Entwicklung, die bisher beeinträchtigt oder gar blockiert war? Kommt die psychosexuelle Entwicklung wieder in Gang? Läuft sie ungestörter weiter? Verbessern sich Selbstachtung, Selbstbehauptungsvermögen, soziale Kompetenzen und die Schulleistungen, sofern diese abgefallen waren? Beschäftigt sich der Patient mit seiner schulischen und beruflichen Zukunft? Wenn es zu einem sozialen Rückzug gekommen ist: Wendet sich der Patient wieder mehr seiner Peer-Gruppe und dem sozialen Umfeld zu? Werden vernachlässigte soziale Kontakte wieder aufgenommen oder neue Kontakte gesucht und geknüpft? Wie entwickeln sich sexuelle Bedürfnisse und Wünsche nach Partner-Beziehungen? Wie werden diese gestaltet, falls es sie schon gibt? Bei der Exploration sollten drei Dimensionen immer berücksichtigt werden.

1. Welche Veränderungen registriert der Patient selbst?
2. Wie bewertet er diese?
3. Was macht er aus den Veränderungen; wie kann er diese für sich nutzen?

Bei der Exploration sollten anfangs möglichst offene Fragen gestellt werden, z. B.: „Was hat sich verändert, seit bei ihnen vor vier Wochen die pubertätsaufhaltende Behandlung begonnen hat? Was ist ihnen aufgefallen?". Zu vermeiden sind Fragen wie diese: "Geht es ihnen schon besser, seit sie pubertätsaufhaltende Medikamente bekommen?". Erst wenn der Therapeut dem Patienten gut zugehört hat, was er spontan berichtet hat, können Bereiche nachexploriert werden, über die spontan keine Angaben gemacht wurden: „Sie haben mir erzählt, dass es noch nicht zu den körperlichen Veränderungen gekommen ist, die Sie sich so gewünscht haben. Sind ihnen Veränderungen im seelischen Bereich aufgefallen? Hat sich zum Beispiel ihre Stimmung verändert? Sind Sie ruhiger, reizbarer, unternehmungslustiger, schlapper oder träger geworden? Gibt es körperliche Veränderungen oder Verhaltensänderungen, die ihnen selbst nicht aufgefallen sind, die ihnen aber von anderen Menschen zurückgemeldet wurden?".

Schon vor der notwendigen Aufklärung über die psychischen Auswirkungen einer Testosteron-Behandlung durch den Gender-Spezialisten ist den meisten Trans-Jungen bekannt, dass sie nach Beginn der Testosteron-Behandlung reizbarer werden können, dass sie „schneller an die Decke gehen" und unbedachte aggressive Äußerungen machen können. Während der ausführlichen Aufklärung über derartige Auswirkungen einer Testosteron-Behandlung noch vor deren Beginn, sollte der Patient Gelegenheit gehabt haben, sich über seine diesbezüglichen Erwartungen und Befürchtungen klar geworden zu sein. An die therapeutischen Gespräche zu diesem Thema kann dann rückschauend angeknüpft werden. Haben sich z. B. Befürchtungen, aggressiver und ungehaltener zu werden, als begründet oder unbegründet erwiesen? Bei Mann-zu-Frau-Entwicklungen verhält es sich in gewisser Weise umgekehrt. Durch die Androgen-Suppression kommt es zu einem relativen Verlust der Wehrhaftigkeit. Viele junge Mann-zu-Frau-Transsexuelle berichten, dass sie nach dem Beginn ihrer Hormonbehandlung anrührbarer geworden seien und häufiger weinen müssten, dass sie „näher am Wasser gebaut" wären, z. B. bei bewegenden Szenen in einem Liebesfilm. Entscheidend ist nun, ob die psychischen Veränderungen dieser Art begrüßt werden oder ob sie erst einmal doch irritierend wirken.

individuelles Erleben der Hormonbehandlung

Zur Exploration der sexuellen Entwicklung gehören auch Fragen, mit welchen Personen der Patient über seine Sexualität sprechen kann (z. B. ältere Geschwister oder Freunde, die als gleichgeschlechtliches Modell dienen können; verständnisvolle Verwandte, z. B. ein Patenonkel oder eine Patentante). Hat der jugendliche Patient sexuelle Erregung oder Vorstufen davon schon erlebt? Kennt er Selbstbefriedigung oder hat er sich noch nie im Genitalbereich lustvoll angefasst?

Wenn ein Trans-Junge bei einer Gender-Spezialistin in Behandlung ist, kann er zusätzlich einen männlichen Vertrauten gut brauchen, mit dem er Männer-Themen „unter Männern" besprechen kann. Entsprechend kann ein Trans-Mädchen von einer weiblichen Vertrauten profitieren, wenn sie bei einem männlichen Therapeuten, also einem Transgender-Spezialisten, in Behandlung ist, weil sie mit ihr anders über Frauen-Themen sprechen kann, als mit einem Mann. In den so genannten verteilten Behandlungen kann es von großem Vorteil sein, dass die beiden beteiligten Therapeuten unterschiedlichen Geschlechts sind. Damit ist gewährleistet, dass die Patientin / der Patient als Modell einen gleichgeschlechtlichen Therapeuten hat.

Nicht wenige Trans-Jugendliche im Behandlungsstadium der Pubertätsunterdrückung berichten, noch keine genitale sexuelle Erregung zu kennen und auch kein Bedürfnis nach Selbstbefriedigung zu haben. Körperliche sexuelle Kontakte zu einem Partner wurden meistens noch nicht gemacht. Erfahrungen mit Küssen oder Petting fehlen den meisten.

 Trans-Jugendliche, die nach außen ganz „asexuell" erscheinen, brauchen eine besonders sorgfältige Entwicklungsbegleitung. Keinesfalls darf ihre sexuelle Entwicklung außer Acht gelassen werden. Die Auskunft: „Da ist noch nichts" – wie sie ein 14-jähriger Trans-Junge gab – darf bei der therapeutischen Arbeit nicht dazu führen, dass der Gender-Spezialist die sexuelle Entwicklung aus den Augen verliert und nicht mehr nachfragt.

Auch Trans-Jugendliche sind Kastrationsängsten unterworfen. Bei Trans-Mädchen (jugendlichen Mann-zu-Frau-Transsexuellen) z. B. handelt es sich nicht nur um Ängste, dass ihnen „etwas abgeschnitten" wird; unter den Kastrationsängsten verbergen sich noch tiefer liegende Ängste vor totaler Ohnmacht, Kontrollverlust, „… dass jemand mit mir was macht, was ich nicht sehen kann!", wie es ein 14-jähriges Trans-Mädchen einmal formulierte. Bei Trans-Jungen (jugendlichen Frau-zu-Mann-Transsexuellen), die nichts dringender wünschen, als eine Brust-Angleichung, sind „Verstümmelungsängste" in Befürchtungen enthalten, mit großen und hässlichen Narben auf der Brust leben zu müssen. Einige haben Angst davor, dass bei einer Transformationsoperation die Brustwarzen nicht anheilen und abfallen könnten, und dass sie an ihren „auffälligen" Narben als Frau-zu-Mann-Transsexuelle erkannt werden. Andere wiederum können sich nicht vorstellen, sich für eine Phalloplastik einen großen Haut- und Gewebelappen am Unterarm entnehmen zu lassen, so dass eine großflächige Narbe entstehen würde. Auch bei Trans-Jungen gibt es Kastrationsängste, die den Genitalbereich betreffen. Sie fragen sich z. B., was aus ihrer Klitoris werden wird? Die Klitoris könnte bei einem nicht gelingenden operativen Eingriff beschädigt werden und ihre Erregbarkeit einbüßen.

In derartigen therapeutischen Situationen kommt es darauf an, die offenkundig gewordenen Ängste aufzugreifen. Als erstes geht es darum, dem Patienten zu versichern, dass Behandlungsmaßnahmen nur auf ausdrücklichen Wunsch und mit vollem Einverständnis des Patienten unternommen werden.

Seitens des Therapeuten wäre zu reflektieren, ob sich die vorgebrachten Ängste, – „dass jemand mit mir etwas macht, …" – tatsächlich nur auf die Zukunft beziehen, oder vielmehr als Kommentar zur aktuellen Behandlungssituation verstanden werden können – „Ich habe Angst, dass mein Therapeut mit mir gerade etwas macht, was ich vielleicht gar nicht will".

Auch Psychoedukation bzw. aufklärende Interventionen werden jetzt wichtig. Der Gender-Therapeut kann z. B. erklären, dass eine genitalangleichende Operation frühestens mit 18 Jahren durchgeführt wird; dass dabei der Penis nicht „abgeschnitten" wird, sondern in ein weiblich erscheinendes Geschlechtsteil umgeformt wird; dass es deshalb wichtig ist, den Penis „lieb zu haben", denn er wird für die körperliche Umwandlung bzw. Angleichung noch gebraucht werden. Freilich sollte nicht unterschlagen werden, dass die Hoden entfernt werden, und dass somit die Patientin keine Kinder mehr zeugen und als Trans-Frau keine Kinder gebären können wird.

Aufklärung über geschlechtsangleichende Operationen

Eine über mehrere Jahre laufende entwicklungsfördernde Psychotherapie ermöglicht es, dass der Patient ebenso wie der Therapeut auf frühere Phasen der gemeinsamen psychotherapeutischen Arbeit zurückblicken kann. So können ehemalige schwierige Entwicklungsthemen wieder aufgegriffen, rückschauend betrachtet und neu beurteilt werden. Dieses „Hin-und-Her-Gehen" in dem vom Therapeuten und dem Patienten gemeinsam erlebten Verlauf, kann den Mentalisierungsprozess ungemein fördern. Die Rückschau und die Reflektion dessen, was zu einer Identitätssicherung noch zu wünschen übrig bleibt, schafft bei den Patienten bessere Voraussetzungen, zuversichtlich vorauszuschauen und sich den Herausforderungen zukünftiger Entwicklungsaufgaben zu stellen.

7.2.7 Der Ekel-Scham-Neid-Selbsthass-Komplex im Zentrum der Geschlechtsdysphorie

Affekt-differenzierung

Ein psychotherapeutischer Zugang zu adoleszenten Patienten kann über die Arbeit an der Differenzierung „gemischter Gefühle" gelingen. Therapeutisch erfordert die Hilfestellung bei der Affekt-Differenzierung viel Geduld. Bei vielen Adoleszenten sind Ekel-, Scham- und Schuldgefühle, Wut, Ärger, Selbsthass, Selbstverachtung, Ablehnungsängste, Resignation und suizidale Ideation oft „heillos verknäuelt". Bevor ich mich diesen Affekten zuwende, möchte ich vorher noch ein paar Überlegungen zu Ängsten vor dem Verlust von Bindungspersonen anstellen.

Trennungsängste

Separations-Individuations-Konflikt

Bei der Bearbeitung spezifischer Ängste z. B. vor Ablehnung durch Bindungspersonen und Familienmitglieder, besonders aber vor der Ausstoßung durch die Peer-Gruppe oder Diskriminierung in der Öffentlichkeit, stehen bewusstseinsnahe Separations-Individuations-Konflikte im Vordergrund. Ohne sich darüber recht bewusst zu sein, erleben sich Adoleszente in einem quälenden Konflikt zwischen Selbstbehauptung (Bewahren des Selbst) und dem drohenden Verlust ihrer Bindungspersonen oder wichtiger Beziehungen. Dabei sind der Verlust von Bindungspersonen und der Verlust einer Peer-Gruppe, z. B. durch Ausstoßung, bei Adoleszenten als gleich wichtig zu betrachten. Zu beachten sind insbesondere unbewusste Inszenierungen, in denen manche Patienten ihre Bindungspersonen, aber auch ihre Peer-Gruppe, auf die Probe stellen. Mögt ihr mich noch, wenn ich in solchen Klamotten rumlaufe? Haltet ihr mich noch aus, wenn ich wie ein Freak aussehe? Letzen Endes geht es um den Segen des Vaters und den Erhalt der Liebe der Mutter.

Adrian, ein Trans-Junge, damals 13 Jahre alt, hatte sich vor seinem Coming-Out von Mädchen zu Junge wochenlang verstimmt und angespannt in sein Zimmer zurückgezogen. Schließlich hielt er es nicht mehr aus und sprang mit Suizidabsichten verzweifelt aus dem Fenster – sein Zimmer befand sich im ersten Stock – in den Garten. Glücklicherweise zog er sich nur leichte Verletzungen zu. Erst jetzt konnte er sich seinen Eltern gegenüber öffnen, die beide sehr verständnisvoll reagierten und zudem erleichtert waren, nun endlich zu wissen, woran ihr Kind gelitten hatte (siehe auch S. 23).

Bei der Bearbeitung aktueller Diskriminierungserfahrungen und spezifischer Ängste, z. B. vor Ablehnung, Ausstoßung, Entwertung, Beschämung etc., kommen oft auch Traumatisierungen zu Tage, die in der Vergangenheit erlebt und zunächst verdrängt wurden. Wie oben schon erwähnt, müssen diese verletzenden und verängstigenden Erfahrungen nach Prinzipien der Trauma-Therapie aufgearbeitet werden. Dabei realisieren die Patienten oft selbst, dass ihnen Grundlagen für wichtige Entscheidungen, wie z. B. für ein Coming-Out in unübersichtlichen sozialen Verhältnissen noch fehlen

Ekel

„Ein gesundes Ekelgefühl" bewirkt, dass unerwünschte Dinge nicht in das „Gefäß" des Körpers oder der Seele hineingelangen oder aus ihm herausbefördert werden. Ekel aktiviert motorische, affektive und kognitive Muster, die die Aufgabe haben, einen Innenraum und einen Außenraum durch eine Grenze voneinander zu differenzieren. Diese Konfiguration nennt die Embodiment-Theorie das Container-Schema (Johnson 2015).

„Ekel hat die Funktion, den Körper vor Vergiftung […] und die Seele vor Entwürdigung zu schützen." (Eberhard-Kaechele, in Vogt (Hrsg.) 2010)

Ekel gilt als einer der stärksten und archaischsten Affekte. „Archaisch" weist auf einen evolutionsbiologischen Zusammenhang hin. Alle Lebewesen, die sich Nahrung einverleiben, mussten Schutz-Mechanismen vor Giftigem und Ungenießbarem entwickeln.

Krause (in Seel 2004, nach Eberhard-Kaechele) sieht die grundlegende psychosoziale Funktion des Ekels in der Unterscheidung zwischen Selbst und Nicht-Selbst. Krause zu Folge tritt der Ekel-Affekt auch auf, wenn ästhetische, biologische und moralische Normvorstellungen verletzt werden. Auf der körperlich-leiblichen Ebene geht es um die Unterscheidung zwischen dem besetzten oder angeeigneten Körper und den Körperteilen, die nicht je meinig empfunden und weder angeeignet noch besetzt werden können.

Frau-zu-Mann-Transsexuelle ekeln sich extrem vor ihren weiblichen Funktionen und Ausscheidungen, insbesondere vor der Menstruation, während sie sich ihrer Brüste eher schämen. Mann-zu-Frau-Transsexuelle hingegen ekeln sich vor ihrem männlichen Genitale, das sie nicht als zu sich gehörig empfinden und deshalb loswerden wollen. Nicht selten vermeiden sie das Genitale anzufassen oder zu berühren. Oft wird die Intimpflege grob vernachlässigt, was den Ekel noch vergrößert.

Quälend und keinesfalls lustvoll erleben Mann-zu-Frau-Transsexuelle ihre Erektionen. Es entsteht damit die Notwendigkeit, die Körpergrenzen neu zu ziehen, vom Fremdkörper befreit zu werden und gleichzeitig ein annehmbareres Geschlechtsteil, das dem weiblichen entspricht, zu bekommen.

Auch Frau-zu-Mann-Transsexuelle brauchen andere Körper-Grenzen. Trans-Männer erleben sich nach einer Brustangleichung wie befreit von zwei Fremd-Körpern und endlich frei. Viele empfinden sich nach der Brust-Operation stimmig genug, andere immer noch „unvollständig". Sie tun alles um einen Penis-Aufbau (Phalloplastik) zu bekommen, um sich „ganz" zu fühlen. Dabei nehmen sie in Kauf, dass es große Operationsrisiken gibt und die Operationsergebnisse oft unbefriedigend sind.

Scham

Wird Ekel zu den heftigsten menschlichen Emotionen gerechnet, so zählt Scham zu den unangenehmsten. Während man sich ganz unabhängig von anderen vor etwas — auch vor sich selbst — ekeln kann, so braucht es den Anderen, um sich zu schämen. Damit gehört die Scham zu den frühesten „menschlichen" Emotionen.

Bei transsexuellen Entwicklungen können Schamgefühle bis ins hohe Erwachsenenalter tief in der Seele verborgen mitgeschleppt werden. Sie werden so tief im Laderaum des emotionalen Gedächtnisses verstaut, dass sie zeitweise „vergessen" werden können. Erst wenn im Verlauf des weiteren Lebens der Laderaum umgeräumt oder aufgeräumt werden muss, kann es dazu kommen, dass ein Patient in Kontakt mit den alten Schamgefühlen kommt, von denen er glaubte, sie schon über Bord gekippt zu haben. Meine Metaphorik, die sich des Vokabulars der Handelsschifffahrt bedient, wird den heutigen Auffassungen vom Prinzip des Embodiment nicht mehr gerecht. „Mitgeschleppte Scham" wäre aus der Sicht von Embodiment-Theorien in den Erregungskreisen und Netzwerken, die Gehirn und Körper verbinden, verteilt, und würde — analog zu den Spätfolgen einer Traumatisierung — entweder vorbewusst alle späteren Minderwertigkeitserfahrungen einfärben oder aber das Bewusstsein überfluten, wenn spezifische auslösende Faktoren zusammenkommen.

Wenn man sich noch einmal (siehe oben) vor Augen führt, dass es sich beim Ekel um die heftigste, bei der Scham um die unangenehmste und beim Neid um die verzehrendste menschliche Emotion handelt, so kann man ermessen, was es bedeutet, an einer Geschlechtsdysphorie zu leiden, bei der es sich in Folge einer strukturellen Notwendigkeit um eine Mischung von allen genannten Emotionen handeln muss. Doch damit nicht genug. Es kommt zu einer emotionalen Kettenreaktion, wenn man so möchte zu einem „syndrome creep", d. h. zu einer Syndrom-Ausweitung. Der Hass auf den eigenen Körper weitet sich zu Selbsthass und Selbstverachtung aus. Letztere kann dazu führen, dass aus Opfer-Erfahrungen eine verhängnisvolle „Opfer-Identität" wird. Zwei erwachsene Trans-Frauen erzählten mir, dass sie als Schulkinder ihre Bauchmuskulatur trainierten. Sie ließen sich von anderen Jungen in den Bauch schlagen, um damit zu demonstrieren, wie viel Schmerz sie aushalten konnten. Reaktive Affekt-Ängste führen zu sozialem Rückzug, zu Einzelgängertum, zu soziophobischen Ängsten, die das Leben vieler transsexueller Menschen bis weit ins Erwachsenenleben hinein beherrschen (siehe hierzu z. B. die Kasuistik von Jupp in Kapitel 5.5). Viele erwachsene transsexuelle Menschen, die auf ihr „ungelebtes Leben" vor ihrem Rollenwechsel zurückblicken, werden von Neid auf ihre ehemaligen Klassenkameraden geplagt, die es so viel leichter im Leben hatten als sie.

Zwei Missverständnissen möchte ich an dieser Stelle vorbeugen. Bei der rein phänomenologischen Analyse der Emotionen, die in der Geschlechtsdysphorie zusammengeballt sind, handelt es sich nicht um eine weitere Theorie zur Psychogenese der Transsexualität, sondern um eine genauere Beschreibung der Struktur der Geschlechtsdysphorie, die als diagnostisch-therapeutisches Handwerkszeug im Sinne der Affektdifferenzierung gebraucht werden kann.

Dieser Gedanke kann zu einem zweiten Missverständnis führen, dem ich entgegenwirken möchte. In der Therapie kann es nicht darum gehen, diese Emotionen „auszugraben", um sie nacheinander irgendwie „durchzuarbeiten". Für Kinder- und Jugendpsychotherapeuten ist es vielmehr wichtig, um den Ekel-Scham-Neid-Wut-Komplex transsexueller Jugendlicher und den individuell unterschiedlichen Syndrom-Ausweitungen zu wissen. Mit diesem Wissen kann das Leiden „Geschlechtsdysphorie" besser verstanden werden, ohne es vorschnell konfliktdynamisch zu deuten. So können Therapeuten z. B. besser auf Krisen reagieren, in denen eine oder einige dieser Grundemotionen aktiviert werden; oder sie können Symptome besser verstehen, die der Abwehr jener Emotionen dienen.

Mathilde, ein 16-jähriges Trans-Mädchen, das sich massiv vor seinen männlichen Genitalien ekelt, setzt sich in fast selbstschädigender Weise ekelhaften Eindrücken aus, indem sie verwesende Tierkadaver betrachtet.

Sie schämt sich deswegen sehr und hält dieses Interesse streng geheim. Psychodynamisch betrachtet handelt es sich für die Externalisierung ihres Ekels vor ihrem männlichen Genitale Schamgefühle ein. Dass sie sich öffnen und über diese „seltsame Vorliebe" mit ihrem Therapeuten sprechen konnte, brachte die Psychotherapie mit ihr ein kleines Stück voran.

Neid

Warum haben die anderen das, was ich nicht habe? Neid ist ein ubiquitäres Gefühl, das sich nicht nur auf die Nahrung bzw. das Futter (Futter-Neid) oder die Gunst der Eltern gegenüber anderen Geschwistern (Geschwister-Neid) bezieht.

Ein sehr tief liegender Neid bei transsexuellen Jugendlichen, den sie selten sehen lassen, ist der Neid auf nicht transsexuelle Jugendliche. Warum nur muss ich so sein? Why me? Warum passiert mir das? Warum kann ich nicht so sein, wie andere Jungen und Mädchen?

Magoscha, eine 28 Jahre alte Mann-zu-Frau-Transsexuelle, seit Mitte 20 bei mir in Behandlung, die schwer depressiv war, kommt nach ihrer erfolgreichen genitalangleichenden Operation aus sich heraus. Sie entwickelt enorme „Nachholbedürfnisse" – wie sie sie sagt – und kleidet sich aufreizend „nuttig". Über schwarzen Netz-Strumpfhosen trägt sie weiße Hot-Pants, dazu eine hellrote Lederjacke und Blüten im Haar. Dabei wirkt sie eher wie eine 13-Jährige als eine 28-Jährige. Sie möchte gesehen werden und sich endlich als Mädchen zeigen, so wie sie sich schon immer empfunden hat. Sie kann nicht fühlen, wie sehr sie sich aussetzt, obwohl sie zu Sex mit Männern innerlich noch gar nicht bereit ist, ja sich ängstigt bei dem Gedanken, einen Mann „in sich hineinzulassen". In psychosexueller Hinsicht steht sie noch auf der Stufe eines pubertierenden Mädchens. In der Art, wie sie sich kleidet und „ausstellt", könnte man „Schamlosigkeit" sehen. Neben den oben angesprochenen Aspekten ihres Ausdrucksverhaltens wehrt sie durch ihr exhibitionistisches Verhalten intrapsychisch tiefe Schamgefühle ab. Siehe hierzu Tiedemann (2013).

Was Magoscha bewusst empfindet ist ein Nachholbedürfnis und Neid auf junge Mädchen, die sich unbefangen so geben können, wie es ihr in ihrer „falschen" Pubertät versagt blieb.

Geht man von der Existenz eines Ekel-Scham-Neid-Wut-Komplexes bei transsexuellen Entwicklungen aus, so lassen sich auch unterschiedlich ausgeprägte individuelle Entwicklungen besser verstehen: Bei dem einen Patienten herrscht mehr Ekel, bei einem anderen mehr Scham, bei einem dritten mehr Neid, bei einem vierten mehr Soziophobie vor. Dabei prägen die Abwehrformen der zu Grunde liegenden Emotionen die klinischen Bilder vordergründig oft mehr, als die Grundemotionen selber.

Die Abwehrmechanismen der primären Emotionen und entsprechende Affektregungen können grob in passiv-erleidende und aktive eingeteilt werden. Therapeuten sollten sich vor Augen führen, dass bei transsexuellen Patienten, die als Jugendliche oder Erwachsene aktiv im Gesundheitssystem Hilfe suchen, der bessere der beiden Modi vorherrscht, nämlich der aktive Modus. Der passiv-erleidende Modus, der häufig mit selbstschädigendem oder selbstverletzendem Verhalten einhergeht, kann bei transsexuellen Jugendlichen umschlagen in den „aktiven" Modus, wenn nach einem notgedrungenen Coming-Out die Geschlechtsdysphorie so unerträglich geworden ist, dass aus der Sicht der Betroffenen eine Hormonbehandlung und körperverändernde Maßnahmen „jetzt und sofort" und auch einmal sehr „aggressiv" eingefordert werden. Dadurch können sich Gender-Spezialisten sehr unangenehm bedrängt fühlen. In den dann erforderlichen Kriseninterventionen haben sie erst einmal alle Hände voll zu tun. Erst im Nachhinein wird es möglich, solches „Agieren" zu verstehen. Ich meine damit den Übergang vom passiven Modus der Affektregulation zum aktiven Modus, von dessen negativen Aspekten des „Ausagierens" sich Psychotherapeuten oft zu sehr affizieren lassen. Die geschilderte Dynamik des Umschlagens von passiven in aktive Modi der Affekregulation findet sich auch bei nicht-transsexuellen Adoleszenten; bei transsexuellen Entwicklungen fällt sie jedoch noch mehr auf.

Wenn ein unter ungeheurem Leidensdruck stehender Patienten den Gender-Therapeuten anfleht: „Tun sie endlich was, ich halte mein Leiden nicht länger aus! Wenn ich nicht bald „meine" Hormone bekomme, bringe ich mich um!", kann sich der Gender-Spezialist in Zugzwang gedrängt fühlen. Eltern, die mit ihren geschlechtsdysphorischen Kindern mitleiden und Schwierigkeiten haben, sich vom Leiden ihrer Kinder abzugrenzen, geben ihren Leidensdruck an den Gender-Spezialisten im aktiven Modus weiter. Nur allzu leicht, können selbst erfahrene Gender-Spezialisten dieses Verhalten im negativen Sinn als „Agieren" abtun, da es bei ihnen jede Menge unangenehmer Gefühle auslöst und leicht zu einem „Gegen-Agieren" führen kann, das in einen Macht-Kampf ausarten kann. In solchen Situationen werden Supervisionen, Intervisionen oder Team-Besprechungen wichtig.

Therapeuten kann es helfen, wenn sie das „Agieren" nicht in toto als dysfunktional bewerten, sondern nur das momentane Hochkochen der aktiven Abwehr unerträglich gewordener Gefühle, die man Geschlechtsdysphorie nennt. Es kommt dann darauf an, dem Patienten zu helfen, Geduld zu entwickeln, realistisch zu werden und dabei zuversichtlich zu bleiben. Sie oder er brauchen Hilfestellungen, um zur Einsicht zu kommen, dass agierte Ungeduld keine gute Voraussetzung für die Durchführung der geforderten geschlechtsangleichenden Maßnahmen wäre.

An der folgenden Kasuistik über Maja mit einer transsexuellen Entwicklung von Junge zu Mädchen bzw. von Mann zu Frau können folgende Themen verdeutlicht werden:

1. Eine psychiatrische Komorbidität (hier eine Depression) schließt eine gegengeschlechtliche Hormonbehandlung nicht aus, sofern vorher geklärt worden ist, dass eine (primäre, genuine) transsexuelle Entwicklung mit einem stabilen Geschlechtsidentitätsempfinden vorliegt.
2. Die Kasuistik kann aufzeigen, wie wichtig eine gelingende Zusammenarbeit zwischen einem Gender-Spezialisten und einem niedergelassenen Kinder- und Jugendpsychotherapeuten ist. Im Fall von Maja kommt noch eine psychosoziale Einrichtung, ihre betreute Jugendwohngruppe, hinzu.
3. In der Kasuistik wird deutlich, wie quälend und blockierend Schamgefühle werden, wenn sie nicht angesprochen werden können.
4. Insbesondere bei psychisch labilen transsexuellen Jugendlichen kann sich „gut gemeintes" Drängen auf den Besuch einer Selbsthilfegruppe als kontraproduktiv erweisen.
5. An einem ausführlichen Protokoll einer Sitzung (sechstes Gespräch ein halbes Jahr nach Beginn der psychotherapeutischen Behandlung) wird aufgezeigt, wie spezifische gender-therapeutische Interventionen aussehen können.

Maja kam im Alter von 15 ¾ Jahren in Begleitung ihrer Mutter in unsere „Interdisziplinäre Sprechstunde für Kinder- und Jugendliche mit Problemen der Geschlechtsidentität" zu einer kinder- und jugendpsychotherapeutischen Kollegin. Maja hatte vier Wochen zuvor ihrer Mutter anvertraut, dass sie sich als Mädchen fühle. Weil Maja sehr depressiv war, veranlasste meine Kollegin, dass Maja zusätzlich wohnortnah eine ambulante Psychotherapie begann. Damit nun das oben beschrieben Setting einer „verteilten Behandlung". Als Maja 16,5 Jahre alt war, wurde eine testosteronblockierende Behandlung eingeleitet und weitere vier Monate später – ein Jahr nach ihrem Rollenwechsel –

eine Behandlung mit weiblichen Hormonen begonnen, die ich im Rahmen einer Zeitsicht ebenfalls befürwortet hatte. Maja war subjektiv erleichtert, weil sie sich körperlich endlich stimmiger fühlte, aber ihre Depression besserte sich kaum. Dafür wurde sie zugänglicher und kooperativer, was die Notwendigkeit einer stationären Behandlung anging, und ließ sich schließlich kurz vor ihrem 17. Geburtstag in einer Kinder- und Jugendpsychiatrischen Klinik aufnehmen. Zur psychotherapeutischen Begleitung der gegengeschlechtlichen Hormonbehandlung, die ich mit-indiziert hatte, sah ich Maja regelmäßig ambulant auch während ihrer stationären kinder- und jugendpsychiatrischen Behandlung.

Ich berichte hier über ein Gespräch, das kurz vor dem 18.Geburtstag der Patientin stattfand. Maja war zu diesem Zeitpunkt schon fast zwölf Monate in stationärer Behandlung gewesen und sollte nun bald in eine betreute Wohngruppe entlassen werden.

Maja kommt zum vereinbarten Termin aus der Klinik, ihr Vater hat sie mit dem Auto hergebracht.

Maja, trägt modische, für ihren Typ gut ausgesuchte weibliche Kleidung. Sie ist schlank, mittelgroß, hat lange blonde Haare, mit denen sie wie mit Vorhängen ihr hübsches Gesicht von links und rechts teilweise verbergen kann.

Maja schaut mich ängstlich angespannt und abwartend mit großen aufmerksam blickenden Augen an. Ein Oberschenkel zittert, was ich anspreche. Ja, es könne sein, dass sie ängstlich und angespannt sei. Das könne daran liegen, dass sie beim Besuch unserer Klinik immer noch an schlechte Erfahrungen erinnert werde. Sie habe sich anfangs in den Gesprächen mit meiner Kollegin (alle sechs Wochen etwa über ein Jahr) so hilflos gefühlt, dass sie gar nichts habe sagen können. Ich frage gezielt nach: „Was war das Unangenehme?" Maja: „Ich habe mich für mich selbst so geschämt."
Ich verstehe diese Mitteilung über das Vergangene auch als Kommentar zu Majas aktueller Befindlichkeit, zu der ich sie noch einmal anspreche: „Kann es sein, dass Sie sich gerade jetzt auch irgendwie schämen?" Maja: „ .... Ja, ich leide immer noch darunter, dass ich mich so schäme." Ich sage: „Ja, aber Sie können jetzt leichter darüber sprechen." Maja berichtet weiter. Nach einer guten Phase, in der sie zuversichtlich gewesen sei, und sich im Spiegel habe anschauen können, sei es danach wieder schlechter gegangen. Sie

habe sich wegen ihres nicht stimmigen Körpers wieder unwohler gefühlt. Ekel und Schamgefühle hätten wieder zugenommen. Sie sehe im Spiegel wieder männliche Züge und bekomme Angst, dass die anderen diese auch sehen und sie als jemanden betrachten, der sie nicht sei. Auf meine Nachfrage, ob sie in der Klinik darüber habe sprechen können, sagt sie: „ … Ja, ich habe mit meiner Therapeutin und meinen Betreuern darüber gesprochen, dass meine Beschäftigung mit meinem Körper und und mit meinen … Identitätskonflikt wieder stärker gewordene ist." Ich frage Maja, wie sie den Begriff „Identitätskonflikt" aus ihrer Perspektive verstehe, weil sie diesen Begriff etwas stockend ja nachdenklich, fast fragend ausgesprochen hat. Darauf sagt sie: „Ich habe eigentlich gar keinen Konflikt mit meiner Identität. Ich fühl' mich einfach als Mädchen, das ist so bei mir, … ." Dabei blitzt sie mich aus ihren Augen an. Dann reflektiert sie spontan weiter: „ … aber mein Körper beeinflusst mich, weil ein Teil von mir sich einredet, dass ich doch wegen meines männlichen Körpers ein Junge sein müsste. So lasse ich mir von anderen einreden, ich sei nur ein Junge, der sich wünscht, ein Mädchen zu sein, oder dass ich mir das nur einbilde." Darauf hin erkläre ich Maja, dass jener Teil von ihr, der ihr einrede, sie sei doch ein Junge, ihre Geschlechtszugehörigkeit nach den sichtbaren Genitalien beurteilen würde. Sie unterscheide sich da nicht von den allermeisten Menschen. Sie spricht weiter: „Ich habe eigentlich Angst, dass mich die anderen nicht als Mädchen annehmen, mich ablehnen, weil die sagen, wie albern ist der, der spielt doch nur was vor , …, ja, stimmt schon, das ist genau so. Ich kann mich als Mädchen nicht ganz annehmen, weil da immer noch dieser Teil in mir ist, der sagt, du siehst aus wie ein Junge, dann musst du auch einer sein. Dass ich das nicht auseinander kriege; ja, das ist der Hauptgrund, dass ich mich so schlimm schäme. Und dann denke ich auch noch, dass diejenigen, die mich irgendwie akzeptieren, … die machen das doch nur aus Mitleid mit mir." An mich gewandt: „Sie haben vielleicht recht mit diesem Teil von mir. Ich sehe es selbst immer noch als Makel an, dass ich nicht richtig bin, dass ich nicht normal bin, …, dabei lebe ich ja noch gar nicht so lange als Mädchen, das sind ja erst zwei Jahre."

Ich finde es bemerkenswert, dass Maja, die gerade erst 18 Jahre alt wird, die Zeit ihres Lebens in der weiblichen

Rolle, als „noch gar nicht so lange" beurteilt, und greife deshalb ihre Einschätzung im Hinblick auf das aktuelle affektive Thema (Scham) als psychisches Entwicklungsalter auf. Deshalb sage ich zu ihr: "Eigentlich ist Ihr inneres kleines Mädchen erst drei Jahre alt. In diesem Alter schämt man sich am meisten." Diese Einschätzung kann sie für sich annehmen. Sie muss sich nun weniger für ihre übergroße Scham schämen.

[...]

Zuletzt schneidet Maja von sich aus das Thema „Besuch einer Selbsthilfegruppe für junge Transsexuelle Menschen an". Sie wünsche sich schon, eine solche Gruppe zu besuchen, schätze sich dafür aber noch zu unsicher ein. Ich nehme diese Selbsteinschätzung ernst, indem ich Zuversicht vermittle, dass sie bald mehr Selbstsicherheit als junge Trans-Frau gewinnen wird, und bestärke sie, ihrer Wahrnehmung zu folgen, es könne für den Besuch einer Selbsthilfegruppe noch zu früh sein. Im Vordergrund stehe für sie die bisher befriedigend verlaufene Integration in die Stationsgruppe, von der sie sich bald verabschieden müsse, und die innere Vorbereitung auf eine neue Wohngruppe.

Nach ihrer Entlassung, bei der es zuvor noch einmal zu einer suizidalen Krise kam, ist Maja immer noch sehr labil. Sie hat großes Glück und findet eine Kinder-und-Jugendpsychotherapeutin, die bereit ist, mit ihr zweiwöchentlich zu arbeiten, während sie bei mir weiter zweiwöchentlich in gender-therapeutischer Behandlung bleibt. Damit hat sie jede Woche einen Psychotherapie-Termin. Mit Einverständnis der Patientin tausche ich mich mit der niedergelassenen Kollegin über den Fortgang der Therapien aus.

Bei ihrer ersten Sitzung nach ihrer Entlassung aus der Klinik berichtet mir Maja, dass sie sich von Mitarbeitern der Klinik habe drängen lassen, noch vor ihrer Entlassung eine Selbsthilfegruppe für transidentische Menschen aufzusuchen. Rückschauend habe sie sich damit überfordert. Im Kreise der transidentischen Frauen der Selbsthilfegruppe habe sie sich eigentlich nur geschämt und kaum sprechen können. Zurück in ihrer Klinik habe sie sich nicht getraut, mit ihren Therapeuten darüber zu sprechen. Diese negative erste Erfahrung mit einer Selbsthilfegruppe habe wohl auch zu ihrer „Entlassungskrise" mit Zuspitzung ihrer Suizidgedanken beigetragen. Ich muss mich an dieser Stelle rückschauend selbstkritisch fragen, ob ich nicht meinen

Eindruck von Maja, der Besuch einer Selbsthilfegruppe könnte noch zu früh bzw. überfordernd sein, den Kollegen in der Klinik hätte mitteilen sollen.

Ohne das gefundene Setting der „Verteilten Behandlung" (siehe oben) und die gute psychosoziale Betreuung der Patientin in einer poststationären Jugend-Wohngruppe wäre eine ambulante Behandlung nicht möglich geworden.

Wut

Die Wut über nicht stimmige Geschlechtsmerkmale kann als Ohnmachtswut in Extremfällen tatsächlich zu Ohnmacht führen. (Siehe hierzu die Kasuistik Karla in Kapitel 5.1.6.) Mangels eines Objektes wird diese Wut oft zum Selbsthass. Wenn unbehandelte Trans-Jungen, deren Transsexualität noch nicht erkannt wurde, zusätzlich noch anderen Stressoren ausgesetzt sind, können sie in spezifischen Belastungssituationen gewalttätig werden. Sie werden nach solchen Auffälligkeiten, die in Extremfällen zu Zwangseinweisungen führen können, meistens als „Borderlinerinnen" fehldiagnostiziert. Wie die anderen Gefühle, die reaktiv aus der körperlichen Unstimmigkeit entstehen, muss die Wut gesehen, angesprochen werden. Oft erscheint sie nur als Affektangst, die meistens gut analysiert und damit reduziert werden kann.

7.2.8 Körperarbeit

Mit psychotherapeutischer Körperarbeit sei hier zunächst einmal nur die Fokussierung auf das Körpererleben und den Umgang mit dem eigenen Körper des Patienten gemeint. Die Ablehnung der Genitalien und bei Trans-Jungen zusätzlich die Ablehnung der nicht stimmig empfundenen Brüste kann sich mehr oder weniger auf den ganzen Körper ausdehnen.

Auf die Frage, was er bei einem Blick in den Spiegel an seinem Körper möge, reagiert der 16-jährige **Johnny,** ein Trans-Junge verdutzt, weil ihm erst einmal gar nichts einfällt. Als ich ihn ermuntere, noch einmal nachzudenken, sagt er: „Die Augen!" Er hat in der Tat schöne blaue Augen, die sehr lebendig in die Welt hineinblicken. Ich frage weiter: „Fällt ihnen noch was ein?" Nach einer kleinen Pause, sagt der Patient leicht verlegen lächelnd: „Ja, mein Hals, der ist in Ordnung." Ich frage weiter: „Gibt's noch etwas, was in Ordnung ist?" Der Patient: „Vielleicht noch meine Schultern." Ich frage beharrlich: „Noch was?". Zuletzt der Patient: „Nein, nichts mehr!"

Am folgenden Fallbeispiel wird deutlich, wie wichtig die therapeutische Fokussierung auf den Körper transsexueller Patienten ist, wenn sie vor einer genitalangleichenden Operation stehen.

Amanda, eine 18-jährige Patientin mit einer transsexuellen Entwicklung von Mann zu Frau, die seit ihrem 15. Lebensjahr in einer gender-therapeutischen Behandlung bei einem auswärtigen Kinder- und Jugendpsychotherapeuten war, und seit ihrem 16. Lebensjahr weibliche Hormone bekommen hatte, befindet sich seit ihrem 17. Lebensjahr bei mir in begleitender psychotherapeutischer Behandlung. Ihre Transition ist bisher gut verlaufen; sie leidet jedoch immer mehr unter ihren männlichen Genitalien und möchte sich nun bald einer genitalangleichenden Operation unterziehen. Dafür hat sie einen Termin für ein Vorgespräch und eine körperliche Untersuchung bei einem plastischen Chirurgen gemacht. In der folgenden Therapiesitzung bringt sie ihre Erleichterung zum Ausdruck, dass es „nun endlich" weitergehe, lässt aber auch durchblicken, dass sie große Angst vor der körperlichen Untersuchung habe, weil sie sich ja nackt ausziehen müsse. Bei der Exploration kommt heraus, dass sie es vor dem Spiegel immer vermieden hat, auf ihr Geschlechtsteil zu schauen, weil sie sich mehr und mehr vor ihm ekle. Noch abstoßender empfinde sie die vielen ekligen Haare „da unten". Mir (und der Patientin) wird klar, dass hier noch einiges zu tun bleibt. Glücklicherweise bleibt dafür noch etwas Zeit bis zum Untersuchungstermin durch den Chirurgen, der erst in drei Monaten stattfindet. Nachdem ich der Patientin die Anatomie ihrer männlichen Geschlechtsorgane und das chirurgisch-plastische Vorgehen erklärt habe, will sie wissen, was denn nun mit ihren Haaren da unten geschehe? Darauf erkläre ich ihr, dass ihre Schamhaare am Abend vor oder spätestens am Morgen der Operation rasiert werden. In dieser Situation ergreife ich die Gelegenheit, zu versuchen, die Patientin selbst zur Herrin des Verfahrens zu machen. Ich erzähle ihr, dass sich viele jüngere und ältere Menschen im Genitalbereich rasieren und schlage ihr vor, dies bald selbst zu tun. Dabei könne sie sich besser mit ihrer eigenen „Anatomie" im Genitalbereich auseinandersetzen. Es könne nur in ihrem eigenen Interesse sein, zu wissen, wie ihr männliches Geschlechtsteil aussehe und beschaffen sei, das doch für die so gewünschte Transformation in ein weiblich erscheinendes Genitale gebraucht würde, und deshalb ein wichtiger Teil von ihr sei. Ich gebrauche mit voller Absicht medizinische Fachbegriffe, damit Amanda es leichter hat, ihren Ekel zu überwinden und vielleicht hinzufinden zu einem forschenden Interesse. Ich erkläre ihr diese Strategie und füge noch hinzu, manchmal könne etwas, das eklig erschien, auch interessant werden. In einer folgenden Sitzung schlage ich der Patientin vor, sich nach körperlicher Entspannung vorsichtig nackt vor einen Spiegel zu stellen und auszuprobieren, was ihr gewahr werde, wenn sie ihren Blick auf ihr Genitale richtet. Sie solle dabei darauf achten, den Blick auf etwas anderes zu richten, wenn ihre Gefühle dabei zu unangenehm werden. Die Beachtung dieser Regel sei ebenso wichtig, wie der Versuch, den Blick wieder zurück auf das Genitale zu richten, um zu schauen, ob sich etwas verändert hat. Amanda berichtete mir in der nächsten Sitzung, die Übungen, die ich ihr vorgeschlagen hätte, fände sie zu langwierig. Sie wolle lieber einmal wagen, sich einem längeren Blick auf ihr Genitale auszusetzen, und sei es auch nur für 20 Sekunden. So könnte sie vielleicht ohne das Hin- und-Her-Gucken ihren Ekel leichter überwinden und abbauen. Ich würdigte darauf hin ihren Mut und ermunterte sie weiter, sich bei einem Erfolg später auch tastend zu erkunden. Dabei weise ich auf die Möglichkeit hin, dass sie sich dabei mit ihrem Finger behutsam der Peniswurzel entlang in die Tiefe vortasten könne, in die Richtung, in die später bei ihr eine Scheide angelegt werden würde.

Vielversprechend klingen erste physiotherapeutische Bemühungen, auch junge Mann-zu-Frau-Transsexuelle auf ihre genitalangleichende Operation durch Achtsamkeitstraining im
Beckenbereich und durch ein Training der Beckenboden-mus-
kulatur auf ihre genitalangleichende Operation vorzubereiten
und post-operativ zu behandeln.

7.2.9 Förderung des Bedürfnisses nach Anschluss an Peer-Gruppen

Der Anschluss an Peer-Gruppen ist für die psychosexuelle Entwicklung transidentischer Jugendlicher von allerhöchster Bedeutung. Vorrang hat dabei die Integration in die Gruppe der
Gleichaltrigen in der Schule und im Freizeitbereich. Dazu gehören informelle Gruppen von Jugendlichen in Nachbarschaften,
Sportvereine, Gruppenaktivitäten in Fitness-Studios, gemeinsa-
mes Musizieren, kirchliche und freie Jugendgruppen, etc.

Manche transsexuelle Jugendliche, die keine Unterstützung
von ihren Eltern bekommen oder verstoßen werden, laufen Gefahr, sich Peer-Gruppen anzuschließen, die von militanten Organisationen für ihre politischen Zwecke missbraucht werden.

Ares, ein noch nicht 14-jähriger Trans-Junge, der von seinem dunkelhäutigen Vater, der zu einer christlichen Sekte
gehörte, verstoßen worden war, fand Anschluss und Halt
in der Jugend-Organisation einer militanten politischen
Splittergruppe aus einem ganz anderen Kulturkreis. Er ließ
sich verleiten mit anderen Jugendlichen auf einer gewalt-
tätigen Demonstration Steine und Molotow-Cocktails auf
Polizisten zu werfen. Nach der chaotischen Eskalation der
Demonstration fuhren die Busse, die ihn und seine kleinen
Mitstreiter hergebracht hatten, ohne ihn nach Hause. Erst
jetzt wurde Ares schmerzlich klar, dass man ihn und seine
Kameraden unter Ausnutzung ihrer Strafunmündigkeit als
Kämpfer missbraucht hatte. Ares hatte sich um zwei noch
jüngere Jungen gekümmert, die geschockt, orientierungs-
los und ohne Geld ebenfalls zurückgelassen worden waren.
Er übernahm Verantwortung und brachte sie zu ihren El-
tern zurück.

Für Trans-Jugendliche haben sich angeleitete gleichgeschlechtliche, aber auch gemischt-geschlechtliche Selbsthilfegruppen als sehr wertvoll erwiesen (z. B. Trans*Normal im Magnus-Hirschfeld-Centrum, Hamburg; SCHLAU im Zwischenraum, Hannover; TRAKINE in Berlin; FrienTS, Diversity LesBiSchwules Jugendzentrum in München. Dazugehörige Internet-Verweise finden sich im Anhang). Sie sind dort unter ihresgleichen und können sich zwanglos über individuelle Probleme austauschen und sich gegenseitig unterstützen.

Eine lebensfreundliche „Abwehr" von Scham ist ihr Abbau und der Aufbau von Stolz. Aufbau von Stolz gelingt am besten gemeinsam in Gruppen ebenfalls Betroffener. Beste Vorbilder sind Jugend-Gruppen in der Schwulen- und Lesben-Bewegung, die sich in den vergangen Jahrzehnten geöffnet hat und auch zu einer Heimat transidentischer, intersexueller, gender-varianter, queerer und Trans* Menschen geworden ist.

Als Sammelbezeichnung hat sich das Abkürzungswort LGBT für die englischen Begriffe „Lesbian, Gay, Bisexual, Transgender" verbreitet, das in der Form LGBTI noch um „Intersexual" erweitert ist. Die bunte Vielfalt der geschlechtlichen und sexuellen Identitäten manifestiert sich alljährlich auf den Christopher-Street-Day-Paraden in großen Städten, an denen zunehmend auch transidentische Jugendliche teilnehmen.

In therapeutischer Hinsicht kann es sehr wichtig werden und weiterführen, Erfahrungen von jugendlichen Patienten zu besprechen, die am CSD-Zug zum ersten oder zum wiederholten Mal teilgenommen oder ihn auch nur als Zuschauer angesehen haben.

Manche Patienten wollen keine Selbsthilfegruppe besuchen, die ihre psychosexuelle Entwicklung fördern könnte. Ihre Abneigung gegenüber einer Gruppe mit ihresgleichen kann daran liegen, dass sie andere transsexuelle Trans-Jugendliche peinlich finden und sich schämen, mit ihnen in einen Topf geworfen oder mit ihnen zusammen gesehen zu werden. Seitens des Transgender-Spezialisten sollte deshalb der Besuch einer Selbsthilfegruppe nicht forciert werden. Die Schamgefühle müssen erst schonend exploriert werden, damit sie zum Ausdruck kommen und zur Sprache gebracht werden können. Erst dann wird ein freiwilliger Besuch einer Selbsthilfegruppe möglich und kann dann als überaus hilfreich erlebt werden.

8 Die multimodale Behandlung transsexueller Jugendlicher

In den vorausgegangen Kapiteln wurde mit Bedacht von geschlechtsdysphorischen Kindern und Jugendlichen gesprochen, um damit herauszustellen, dass sich nicht alle von ihnen zu transsexuellen Jugendlichen entwickeln. In diesem Kapitel soll es allein um transsexuelle Jugendliche gehen, also um junge Menschen, die ihr Leben nur meistern können, wenn sie in der Rolle leben, die zu ihrem Geschlechtszugehörigkeitsempfinden passt. Ihre Geschlechtsdysphorie lässt sich nur durch eine pubertätsunterdrückende Behandlung und eine darauffolgende gegengeschlechtliche Hormonbehandlung lindern. Die Hormonbehandlung muss freilich in eine psychotherapeutische Behandlung eingebettet sein – auch, wenn die Transition ohne Probleme zu gelingen scheint.

Wenn also im Folgenden von transsexuellen Jugendlichen die Rede ist, wird damit impliziert, dass im vorausgegangenen Behandlungsverlauf eine transsexuelle Entwicklung (unter 16 Jahren) oder eine Transsexualität F64.0 diagnostiziert worden ist.

8.1 Notwendigkeit und Effizienz pubertätsaufhaltender und gegengeschlechtlicher Hormonbehandlungen

Zwei Argumente sprechen für eine gegengeschlechtliche Hormonbehandlung zu Beginn der Pubertät:

1. Die nicht passende körperliche Verweiblichung bzw. Vermännlichung wird unterbunden, während eine stimmige körperliche Vermännlichung bzw. Verweiblichung möglich wird. Dies gilt vor allem für die Gesichtszüge und die Stimmlage. Damit wird das „Durchgehen" als Frau bzw. als Mann enorm erleichtert. Den Betroffenen bleiben ständige Irritationen im Alltagsleben weitgehend erspart. Sie ma-

chen z. B. die Erfahrung, dass sie in Mikro-Interaktionen des Blickkontakts im öffentlichen Leben als Trans-Frauen bzw. als Trans-Männer kaum noch auffallen. Die Jugendlichen bekommen mehr Zeit für eine ungestörte psychosexuelle Entwicklung. Der traumatogene Einbruch einer „falschen" Pubertät (siehe Kapitel 5) mit nachhaltigen Traumatisierungen kann ihnen erspart werden.

2. Trans-Jugendliche bleiben in ihrer Alters-Kohorte und haben damit die besten Voraussetzungen für eine gelingende psychosexuelle Entwicklung. Im Kreise ihrer gleichgeschlechtlichen und gegengeschlechtlichen Peers können sie ihre Persönlichkeit so gut entwickeln, wie andere Jugendliche auch. Hinzu kommt, dass junge Menschen wesentlich anpassungsfähiger sind als Erwachsene. Sie finden andere innere Anpassungsstrategien als jene Erwachsenen, die erst spät in ihrem Leben eine Transition wagen, oder jene Erwachsene, denen keine andere Wahl als ein spätes Coming-Out bleibt, wollen sie am Leben bleiben. Wie die klinische Erfahrung zeigt, bleibt Erwachsenen, bei denen es erst im mittleren oder höheren Lebensalter zu einem Rollenwechsel und zu einer Hormonbehandlung kommt, eine „nachholende" psychische Pubertätsentwicklung nicht erspart. Dafür fehlen ihnen dann Gleichaltrige, mit denen sie über ihre Befindlichkeiten oder Probleme kommunizieren könnten.

Die wichtigsten neueren empirischen Belege, dass die pubertätsaufhaltende Behandlung und die gegengeschlechtliche Hormonbehandlung bei transsexuellen Jugendlichen wirksam und erfolgreich sind, haben die beiden klinischen Studien von de Vries et al. (2011, 2014) geliefert.

De Vries et al. (2011) untersuchten in einer Follow-up-Studie **Ergebnisse von** 70 geschlechtsdysphorische Jugendliche vor und nach Beginn **Langzeitstudien** einer pubertätsaufhaltenden Behandlung. Es handelte sich um 33 geburtsgeschlechtliche Jungen und 37 geburtsgeschlechtliche Mädchen. Ein Rollenwechsel wurde für die pubertätsverzögernde Behandlung nicht vorausgesetzt. Bemerkenswert ist, dass alle Studienteilnehmer später auch eine gegengeschlechtliche Hormonbehandlung erhielten, was auch bedeutet, dass sie von sich aus nicht von einer gegengeschlechtlichen Behandlung Abstand nahmen. Dieser Befund passt zum Ergebnis, dass sich die gemessene Geschlechtsdysphorie und die Körperzufriedenheit zwischen den beiden Messzeitpunkten nicht änderten.

Angstgefühle und Wutaffekte änderten sich ebenfalls nicht. Dies erscheint nicht verwunderlich, stehen Angstgefühle und Wutaffekte doch in einem engen Zusammenhang mit der Geschlechtsdysphorie. Umso bedeutsamer war das Ergebnis, dass emotionale Probleme und depressive Symptome abnahmen und sich das globale Funktionsniveau verbesserte.

In einer weiteren prospektiven Langzeit-Follow-Up-Studie untersuchten de Vries et al. (2014) 22 Trans-Mädchen und 33 Trans-Jungen (mittleres Alter 13,6 Jahre), vor Beginn der pubertätsunterdrückenden Behandlung mit GnRH-Analoga, nachdem eine gegengeschlechtliche Hormonbehandlung begonnen worden war (mittleres Alter 16,7 Jahre), und mindestens ein Jahr nach ihrer geschlechtsangleichenden Operation (mittleres Alter 20,7 Jahre) in den folgenden Bereichen: Geschlechtsdysphorie, Körperbild, globales Funktionsniveau, depressive Symptomatik, Angst-Symptomatik, emotionale Probleme. Objektiv wurde das Funktionsniveau im sozialen Umfeld, in der Ausbildung und im Beruf erfasst. Subjektiv wurden die Lebensqualität, die Zufriedenheit und das Glückserleben und Wohlbefinden erfragt. Nach der geschlechtsangleichenden Operation im jungen Erwachsenenalter war die Geschlechtsdysphorie des untersuchten Kollektivs deutlich gemindert. Das psychologische Funktionsniveau hatte sich stetig verbessert. Das allgemeine Wohlbefinden war ähnlich hoch oder sogar höher, als das Wohlbefinden der gleichaltrigen Kontrollgruppe aus der Allgemeinbevölkerung. Die Verbesserungen des psychologischen Funktionsniveaus korrelierten positiv mit dem subjektiven Wohlbefinden nach der geschlechtsangleichenden Operation. Anelou de Vries und ihre Mitarbeiter haben mit ihren überaus verdienstvollen Arbeiten die ersten Langzeitstudien von geschlechtsdysphorischen Patienten vorgelegt, die von der beginnenden Pubertät an bis ins junge Erwachsenenalter hinein erfolgreich psychotherapeutisch, pubertätsaufhaltend, dann geschlechtsangleichend hormonell und schließlich plastisch-chirurgisch behandelt worden waren.

Die Schlussfolgerungen sind überzeugend: Ein multidisziplinäres Team mit psychologischen und ärztlichen Psychotherapeuten bzw. Kinder- und Jugendpsychotherapeuten, Kinder- und Jugendpsychiatern, Kinder-Endokrinologen und Chirurgen, das sich an ein wohldurchdachtes Behandlungsprotokoll hält, kann geschlechtsdysphorischen Jugendlichen, die in ihrer frühen Pubertät um eine geschlechtsangleichende Behandlung nachsuchen, Behandlungsmöglichkeiten bieten, dass sie sich zu psychisch ausgeglichenen jungen Erwachsenen entwickeln können.

Staphorsius et al. (2015) konnten zeigen, dass die pubertätsunterdrückende Behandlung weder bei geburtsgeschlechtlichen Mädchen noch bei geburtsgeschlechtlichen Jungen Auswirkungen auf die mentalen Exekutiv-Funktionen („executive functioning") hat. Sie fanden dabei heraus, dass das Geburtsgeschlecht entscheidend für die neuronale Aktivierung sowohl bei der Kontrollgruppe als auch bei den untersuchten hormonsupprimierten Patienten war. Bei den nicht hormonell supprimierten Kontrollpersonen war bei der neuronalen Aktivierung kein Unterschied zwischen den Geschlechtern zu erkennen. Daraus zogen die Autoren den Schluss, dass eine hormonelle Pubertätsunterdrückung einige Hirnfunktionen mit dem Geburtsgeschlecht besser in Einklang brachte. Sie benutzten den „Turm von London"-Test, (englisch: Tower-of-London-Paradigm), der die Planungsfähigkeit oder die Exekutivfunktion des Gehirns erfasst.

In einer Nachuntersuchung von Meyenburg et al. (2015a) waren von 84 behandelten geschlechtsdysphorischen Kindern und Jugendlichen drei Jahre später 33 bereit, Angaben zu machen. Untersucht wurde, welche Behandlungsstufe sie erreicht hatten, in welcher Geschlechtsrolle sie lebten, (noch) bestehende Verhaltensauffälligkeiten (Psychopathologie) und die aktuelle psychotherapeutische Versorgung. 22 Patienten hatten die Geschlechtsrolle in allen Lebensbereichen gewechselt. Bei einigen lief eine gegengeschlechtliche Hormonbehandlung. Einige hatten schon eine geschlechtsangleichende Operation hinter sich. Die meisten Patienten waren mit ihrer Behandlung zufrieden.

Unabhängig von Rollenwechsel und Psychotherapieumfang kam es bei allen Nachuntersuchten zu einem Rückgang psychopathologischer Auffälligkeiten. Das Ausmaß der Verhaltensprobleme war insgesamt gering. Meyenburg et al. kamen zu dem Schluss, dass bei psychopathologisch wenig auffälligen Patienten eine niederfrequente, längerfristige therapeutische Begleitung ausreiche, um Sicherheit bei der Indikationsstellung für eine hormonelle und operative Behandlung zu gewinnen.

Wie Richard Green (1987) in seinen berühmt gewordenen Nachuntersuchungen zeigte, hatte nur einer (2 %) von den 44 Jungen mit einem „sissy-boy-syndrome" bzw. mit effeminiertem Verhalten eine transsexuelle Entwicklung von Mann zu Frau durchgemacht. Von den 44 wurden 33 (75 %) als bi-

Unterschiede desisters vs. persisters

oder homosexuell in ihren Fantasien klassifiziert, 11 (25%) als überwiegend heterosexuell eingestuft. Als die Jungen erstmals diagnostiziert wurden, waren sie 4–12 Jahre alt, also durchschnittlich 7 Jahre alt. Bei der Nachuntersuchung waren sie durchschnittlich zwischen 14–24 Jahre alt, also durchschnittlich 19 Jahre alt. Zucker und Bradley (1995) veröffentlichten Zusammenfassungen von Nachuntersuchungen (Bakwin 1968, Lebovitz 1972, Zuger 1978, Money/Russo 1979, Davenport 1986, Kosky 1987), die insgesamt 55 Jungen mit einer Störung der Geschlechtsidentität umfassten. Von diesen 55 Jungen erwiesen sich später immerhin 5 (9%) als transsexuell.

Wie unterscheiden sich stabil transsexuelle Jugendliche (Persisters) von Kindern und Jugendlichen, deren Geschlechtsdysphorie im Verlauf der Pubertät verschwindet (Desisters)? In einer qualitativen Studie untersuchten Steensma et al. (2011) 25 Jugendliche zwischen 14 und 18 Jahren, die sich bereits mit neun Jahren in der Gender-Identity-Clinic in Amsterdam vorgestellt und die Diagnose „Geschlechtsidentitätsstörung im Kindesalter" bekommen hatten. Anamnestisch hatten alle Kinder schon ab dem sechsten Lebensjahr unter Geschlechtsdysphorie gelitten. Eine Gruppe von 14 Jugendlichen (sieben biologische Jungen und sieben biologische Mädchen), die „Persisters" benannt wurden, hatten im Alter zwischen 12 und 14 Jahren eine pubertätshemmende und hormonelle Behandlung begonnen. Eine Gruppe von 11 Jugendlichen (sechs biologische Jungen und fünf biologische Mädchen), die „Desisters" genannt wurden, hatte nach der Vorstellung im Alter von neun Jahren zwischenzeitlich keinen Kontakt mehr zur Klinik. Ein halbstrukturiertes Interview fokussierte auf die Themen:

1. Geschlechtsidentität und Geschlechtsorientierung.
2. Zeitabschnitte, in denen die unterschiedlichen geschlechtstypischen Verhaltensweisen zu- oder abgenommen hatten.
3. Bedeutung körperlicher Entwicklungsprozesse.

Die „Persisters" empfanden sich tief innerlich dem Gegengeschlecht zugehörig und sprachen davon „Mädchen" (Trans-Mädchen) bzw. „Jungen" (Trans-Jungen) zu sein, nicht Mädchen bzw. Jungen werden zu wollen. Die Trans-Mädchen waren sexuell ausschließlich auf Jungen und die Trans-Jungen ausschließlich auf Mädchen orientiert (aus ihrer Sicht heterosexuell). Während der Pubertät hatte sich die Geschlechtsdysphorie bei den Persisters enorm verstärkt und dazu geführt, dass sowohl Trans-Mädchen als auch Trans-Jungen (mit ihren Eltern) vehement eine gegengeschlechtliche Hormonbehandlung verlangten.

Darüber hinaus führten Steensma et al. (2011) eine Meta-Analyse der verfügbaren prospektiven Studien zur Persistenz von Genderdysphorie in der Adoleszenz durch, die zehn Arbeiten berücksichtigte. Sie kamen zu folgendem Ergebnis: Nur bei 39 von insgesamt 246 untersuchten Kindern persistierte die Geschlechtsdysphorie bis in die Adoleszenz (15,8 %). Die Persistenz-Raten in den verschiedenen Studien reichten von 2 % bis zu 27 %. Steensma et al. zogen daraus den Schluss, dass die Geschlechtsdysphorie bei der großen Mehrheit der Jugendlichen im Verlauf der weiteren Pubertät remittierte.

Kritiker der Hormonbehandlung von Jugendlichen führen ins Feld, dass sich klinischen Studien zufolge nur ca. 25 % (maximal 27 %, siehe oben) der geschlechtsdysphorischen Jugendlichen als „Persisters", d. h. als transsexuell erweisen. Damit wird unausgesprochen impliziert oder offen argumentiert, dass es nicht oder kaum möglich sei, die transsexuellen Jugendlichen von den „nur geschlechtsdysphorischen" zu unterscheiden, also von jenen, die nicht den transsexuellen Weg nehmen. Deshalb sei es nicht zu verantworten, eine Hormonbehandlung zu indizieren, die zu irreversiblen Körperveränderungen führe. Jene Kritiker beachten dabei nicht, dass nach heutigem Wissensstand fast alle jugendlichen Patienten, die mit gegengeschlechtlichen Hormonen behandelt werden, auf dem transsexuellen Weg bleiben, dass es ihnen anhaltend besser geht, und dass sie sich wie andere Jugendliche psychosexuell gut entwickeln. Diese Befundlage beinhaltet, dass es sehr wohl möglich ist, „persisters" von „desisters" im Verlauf des diagnostischen Prozesses zu unterscheiden. Genau das haben die oben dargestellten Follow-up-Studien von de Vries et al. belegt.

Dabei ist noch zu berücksichtigen, dass zumindest einige „desisters" den transsexuellen Weg wieder aufnehmen, wenn sich z. B. Anpassungsversuche, in der Geschlechtsrolle ihres Geburtsgeschlechts zu leben, als nicht durchhaltbar erweisen. Diese Verlaufsform ist auch bei manchen Jugendlichen zu erwarten, die wegen ihrer Geschlechtsdysphorie in Behandlung kommen, aber nicht in Behandlung bleiben. Es handelt sich dabei um die sog. „Persisters after interruption". Dazu gehört ein Phänomen, das bei transsexuellen Entwicklungen recht häufig anzutreffen ist und als Sonderfall einer „Foreclosure-Identität" (Marcia 1989) verstanden werden kann (siehe Kapitel 5). Im

Verlauf ihrer Adoleszenz bemühen sich z. B. die meisten Frau-zu-Mann-Transsexuellen, ihr männliches Ausdrucksverhalten, das sie in den Augen der Umwelt allenfalls als Tom-Boys erscheinen hat lassen, zu unterdrücken und sich nach außen hin „als Frauen" zu geben bzw. anzupassen. Die Dauer dieser selbst forcierten Normalisierung ist von Fall zu Fall unterschiedlich. Unterschiedlich sind auch die inneren Prozesse, die zu diesem Verhalten führen. Beispielsweise wird die Transsexualität durch Selbstdefinition der Geschlechtsidentität am eigenen anatomischen Geschlecht „intellektuell" abgewehrt. Der Wunsch, normal zu sein, und zu den gleichaltrigen Bekannten und Freunden dazuzugehören, kann zu einem Nicht-wahr-haben-wollen der empfundenen Geschlechtszugehörigkeit führen. Mal dauert die selbst forcierte Normalisierung nur wenige Tage und wird dann voller Unmut abrupt abgebrochen; mal dauert sie mehrere Jahre, bis sie ein für alle mal aufgegeben wird.

Meine eigene Überzeugung, dass es tatsächlich „transsexuelle" Jugendliche gibt, denen durch eine frühzeitige Hormonbehandlung im Rahmen einer begleitenden Psychotherapie geholfen und später ein besseres Leben ermöglicht werden kann, stützt sich auf meine klinischen Erfahrungen mit erwachsenen Patienten. Von ihnen habe ich erfahren, wie massiv sie durch die Nichtbeachtung ihrer Transsexualität in der Kindheit und Adoleszenz zu leiden hatten, und wie sehr sie dadurch in ihrer psychosexuellen Entwicklung beeinträchtigt, traumatisiert, ja „gezeichnet" wurden. Viele von meinen erwachsenen transsexuellen Patienten waren sehr gut in der Lage, ihre negativen Erfahrungen in der Kindheit anschaulich zu schildern. Sie waren als Kinder und Jugendliche mit ihrem Problem allein geblieben und mussten ihr So-Sein, das sie sich nicht ausgesucht hatten, verheimlichen, verstecken, unterdrücken, abweisen, negieren, verdrängen und nicht selten vor sich selbst verleugnen. Viele Patienten, die scheinbar ihre Transsexualität erfolgreich unterdrücken konnten, entwickelten in jüngeren Jahren ausgeprägte psychische Probleme – nicht selten mit zum Teil schweren psychiatrischen Symptomen aller Art. Derartig belastet wurde für sie das Coming-Out im mittleren oder höheren Lebensalter überaus schwierig und psychisch anstrengend. Die meisten Mann-zu-Frau-Transsexuellen, die im höheren Lebensalter einen Rollenwechsel vollziehen, müssen sich damit abfinden, dass sie mit den männlichen Aspekten ihrer Körperlichkeit (tiefe Stimmlage, Gesichtszüge, Körpergröße und Körperbau) immer auffallen werden. Leichter haben es Frau-zu-Mann-

Transsexuelle. Sie vermännlichen unter einer fortlaufenden Testosteron-Therapie, so dass im Alltagsleben ihre ursprünglich weiblichen Geschlechtsmerkmale nicht mehr zu erkennen sind.

An dieser Stelle sei das von Drescher und Byne (2013) herausgegebene Buch: „Treating Transgender Children and Adolescents. An Interdisciplinary Discussion" empfohlen, das die Diskussion um die Problematik einer frühen hormonellen Behandlung bei transsexuellen Jugendlichen differenziert darstellt.

8.2 Die zehn Aufgaben der Gender-Spezialisten

Transgender-Spezialisten sind ärztliche, psychiatrische oder psychologische Psychotherapeuten, die sich auf die Behandlung schwerer und/oder anhaltender Geschlechtsdysphorien und Geschlechtsidentitätsstörungen spezialisiert haben, oder dazu bereit sind, mit kollegialer Unterstützung, solche Behandlungen zu übernehmen.

Falls sich das Leiden eines geschlechtsdysphorischen Patienten mit psychotherapeutischen Interventionen allein nicht ausreichend behandeln lässt, stellen sie – wie oben schon ausgeführt – nach einer eingehenden diagnostischen Abklärung und im Verlauf einer länger laufenden psychotherapeutischen Behandlung zu gegebener Zeit die Indikation für eine Hormonbehandlung und später auch für geschlechtsangleichende Operationen. Brusttransformationen bei Frau-zu-Mann-Transsexuellen können bei wohlbegründeter Indikation schon vor dem 18. Lebensjahr erfolgen. Die Entfernung der Gebärmutter mit beiden Eierstöcken und die Phalloplastik sollten erst im Erwachsenenalter vorgenommen werden. Dies gilt auch für die Vaginalplastik bei Mann-zu-Frau-Transsexuellen.

Transsexuelle Patienten nennen die für sie so wichtigen Indikationsschreiben oft „Gutachten für Hormone" bzw. „Operationsgutachten" oder auch nur kurz „Gutachten". Beachtet man diesen Sprachgebrauch von „Gutachten" auf Seiten der Patienten, ist es sinnvoll, abgrenzend von „Gerichtsgutachten"

Indikationsschreiben vs. Gerichtsgutachten

zu sprechen, wenn es um die beiden Gutachten zur Vornamens- und Personenstandsänderung geht.

„Gerichtsgutachten" enthalten in der Regel keine Indikation für geschlechtsangleichende Maßnahmen, sondern nur eine Stellungnahme zur Frage, „ob sich die Antragstellerin / der Antragsteller mit großer Wahrscheinlichkeit auf Dauer dem anderen Geschlecht zugehörig fühlen wird."

> Gender-Spezialisten übernehmen drei therapeutische Kern-Aufgaben:
> 1. Diagnostik im Sinne eines diagnostischen Prozesses über den gesamten Verlauf.
> 2. Psychotherapeutische Behandlung und Begleitung.
> 3. Indikationsstellungen für geschlechtsangleichende Maßnahmen.

Anforderungen an Gender-Spezialisten

Gender-Spezialisten müssen eine fundierte psychiatrische Ausbildung durchlaufen haben, weil sie mit Krankheitsbildern und Diagnosen aus dem gesamten psychiatrischen Spektrum konfrontiert werden. Dies gilt für Gender-Spezialisten im Bereich der Kinder- und Jugendpsychiatrie, ebenso wie es für Gender-Spezialisten für Erwachsene notwendig ist, die Erwachsenen-Psychiatrie zu kennen. Darüber hinaus müssen Gender-Spezialisten, seien sie klinische Psychologen oder Fachärzte für Psychiatrie und Psychotherapie des Kindes- und Jugendalters, eine verhaltenstherapeutische oder psychodynamisch orientierte bzw. tiefenpsychologisch fundierte oder kinder-psychoanalytische Ausbildung haben. Wünschenswert ist darüber hinaus eine sexualtherapeutische Ausbildung mit gendertherapeutischer Vertiefung.

Aufgaben von Gender-Spezialisten

Laut SOC 7 Kapitel VI. „Diagnostische Einschätzung der Geschlechtsdysphorie bei Kindern und Jugendlichen" werden die Aufgaben von Gender-Spezialisten für Kinder und Jugendliche mit Geschlechtsdysphorie folgendermaßen formuliert:

1. Diagnostische Einschätzung der Geschlechtsdysphorie.
2. Bereitstellung von Beratungsangeboten und unterstützender Psychotherapie, um den Kindern und Jugendlichen dabei zu helfen, ihre eigene Geschlechtsidentität zu erkunden, den mit der Geschlechtsdysphorie einhergehenden Leidensdruck zu lindern und andere psychosoziale Schwierigkeiten zu bewältigen.

3. Diagnostik und Behandlung von begleitend auftretenden psychischen Problemen oder psychiatrischen Erkrankungen oder Überweisung zur Behandlung an andere kinder- und jugendpsychiatrische Psychotherapeuten bzw. Psychiater.

4. Überweisung an Kinder-Endokrinologen zur Diagnostik und Behandlung zur Linderung der Geschlechtsdysphorie mit pubertätsunterdrückenden Mitteln und später ggf. mit gegengeschlechtlichen Hormonen. Die Überweisung sollte die diagnostische Einschätzung der Geschlechtsdysphorie, möglicher psychischer Begleiterkrankungen sowie die allgemeine Eignung für geschlechtsangleichende Behandlungsmaßnahmen enthalten.

5. Weiterbildung von Kolleginnen und Kollegen. Einsatz für geschlechtsdysphorische Kinder und Jugendliche sowie für ihre Familien in ihrem sozialen Umfeld (z. B. in Kindergärten, Horten, Schulen und anderen Einrichtungen / Organisationen). Dies ist besonders wichtig, weil Kinder und Jugendliche, die nicht den gängigen Geschlechtsnormen entsprechen, in der Schule häufig Erfahrungen mit Mobbing machen. Dies setzt sie einem höheren Risiko hinsichtlich sozialer Isolation, Depression und anderen negativen Folgen aus.

6. Versorgung der geschlechtsdysphorischen Kinder und Jugendlichen und ihrer Familien mit Informationen und Vermittlung von Unterstützungsmöglichkeiten durch Gleichaltrige und/oder Selbsthilfegruppen für Eltern von geschlechtsnonkonformen und Transgender-Kindern (modifiziert nach Richter-Appelt / Nieder 2014).

Diese Aufgabenliste entspricht dem neuesten Stand und beschreibt die wesentlichen Aufgaben von Gender-Spezialisten für transsexuelle Jugendliche sehr kompakt.

Die vorausgegangene Version der „Standards der WPATH", die SOC 6, hatte den Vorzug, dass sie die gendertherapeutischen Aufgaben noch differenzierter erfasste. Durch die Unterscheidung von „eligibility" und „readiness" als Voraussetzung für die Indikation somatischer Behandlungsmaßnahmen, bot die SOC 6 ein sehr brauchbares klinisches Handwerkszeug für den diagnostischen Prozess, der zur Indikation somatischer Behandlungsmaßnahmen führt. „Eligibility" bedeutet, dass ein Patient für geschlechtsangleichende Maßnahmen grundsätzlich in Frage kommt; während sich „Readiness" auf das Vor-

bereitet-Sein und den optimalen Zeitpunkt im Behandlungsverlauf für die Indikation einer geschlechtsangleichende Maßnahme bezieht. Aus Sicht der Patienten ist es überaus wichtig,
möglichst frühzeitig zu wissen, dass sie für die Indikation einer
Hormonbehandlung grundsätzlich in Frage kommen. Sie sind
dann eher bereit, mitzuarbeiten, wenn es darum geht, einen
Zustand der „readiness" für die Aufnahme einer Hormonbehandlung zu erreichen.

Indikationsstellungen geschlechtsangleichender Maßnahmen sind als *ein eigenständiger Teil* der umfassenden *Behandlung*
(Gender-*Therapie)* zu verstehen und nicht als Bestandteil der
psychotherapeutischen Behandlung im engeren Sinn, die sich normalerweise von einem aktiven Eingriff in das Leben eines Patienten zu enthalten hat (Abstinenzgebot).

Psychologische wie ärztliche Psychotherapeuten, die als
Gender-Spezialisten arbeiten wollen, müssen sich bewusst
sein, dass sie *zusätzlich* zur klassischen Psychotherapie (Verhal-
tenstherapie, Tiefenpsychologisch fundierte Psychotherapie
oder Psychoanalytische Psychotherapie) mit der Indikationsstellung für geschlechtsangleichende Maßnahmen eine sehr
spezifische Behandlungsaufgabe übernehmen, die man nicht
als psychotherapeutische Intervention deklarieren kann und
darf. Diese therapeutische Funktion geht über ihre psychotherapeutische Arbeit hinaus, beeinflusst diese aber wiederum
ganz spezifisch. Aus der Sicht der Patienten entsteht eine enorme Abhängigkeitsproblematik, weil es für sie von den jeweiligen Therapeuten abhängt, ob z. B. eine Hormonbehandlung
„genehmigt", „gewährt" oder „befürwortet" wird. In diesem
Kontext erleben die Patienten ihren Therapeuten tatsächlich
als „Gutachter", der über ihr Wohl und Wehe befindet.

Eine möglichst positive Psychotherapieerfahrung ist für
Trans-Jugendliche mindestens ebenso wichtig wie eine Hormonbehandlung. Denn selbst wenn durch die Hormonbehandlung und die spätere geschlechtsangleichende Operationen das
Durchgehen als Frau bzw. als Mann wesentlich erleichtert wird,
bleibt ein strukturelles emotionales Problem bestehen, das aus
dem Dilemma der nicht passenden Geschlechtsmerkmale re-
sultiert. Auch wenn die Transition optimal verläuft und die
Patientin/der Patient als authentische weibliche/männliche
Persönlichkeit allseitig beachtet, geachtet, angenommen und
geliebt wird, kann in späteren Lebenslagen jenes Ur-Dilemma
in Bereichen nachwirken, die nichts mehr mit der Transsexualität zu tun zu haben scheinen. So können sich z. B. Minder-

wertigkeitsgefühle in beruflichen Kontexten breit machen, die ihre Wurzeln in Erfahrungen haben, „nicht richtig" zu sein oder „im falschen Körper zu stecken". Für Trans-Patienten aller Altersstufen ist es wichtig, dass sie auf ihren Transgender-Therapeuten, der sie gut kennengelernt hat, jederzeit zurückkommen können, wenn sie Unterstützung brauchen. Ihre Geschichte aufs Neue einem fremden, nicht trans-kompetenten Therapeuten zu erzählen, würde für sie eine zu hohe Schwelle bedeuten, Hilfe zu suchen.

8.3 Indikationsstellung pubertätsaufhaltender und gegengeschlechtlicher Hormonbehandlungen

In den Jahren von 2003 bis 2007 entstand das „Hamburger Protokoll zur geschlechtsangleichenden Behandlung von transsexuellen Kindern und Jugendlichen", das sich inhaltlich an das Amsterdamer Vorgehen anlehnte (Preuss 2005). Unter „Kindern" wurden in der damaligen Formulierung „Kinder im rechtlichen Sinn", also Personen unter 14 Jahren verstanden. Da Kinder als vorpubertäre Minderjährige bzw. als Personen im Entwicklungsstadium eines Kindes definitionsgemäß weder hormonell geschlechtsangleichend behandelt werden können, noch behandelt werden dürfen, muss es nach dem derzeitigen Stand genauer heißen: „Hamburger Protokoll zur Behandlung transsexueller Jugendlicher mit pubertätsaufhaltenden Medikamenten und gegengeschlechtlichen Hormonen."

Hamburger Protokoll

Die aufeinanderfolgenden hormonellen Behandlungsmaßnahmen werden entlang einer Zeitleiste am individuellen Entwicklungsalter und nicht am numerischen Alter festgemacht. Auch Cohen-Kettenis und Klink (2015) sprechen sich neuerdings dafür aus, sich bei der Indikationsstellungen für hormonelle Behandlungen an der kognitiven und emotionalen Reifung zu orientieren.

„Instead of fixed age limits, the cognitive and emotional maturation, along with the physical development, are now often considered as more relevant." (S. 484)

Darüber hinaus formuliert das „Hamburger Protokoll zur geschlechtsangleichenden hormonellen Behandlung von transsexuellen Jugendlichen" (Version 29.06.2015) ein „Grundprinzip", das bei einer Hormonbehandlung zu beachten ist, sowie
zwölf Voraussetzungen, die vor Beginn einer gegengeschlechtlichen Hormonbehandlung gegeben sein müssen.

Da eine pubertätsaufhaltende Behandlung mit großer
Wahrscheinlichkeit zu einer gegengeschlechtlichen Hormonbehandlung führt, sollte das Hamburger Protokoll auch schon
auf die Indikation der pubertätsaufhaltenden Behandlung
angewendet werden. Das „Grundprinzip" und die zwölf Vor-
bedingungen für hormonelle Behandlungsmaßnahmen sind
nicht nur als Check-Liste zu begreifen, die vor jeder Indikation einer Hormonbehandlung sorgfältig durchgegangen und
abgehakt werden sollte; sie stellen bei genauerer Betrachtung
ein komplexes aufeinander abgestimmtes Bedingungsgefüge
dar, das die Indikation einer Hormonbehandlung, die teilweise
irreversible körperliche Veränderungen bewirkt, möglichst sicher machen soll. Das Hamburger Protokoll beinhaltet zudem
die beiden wesentlichsten Voraussetzungen für die Indikation
einer gegengeschlechtlichen Hormonbehandlung bei Jugendlichen: 1. Seit der Kindheit muss durchgängig die Diagnose einer
Geschlechtsidentitätsstörung im Kindesalter bestanden haben.
2. Mit Beginn der Pubertät muss die Geschlechtsdysphorie dra-
matisch zugenommen haben. Zusätzlich muss klar geworden
sein, dass die Geschlechtsdysphorie im Rahmen der bisherigen
psychotherapeutischen Behandlung allein nicht zu lindern
war. Darüber hinaus muss absehbar geworden sein, dass es
zu schwerwiegenden psychischen Folgewirkungen kommen
würde, wenn die Geschlechtsdysphorie nicht gemildert werden
könnte.

Grundprinzip: Eine geschlechtsangleichende Hormonbehandlung bei Jugendlichen sollte nur dann indiziert
werden, wenn alle Beteiligten (der Patient, beide Eltern,
alle behandelnden Ärzte und Psychotherapeuten, der Kin-
der- und Jugendpsychiater, der Gender-Spezialist und der
Kinder-Endokrinologe) darin übereinstimmen, dass eine
Nicht-Behandlung den Leidensdruck verschlimmern und
zu einem absehbar größeren seelischen Folge-Schaden
(Entwicklungsbeeinträchtigung) führen würde, als die Folgen des Restrisikos einer sich möglicherweise später doch
zeigenden Fehlindikation.

Folgende zwölf Voraussetzungen müssen gegeben sein:

1. Vom Kleinkindalter an hat die/der Jugendliche in der Familie klar geäußert, dass sie/er sich dem anderen Geschlecht zugehörig fühlt, und hat konstant das entsprechende gegengeschlechtliche Rollenverhalten gezeigt.

2. Die/der Jugendliche leidet im Rahmen der Pubertätsentwicklung zunehmend unter ausgeprägter Geschlechtsdysphorie mit psychischen bzw. psychosomatischen Beschwerden, die schon zu Entwicklungsbeeinträchtigungen geführt haben oder absehbar dazu führen werden.

3. Die/der Jugendliche befindet sich in einem altersgemäßen Entwicklungstand. Es bestehen keine schweren psychopathologischen Symptome oder grobe Verhaltensauffälligkeiten. Bei gravierenden kinder- und jugendpsychiatrischen Problemen (z.B. Selbstverletzung, Borderline-Symptomatik, etc.), die nicht ausreichend behandelt sind, sollten geschlechtsangleichende Maßnahmen im Kindes- und Jugendalter nicht durchgeführt werden.

4. Die/der Jugendliche muss seinem Entwicklungsstand entsprechende angemessene Vorstellungen haben, welche Folgen eine Hormonbehandlung für sie/ihn hat (regelmäßige Einnahme von Medikament, Laborkontrollen, irreversible körperliche Veränderungen, Unfruchtbarkeit, atypische pubertäre Entwicklung im Wunschgeschlecht etc.).

5. Beide Eltern akzeptieren das Zugehörigkeitsgefühl ihres Kindes zum anderen Geschlecht und helfen ihm, sich in seiner sozialen Umwelt in der empfundenen Geschlechtsidentität zu behaupten. Sie sind in der Lage, eine entsprechende Unterstützung zu gewährleisten. Sie können z.B. Angehörige, Nachbarn oder die Eltern von Schulkameraden darüber aufklären, was „Transsexualität" ist, und was dies für die/den Jugendliche/n bedeutet.

6. Beide Eltern können eine Güterabwägung hinsichtlich einer geschlechtsangleichenden Behandlung vornehmen, sind bezüglich der geschlechtsangleichenden Behandlung realistisch und sind sich ihrer Risiken und der lebenslangen Konsequenzen bewusst.

7. Ein Rollenwechsel hat stattgefunden. Die soziale Rolle des anderen Geschlechts wird schon erfolgreich gelebt, d.h. die Alltagserfahrung in der gewünschten Geschlechts-

rolle verläuft positiv, und der Wunsch nach geschlechts-
angleichenden Maßnahmen wird anhaltend geäußert.
Der Patient kann sich in der Geschlechtsrolle, die seinem
Empfinden entspricht, behaupten.

8. Die / der Jugendliche wird von der Schule (Schulleitung,
   Klassenlehrer) mit seinem Zugehörigkeitsgefühl zum anderen Geschlecht akzeptiert, unterstützt, und wenn es
   sein muss beschützt.

9. Die / der Jugendliche wird von seinen Klassenkameraden
   (von gleich- und gegengeschlechtlichen Peers) akzeptiert
   und kann sich mit seinem gegengeschlechtlichen Zugehörigkeitsgefühl in ihrer / seiner Peergruppe behaupten.

10. Sowohl die Eltern als auch die / der jugendliche Patien-
    tin / Patient müssen bereit und in der Lage sein,
    a. regelmäßig an einer begleitenden psychotherapeuti-
       schen Behandlung bei einem Gender-Spezialisten, der
       die geschlechtsangleichenden Maßnahmen indiziert
       hat, teilzunehmen und
    b. sich ggf. in eine begleitende psychotherapeutische
       Behandlung bei einem mit dem Gender-Spezialisten
       kooperierenden Kinder- bzw. Jugendpsychotherapeu-
       ten zu begeben, der mit dem Gender-Spezialisten eng
       zusammenarbeitet.

11. Zwei kinder- und jugendpsychiatrische Gender-Spezialis-
    ten oder ein kinder- und jugendpsychiatrischer Gender-
    Spezialist und ein Gender-Spezialist für Erwachsene, der
    mit kindlichen und jugendlichen Geschlechtsidentitäts-
    störungen erfahren ist, sollten unabhängig voneinander
    die pubertätsaufhaltende und später zum geeigneten
    Zeitpunkt die gegengeschlechtliche Behandlung indi-
    zieren. Praktisch bedeutet dies: es sollten so genannte
    Zweitsichten durchgeführt werden.

12. Der behandelnde Gender-Spezialist koordiniert die Be-
    handlung und sorgt dafür, dass der Kinderarzt, der Kin-
    derpsychotherapeut und der Kinder-Endokrinologe kon-
    struktiv zusammenarbeiten. Darüber hinaus unterstützt
    sie / er die Patientin / den Patienten und die Eltern darin,
    eine Vornamensänderung und / oder eine Personen-
    standsänderung nach dem so genannten Transsexuellen-
    gesetz (TSG) vornehmen zu lassen und ggf. psychosoziale
    Hilfen in Anspruch zu nehmen.

Der Gender-Spezialist muss seine eigenen Ängste, die mit irreversiblen geschlechtsangleichenden Maßnahmen verbunden sind, soweit durchgearbeitet und minimiert haben, dass er es dem Patienten zutrauen kann, das Leben nach einer körperlichen Angleichung besser zu bewältigen. Es handelt sich hier um einen bisher wenig beachteten Aspekt der Gegenübertragung im Rahmen der gender-therapeutischen Arbeit. Ich habe oben hervorgehoben, dass es sich bei einer Indikationsstellung für irreversible geschlechtsangleichende Maßnahmen nicht um eine *psycho*therapeutische Intervention handelt. Andererseits kann eine Indikation für eine somatische Behandlung nur im Rahmen einer Psychotherapie stattfinden. Die Indikation muss dennoch „psychotherapeutisch" erarbeitet werden, in der Hinsicht, dass der Gender-Therapeut seine Gegenübertragungsängste, er könnte dem Patienten eventuell doch schaden, durcharbeiten muss. Die psychotherapeutische Arbeit findet hier also allein auf Seiten des Gender-Therapeuten, d. h. an seiner Gegenübertragung statt. Nicht immer ist es möglich, den Patienten an dieser „Arbeit an der Gegenübertragung" teilhaben zu lassen. Wenn es jedoch gelingt, kann es dem weiteren Therapieprozess und der weiteren Persönlichkeitsentwicklung nur dienlich sein. Es bleibt aber dabei: der Akt der Indikation einer geschlechtsangleichenden irreversiblen Operation kann letzten Endes nicht als „Psychotherapie" verstanden werden.

8.4 Die hormonelle Behandlung transsexueller Jugendlicher

Mit Beginn der somatischen Diagnostik ist auch der behandelnde Kinder-Endokrinologe in das Behandlungsteam eingebunden. Das „individuelle Gender-Team" besteht in dieser Behandlungsphase aus dem behandelnden Gender-Spezialist und dem Kinder-Endokrinologen. Nach dem Übergang in das Erwachsenenalter erweitert sich das individuelle Gender-Team. Plastischen Chirurgen für genitalangleichende Operationen und Urologen, Gynäkologen für die post-operative Nachsorge kommen hinzu. Der Team-Gedanke sollte nicht nur plakativ bleiben; vielmehr sollten die genannten Behandler zum Wohl ihres Patienten gut zusammenarbeiten. Der Gender-Spezialist übernimmt dabei die Koordination der somatischen Behandlung (Abfolge und die Planung möglichst optimaler Zeitfenster für einzelne Eingriffe).

Indikationen für pubertätsaufhaltende und gegenge-schlechtliche Behandlungen werden in Form von ausführli-chen Indikationsschreiben gestellt, die sich an den Kinder-En-dokrinologen richten, der die somatische Ausschlussdiagnostik durchgeführt hat, und bereit ist, die hormonelle Behandlung auf Dauer mit regelmäßigen Untersuchungen und Laborkont-rollen zu übernehmen.

Indikationsschreiben für eine Hormontherapie sollen nach SOC-7 auf folgende Themen eingehen:

1. Charakterisierung des Patienten und seiner Beson-derheiten, Kurzbiographie, somatische Anamnese, psychosoziale Situation.
2. Wesentliche Ergebnisse und Befunde der diagnosti-schen Evaluation unter Einbeziehung aller Diagnosen (Komorbiditäten!).
   Psychiatrische Anamnese mit psychosexueller Ent-wicklung.
3. Dauer und Art der Behandlung (Frequenz, Setting) durch den überweisenden Gender-Therapeuten und andere Therapeuten.
   Verlaufsbericht, Stand der Transition, psychosoziale Veränderungen.
4. Stellungnahme, dass die Voraussetzungen für eine Hormonbehandlung gegeben sind, mit einer kurzen Erläuterung, warum Hormone aus Sicht des Gender-Therapeuten indiziert sind.
5. Erklärung, dass der Patient und seine Eltern voll auf-geklärt wurden, die Aufklärung verstanden haben, und dass der Patient zu einer eigenverantwortlichen Entscheidung in der Lage ist (informed consent).
6. Erklärung, dass der überweisende Gender-Spezialist den Patienten als Psychotherapeut weiterhin behan-delt und für eine weitere Zusammenarbeit zur Verfü-gung steht.

8.4.1 Ziele der pubertätsaufhaltenden Behandlung

Wie wir oben gesehen haben, kann eine pubertätsaufhaltende bzw. pubertätsunterdrückende Behandlung (ab Tanner-Stadium-II, siehe Anhang) die Geschlechtsdysphorie von Jugendlichen lindern, indem die Entwicklung nicht passender – später eventuell nur belastender – körperlicher Geschlechtsmerkmale gestoppt wird. Dadurch werden günstigere körperliche Voraussetzungen geschaffen, dass sie sich als Trans-Mädchen bzw. als Trans-Jungen psychosexuell besser entwickeln können.

Bedeutung und Funktion der pubertätsunterdrückenden Behandlung geschlechtsdysphorischer Jugendlicher haben sich gewandelt. Zunächst wurde diese Behandlungspraxis vor allem aus zwei Gründen gewählt:

1. Die körperliche Geschlechtsdysphorie sollte gemildert werden, ohne gleich irreversible körperliche Veränderungen herzustellen.
2. Man wollte so Zeit gewinnen, um die Indikation einer gegengeschlechtlichen Hormonbehandlung weiter abzusichern.

Nach und nach erkannte man, dass es weitere gute Gründe für eine pubertätsaufhaltende Behandlung gibt, die sowohl körperliche wie psychische Gesichtspunkte betreffen:

3. Durch das Stoppen der nicht passenden Pubertät werden bessere körperliche Voraussetzungen für eine gegengeschlechtliche Hormonbehandlung geschaffen.
4. Der Jugendliche gewinnt Zeit, seine weibliche oder männliche Identität weiterzuentwickeln und zu festigen, sodass sie oder er die hormonell induzierte Pubertät besser gerüstet durchlaufen und bewältigen kann. Kurz gefasst, wird ein wichtiges Moratorium der körperlichen und damit auch der sexuellen Entwicklung geschaffen, in dem eine nachholende psychosexuelle Entwicklung möglich ist und therapeutisch gefördert werden sollte. Die Entwicklungsphase der Latenz wird dadurch quasi verlängert.

Von der pubertätsunterdrückenden Behandlung mit GnRH-Analoga muss die *Suppression der Geschlechtshormone* abgegrenzt werden, die bei geburtsgeschlechtlichen Mädchen z. B. mit Ly-

Suppression der Geschlechtshormone

nestrenol (Orgametril) und bei geburtsgeschlechtlichen Jungen mit Cyproteronacetat (Androcur) erfolgt, wenn die Pubertät schon weit fortgeschritten ist (siehe unten). Wenn die Pubertät schon weitergegangen ist (Tanner-Stadien III, IV und V) und erst recht, wenn die Pubertät schon durchschritten ist, sollte man besser von einer *Behandlung mit Hormonblockern* oder eben von einer *Suppression der Geschlechtshormone* sprechen. Hier einige Beispiele: Die so genannte pubertätsaufhaltende Behandlung mit GnRH-Analoga eines zwölfjährigen geburtsgeschlechtlichen Mädchens im Tanner-Stadium II muss von einer die Menstruation unterbindenden Behandlung bei einem 16-jährigen Mädchen unterschieden werden. Entsprechend muss die pubertätsverzögernde Behandlung mit GnRH-Analoga bei einem 14-jährigen geburtsgeschlechtlichen Jungen (Trans-Mädchen) von einer antiandrogenen Behandlung bei einem 16-jährigen geburtsgeschlechtlichen Jungen (Trans-Mädchen) unterschieden werden. Bei Jugendlichen über 16 Jahren macht eine alleinige Blockade der Geschlechtshormone kaum noch Sinn, sofern die Diagnose Transsexualität (im Jugend- und Erwachsenenalter) gesichert ist. Allerdings kann eine Testosteron-Blockade bzw. eine Blockade der weiblichen Hormone für die symptomatische Linderung einer Geschlechtsdysphorie hilfreich sein, wenn noch diagnostische Unklarheit besteht, und eine rasche Linderung des Leidensdrucks notwendig wird. Dies ist insbesondere dann gerechtfertigt, wenn durch die immer unerträglicher werdende Geschlechtsdysphorie schwere psychische Dekompensationen schon eingetreten sind oder drohen. In solchen Fällen kann sich eine Blockade der Geschlechtshormone wesentlich hilfreicher und verträglicher erweisen, als etwa eine psychopharmakologische Behandlung mit Neuroleptika.

Durch eine zeitlich begrenzte Pubertätsunterdrückung können Jugendliche wertvolle Zeit für ihre Identitätsentwicklung gewinnen. Sie bekommen ein Moratorium, in dem psychische Reifungsprozesse ungestörter und ruhiger ablaufen können. Die notwendige, begleitende Psychotherapie unterstützt die Reflektion über die eigene Geschlechtsidentität und fördert die Fähigkeit, Verliebtheitsgefühle, Triebregungen und damit einhergehende Emotionen zu mentalisieren.

Empfehlungen der SOC 7   In den internationalen „Standards of Care" (WPATH 2016; SOC 7) wird empfohlen, dass eine Hormontherapie mit GnRH-Analoga frühestens nach Erreichen des Tanner-Stadiums II begonnen wird. Die psychischen Reaktionen auf das tatsächliche Eintreten der Pubertät müssen erst abgewartet und beobachtet werden, um die Diagnose einer *anhaltenden Geschlechtsdysphorie* stellen zu können. Eine gegengeschlechtliche Hormontherapie sollte in der Regel nicht vor dem 16. Lebensjahr begonnen werden. Geschlechtskorrigierende operative Eingriffe sollten frühestens nach dem 18. Geburtstag begonnen werden. Abweichend von dieser Empfehlung sind in einzelnen Fällen genitalangleichende Operationen auch schon früher sinnvoll.

Über die Bedeutung einer individuellen Bemessung der Dauer einer pubertätsaufhaltenden Behandlung und über die unterschiedlichen Funktionen, die sie erfüllt, wurde oben hingewiesen. Dennoch bestehen hinsichtlich der Mindest- und Höchst-Dauer einer pubertätsaufhaltenden Behandlung unterschiedliche Auffassungen. Das ist eine Herausforderung mehr, im Rahmen einer möglichst engmaschigen Behandlung bzw. eines guten therapeutischen Kontakts zum Patienten, den Verlauf in dieser entscheidenden Behandlungsphase gut zu beobachten, zu überwachen und zu dokumentieren. Es geht darum, den individuell richtigen Zeitpunkt für den Beginn einer gegengeschlechtlichen Hormonbehandlung zu finden.

8.4.2 Behandlung mit GnRH-Analoga und Geschlechtshormonblockern

Das Gonadotropin-Releasing-Hormon, das im Hypothalamus gebildet wird und bei beiden Geschlechtern gleich ist, steuert bei pubertären Mädchen die Sekretion der weiblichen und bei pubertären Jungen die Sekretion der männlichen Geschlechtshormone. Deshalb lässt sich mit *Anti*-Gonadotropinen die Pubertät sowohl bei geburtsgeschlechtlichen Jungen als auch bei den geburtsgeschlechtlichen Mädchen unterdrücken. Als *Anti*-Gonadotraopine eigenen sich Gonadotropin-Releasing-Hormon-*Analoga* (*GnRH-Analoga*). Gonadotropin-Releasing-Hormon-*Analoga* bringen die Sekretion bzw. die Ausschüttung des Gonadotropin-Releasing-Hormons im Hypothalamus zum völligen Erliegen, sodass im Hypophysenvorderlappen keine gonadotropen Hormone mehr gebildet werden, die zur Stimulation der Geschlechtshormone in den Keimdrüsen notwendig sind. Dadurch werden in den Keimdrüsen keine Geschlechtshormone mehr produziert. Die pubertären körperlichen Veränderungen werden gestoppt. Darüber hinaus werden für die spätere geschlechtsangleichende Behandlung mit Östrogenen bei Trans-Mädchen (geburtsgeschlechtlichen Jungen) und mit

Gonadotropin-Releasing-Hormon

Testosteron bei Trans-Jungen (geburtsgeschlechtlichen Mädchen) bessere biologische Voraussetzungen geschaffen. Am häufigsten wird das Präparat Leuprorelin (Trenantone) verwendet. Es muss nur alle drei Monate in Form einer Depot-Spritze gegeben werden. Seltener werden einmonatige Depots wie Enantone oder Decapeptyl eingesetzt.

Nebenwirkungen   Manchmal kommt es bei Trans-Jungen zu Beginn der Hormon-Suppression durch den Abfall des Estradiols zu Hitzewallungen, wie sie im Klimakterium auftreten. Sie klingen meistens nach wenigen Wochen ab. Es kann gelegentlich noch zu Zwischenblutungen kommen, die manchmal beunruhigend wirken können. Abgesehen von Unverträglichkeitsreaktionen an der Einstichstelle der Injektionen (Rötungen, Verhärtungen) sind GnRH-Analoga verhältnismäßig nebenwirkungsarm. Als Substanz belasten sie den Organismus – wie z. B. der Testosteron-Blocker Cyproceronacetat – die Leber und das Blutgerinnungssystem kaum.

reversible Wirkungen   Der große Vorteil der GnRH-Analoga ist, dass ihre Wirkungen reversibel sind. Das heißt, nach dem Absetzen kommen alle hormonellen Funktionen, die unterdrückt wurden, allmählich wieder in Gang. Dieser Sachverhalt lässt sich am besten am Beispiel eines Trans-Mannes belegen, der nach Absetzen des Testosterons ein Kind gebären konnte.

langfristige Auswirkung auf Knochenbau   Bei einer lange laufenden Behandlung mit GnRH-Analoga kann es zu einer Osteoporose kommen. Wie Untersuchungen von Vanderschueren et al. (2004) zeigen konnten, sind transsexuelle Jugendliche, die pubertätsaufhaltend behandelt werden, davon noch nicht betroffen. Der Aufbau der maximalen Knochenmasse wird allerdings erst nach Beginn der gegengeschlechtlichen Hormonbehandlung erreicht. Dies ist einer der Gründe, eine Blockade der Geschlechtshormone nur so lange wie nötig durchzuführen.

Erfolgt eine pubertätsaufhaltende Behandlung zu lange, wirkt sie sich nachteilig auf Körper und Geist aus; handelt es sich doch um eine „chemische Kastration" – wenn auch um eine reversible. So können z. B. Ermüdbarkeit, Konzentrationsschwäche, Antriebsmangel und Apathie auftreten.

Risiko Hirnreifungs-verzögerung   Ein weiterer gewichtiger Grund, die hormonelle Pubertätsunterdrückung nicht zu lange laufen zu lassen, ist das Risiko einer eventuell möglichen (bisher nicht nachgewiesenen) Hirnreifungsverzögerung zu vermeiden. Oben wurde bereits darauf hingewiesen. In meiner bisher gesammelten klinischen Erfahrung haben sich bei den Patienten, die pubertätsaufhaltend behandelt wurden, allerdings noch keine konkreten Anhaltspunkte für Hirnleistungsstörungen gezeigt. Bei zwei jugendlichen Trans-Männern unter GnRh-Analoga, die ihre Gender-Spezialisten nicht mehr aufgesucht hatten, fiel mir ein „Mangel an Energie", eine leichte Antriebsschwäche und ein eigentümlicher Gleichmut auf, der meiner Einschätzung nach auf eine zu lange durchgeführte Suppression der weiblichen Hormone zurückzuführen war. Die Patienten hatten nicht sonderlich darunter gelitten, räumten jedoch ein, dass ich mit meinem Eindruck von ihnen Recht haben könnte. Nach Beginn der ausstehenden Testosteron-Behandlung wurden beide Patienten deutlich vitaler.

Zur Unterdrückung der Regelblutung kann auch die tägliche Einnahme von Lynestrenol (Orgametril) verordnet werden.

Bei Trans-Mädchen (geburtsgeschlechtlichen Jungen), deren männliche Pubertät schon weit fortgeschritten ist, kann wie bei erwachsenen Mann-zu-Frau-Transsexuellen als Antiandrogen Cyproteronacetat (Androcur) eingenommen werden. Cyproteronacetat blockiert die Testosteronwirkung peripher an den Rezeptoren der Zellmembranen und supprimiert auch zentral die Sekretion von Gonadotropinen. Unter der Behandlung mit Cyproceronacetat können depressive Verstimmungen aller Schweregrade auftreten. Deshalb sollte die Dosierung so gering wie möglich sein. Die meisten Patienten sind sehr wohl in der Lage, zu merken, dass sie unter Cyproceronacetat in depressive Verstimmungen geraten und versuchen in Absprache mit ihrem Endokrinologen, die Dosierung so einzustellen, dass die vorteilhaften Wirkungen überwiegen. Falls die Patienten eine Feinabstimmung mit ihrem Endokrionologen nicht schaffen, sollte der Gender-Spezialist im Rahmen des Gender-Teams Kontakt mit dem Endokrinologen aufnehmen, um zu helfen, die hormonelle Einstellung zu optimieren.

Das *Monitoring* der hormonellen Behandlung muss mit großer Sorgfalt durchgeführt werden. Dies bedeutet, dass der zeitliche Abstand zu Folgeterminen nicht zu lang sein darf (siehe 7.2.6, S. 196 ff.). **sorgfältiges Hormon-Monitoring**

Auch aus Wachstumsgründen (Körpergröße) muss die Dauer der so genannten pubertätsunterdrückenden Behandlung bzw. der richtige Zeitpunkt für eine gegengeschlechtliche Hormonbehandlung im Rahmen eines ausreichend engmaschigen Monitoring individuell bestimmt werden. Trans-Jungen bzw. Trans-Männer haben die durchschnittliche Körpergröße von Mädchen bzw. von Frauen, die geringer ist, als die der Män- **Beeinflussung der Körpergröße** ner. Deshalb leiden nicht wenige Trans-Männer daran, sich „zu klein" zu fühlen. Erfolgt bei Trans-Jungen nach anfänglicher pubertätsunterdrückender Behandlung die Testosteron-Behandlung zu früh, schließen sich die Wachstumsfugen der Extremitäten und ein weiteres Wachstum, das vielleicht wünschenswert gewesen wäre, unterbleibt. Wird bei jugendlichen Patientinnen mit einer Transsexualität von Mann zu Frau zu lange mit der Östrogenbehandlung gewartet, so kann es zu einem unerwünschten Längenwachstum kommen (siehe hierzu Kapitel 8.5.5 und 8.5.6).

8.4.3 Ziele der gegengeschlechtlichen Hormonbehandlung

Das Ziel der gegengeschlechtlichen Hormonbehandlung ist eine möglichst weitgehende körperliche Angleichung an das Geschlecht, das dem eigenen Geschlechtsidentitätsempfinden entspricht.

körperliche Angleichung bei Trans-Mädchen   Bei einer frühzeitigen Hormonbehandlung bleibt der Knochenbau bei Trans-Mädchen (geburtsgeschlechtlichen Jungen) zierlicher. Hände und Füße bleiben kleiner. Die Taille kann sich niedriger ausbilden (Reucher 2014). Die Muskulatur im Bereich der Schultern und Oberarme tritt weniger hervor. Es kommt zur Brustbildung und zu weiblichen Rundungen im Hüftbereich. Die Gesichtszüge bleiben weicher. Bartwuchs und Körperbehaarung werden unterdrückt. Der Adamsapfel wird nicht so prominent. Die Stimmlage bleibt in höheren Bereichen bzw. senkt sich nicht ab. So werden den Patienten später Epilationsbehandlungen, Stimmtraining, Begradigung des Schildknorpelfortsatzes und operative Gesichtsfeminisierungen erspart. Insgesamt kommt es zu einer Feminisierung des Körpers, der den Patienten das Durchgehen als Frau wesentlich erleichtert. Damit entfallen die lästigen Irritationen im Alltag, über die besonders erwachsene Mann-zu-Frau-Transsexuelle klagen, wenn sie immer wieder bemerken müssen, dass sie als Transsexuelle auffallen.

körperliche Angleichung bei Trans-Jungen   Bei einer frühzeitigen Hormonbehandlung entwickelt sich der Knochenbau bei Trans-Jungen (geburtsgeschlechtlichen Mädchen) kräftiger. Die Körpergröße nimmt zwar etwas zu, bleibt aber durchschnittlich unter der mittleren Körpergröße von Männern. Die Muskulatur wird insgesamt kräftiger, nicht nur im Bereich der Schultern und Oberarme, wo sie sehr begrüßt wird. Die Brustbildung wird gestoppt. Allerdings bleiben die Brustwarzenhöfe so, wie sie waren. Es kommt zu einem männlichen Muster der Fettverteilung. Die weiblichen Rundungen im Hüftbereich bleiben aus. Die Gesichtszüge werden etwas markanter. Es kommt zum Bartwuchs und nicht selten zu stärkerer Körperbehaarung auf Brust, Rücken und an Armen und Beinen. Die Stimme wird tiefer und kräftiger. Insgesamt kommt es zu einer deutlichen Maskulinisierung des Körpers, der den Patienten das Durchgehen als Mann wesentlich erleichtert. Sie fallen als transsexuelle Personen so gut wie gar nicht mehr auf.

Immer wieder wurde beobachtet, dass die Behandlung mit gegengeschlechtlichen Hormonen nicht nur indirekt über die bessere körperliche Stimmigkeit zu einer seelischen Beruhigung führt, sondern möglicherweise auch eine direkte mentale Wirkung hat.

direkte mentale Hormonwirkung

Frau B., eine 50-jährige Mann-zu-Frau-Transsexuelle beschrieb, dass sie mit der Einnahme von Östrogenen merklich und anhaltend bewusstseinsklarer geworden sei. Sie verglich ihren Bewusstseinszustand vor der Hormonbehandlung mit einem ständig leicht gestörten Radioempfang, so als ob man den Sendebereich eines UKW-Senders verlasse. Schon in den ersten Tagen der Östrogen-Einnahme sei sie – vergleichbar einem ungestörten Radio – Empfang – klar im Kopf geworden.

Zu diesem Phänomen sei auf die Forschungsbefunde verwiesen, dass es im Gehirn Rezeptoren für weibliche und männliche Geschlechtshormone gibt, die ihrerseits genetisch verändert sein können. Sowohl bei Mann-zu-Frau-Transsexuellen als auch bei Frau-zu-Mann-Transsexuellen zeigen sich kurz nach Aufnahme einer gegengeschlechtlichen Hormonbehandlung rasche Befindensverbesserungen, die weder mit einer Placebo-Wirkung noch mit einer körperlichen Veränderung (Verweiblichung, Vermännlichung) erklärt werden können, weil diese erst nach und nach eintreten. Bei einigen zeigt sich eine solche rasche Befindensverbesserung — wie im Beispiel oben geschildert — sehr deutlich, bei einem größeren Anteil der Patienten weniger deutlich. Allerdings sieht man diesen Effekt bei vielen Patienten gar nicht; ihr Befinden verbessert sich erst, wenn sie nach einigen Wochen eine Verweiblichung bzw. eine Vermännlichung an ihrem Körper bemerken.

8.4.4 Zur Problematik der gegengeschlechtlichen Hormonbehandlung

Das Leben erwachsener transsexueller Menschen wird durch ihren Rollenwechsel, aber auch durch die Behandlung mit gegengeschlechtlichen Hormonen tiefgreifend verändert. Dies gilt umso mehr für Trans-Jugendliche, die ihr Leben noch vor sich haben. Durch die gegengeschlechtliche Hormonbehandlung erfolgt bei ihnen schon in ihrer zweiten Lebensdekade eine entscheidende Weichenstellung. Wie schon die pubertätsaufhaltende Behandlung muss auch die gegengeschlechtliche Hormonbehandlung in den fortlaufenden diagnostischen und psychotherapeutischen Prozess eingebettet bleiben und ihre Indikation sorgfältig reflektiert werden.

„Aussteiger" aus der Hormonbehandlung oder „Unterbrecher" sollten nicht allein gelassen, sondern fortlaufend psychotherapeutisch begleitet werden. Über die verschiedenen Verlaufsmöglichkeiten sollte vor Beginn der Hormonbehandlung ausführlich informiert und entsprechende Vereinbarungen (z. B. weiterlaufende psychotherapeutische Behandlung nach Ab- oder Aussetzen einer begonnen Hormonbehandlung) getroffen werden. Dabei ist zu bedenken, dass es sich bei den „Aussteigern" nicht selten um „Unterbrecher" bzw. um „persisters after interruption" handelt (siehe oben).

8.4.5 Die gegengeschlechtliche Hormonbehandlung bei Trans-Jungen

Zur Testosteron-Behandlung von Trans-Jungen werden Testosteron-Enantat oder Testosteron-Undecanoat in Form Depot-Präparaten verwendet, die intramuskulär injiziert werden. Für eine einschleichende Behandlung eignet sich gut die transdermale Verabreichung (Testo-Gel oder Pflaster). Je nach Knochen-Alter und Körpergröße wird zunächst mit einer niedrigeren Dosierung begonnen (z. B. Testosteron-Enantat 100 mg/monatlich i. m. oder Testosteron-Gel 25 mg/täglich). Ein behutsames Vorgehen ist von Bedeutung, wenn noch ein Körperwachstum zu erwarten ist, und deshalb ein zu rascher Verschluss der Epiphysenfugen verhindert werden soll. Ist der Patient schon ausgewachsen, kann mit einer Substitutionsdosis von Testosteron-Undecanoat (z. B. Nebido 1000 mg/alle drei Monate i. m.) oder Testosteron-Gel (z. B. Testogel 50 mg/tgl.) oder Testosteron-Pflaster (z. B. Testopatch 2,4 mg/tgl.) die Behandlung begonnen werden.

Die noch laufende Behandlung mit GnRH-Analoga kann drei bis sechs Monate nach Beginn der Testosteron-Behandlung beendet werden, weil der Menstruationszyklus durch eine ausreichend hohe Testosteron-Konzentration unterdrückt wird.

Bei einer langfristigen Behandlung mit Testosteron erhöht sich bei Trans-Männern das Risiko für Herzkreislauferkrankungen insofern, als es nun auf das Risiko-Niveau der Männer steigt, das höher als bei Frauen liegt.

8.4.6 Gegengeschlechtliche Hormonbehandlung bei Trans-Mädchen

Bei der gegengeschlechtlichen Hormonbehandlung von Trans-Mädchen (geburtsgeschlechtlichen Jungen) werden Östrogenpräparate verwendet, die den Vorteil haben, dass sie als Tabletten bzw. oral eingenommen werden können. Östogenpräparate in Gel-Form eignen sich für eine behutsam einschleichende Dosiserhöhung am Anfang der Behandlung. Darüber hinaus umgehen Östrogene, die über die Haut aufgenommen werden, den Leberkreislauf und schonen so die Leber.

Da Östrogene für den Epiphysen-Schluss verantwortlich sind, kann bei geburtsgeschlechtlich männlichen Jugendlichen die endgültige Körpergröße mit dem Beginn der gegengeschlechtlichen Hormonbehandlung beeinflusst werden. Man bezeichnet die Hormonbehandlung auch als Östrogen-Substitutions-Therapie. Sie wird nach Wüsthof (Korte/Wüsthof 2014) mit dem Präparat Estradiolvalerat 2 mg/tgl. begonnen und ggfs. auf 4 mg/tgl. gesteigert. Um eine gute Brustentwicklung zu erreichen, wird versucht, das Estradiol im oberen weiblichen Normbereich zu halten.

Hinsichtlich langfristiger *Nebenwirkungen* der Östrogen-Substitutions-Therapie bei transsexuellen Frauen ist bekannt, dass sich das Brustkrebsrisiko erhöht. Das Risiko für Herzkreislauferkrankungen, das bei Männern höher ist als bei Frauen, bleibt gleich, was mit der — in der Vergangenheit üblichen — Verwendung von Ethinylestradiol zurückgeführt wird.

Tab. 4:   Unerwünschte Wirkungen bei gegengeschlechtlichen Hormonbehandlungen

Risikolevel	Femininisierende Hormone	Maskulinisierende Hormone
Wahrscheinlich erhöhtes Risiko	Venös-thromboembolische Erkrankungen (!!!) Gallensteine Erhöhte Leberenzymwerte Gewichtszunahme Hypertriglyzeridämie	Polyzytämie Gewichtszunahme Akne Androgenetische Alopezie (Glatzenbildung) Schlafapnoe
Wahrscheinlich erhöhtes Risiko bei Vorliegen weiterer Risikofaktoren	Kardio-vaskuläre Erkrankungen	
Mögliches erhöhtes Risiko bei Vorliegen weiterer Risikofaktoren	Bluthochdruck Hyperprolaktinämie oder Prolaktinom	Erhöhte Leberenzymwerte Hyperlipidämie
Mögliches erhöhtes Risiko bei Vorliegen weiterer Risikofaktoren	Typ-2-Diabetes	Destabilisierung bestimmter psychischer Erkrankungen Bluthochdruck Typ-2-Diabetes

8.5   Abschluss der kinder- und jugendpsychotherapeutischen Behandlung transsexueller Jugendlicher

Im Sinne einer wohl verstandenen entwicklungsorientierten Psychotherapie wäre es für transsexuelle Jugendliche wünschenswert, dass sie bis in das junge Erwachsenenalter hinein von ihren Gender-Spezialisten, die ja Kinder- und Jugendpsychiater und — psychotherapeuten sind, bei Bedarf weiter psychotherapeutisch behandelt oder begleitet werden. Damit bekämen auch Gender-Spezialisten aus dem Kinder- und Jugendpsychiatrischen Bereich die Möglichkeit, klinische Erfahrungen mit der Indikation geschlechtsangleichender Operationen (z. B. von Brusttransformationen von Frau zu Mann) und dem weiteren post-operativen Verlauf zu sammeln. Wenn Patienten ab dem 18. Lebensjahr zu Gender-Spezialisten für Erwachsene übergeben werden müssen, wäre die Stiftung eines Kontakts zu weiterbehandelnden Kollegen sehr wünschenswert und zu empfehlen. Dies kann entweder in einem längeren Telefonat geschehen oder je nach Bedarf und Bereitschaft aller Beteiligten in einem Übergabegespräch. Der Bedarf nach gender-therapeutischen Weiterbehandlungen ist sehr unterschiedlich. Viele jugendliche Patienten, die von ihrer gegengeschlechtlichen Hormonbehandlung profitieren, äußern klar, dass sie baldmöglichst eine Brusttransformation (Trans-Männer) oder eine genitalangleichende Operation anstreben. Nicht wenige Patienten lassen sich nach Erreichen der Volljährigkeit für eine genitalangleichende Operation Zeit. Einige Patienten sind froh, dass sie nun keine „Patienten" sein müssen und wollen vorerst nicht mehr in einer Behandlung bleiben. Für alle Patienten unter oder über 18 Jahren aber gilt, dass sie wissen, dass sie sich später jederzeit (siehe Punkt 10 der Aufgaben der Gender-Spezialisten (S. 231)) wieder an ihren Gender-Spezialisten wenden können, wenn sie in Krisen geraten oder Probleme bekommen sollten, die sie nicht allein bewältigen können. Der zuständige Gender-Spezialist aus dem kinder- und jugendpsychiatrischen bzw. jugendpsychotherapeutischen Bereich, kann in einem solchen Fall den Patienten an einen Gender-Spezialisten aus dem Erwachsenenbereich weiterverweisen oder ihn je nach infrastruktuellen Möglichkeiten der Versorgung selbst wieder vorübergehend in Behandlung nehmen.

> Wenn die vorher noch als transsexuell bezeichneten jungen Frauen und jungen Männer keine Patienten mehr sind oder sein müssen, ist es auch aus klinischer Sicht nicht mehr nötig, sie als „transsexuell" zu bezeichen. Sie sind nun allenfalls noch als „transidentisch" zu betrachten.

Mit der folgenden Beschreibung des zwischenmenschlichen Umgangs mit transidentischen Jugendlichen, die auf klinische Fachbegriffe fast ganz verzichten kann, möchte ich zu ihrer Entpathologisierung beitragen. Der Kursivdruck der nun folgenden Begriffe aus dem Wortfeld „*Gehen*" soll es dem Leser erleichtern, bei Wörtern wie „*Umgang, Mit-sich-und-anderen-umgehen, umgänglich*" usw. zuächst an das sinnlich leibhaftige Gehen zu denken, und erst in zweiter Linie an ihren übertragenen Sinn.

Wenn transidentische Mädchen und Jungen ihr inneres Empfinden zum Ausdruck bringen und ihr Coming-Out wagen, werden sie sichtbarer, stimmiger, lebendiger. Nach ihrem „Herauskommen" (Coming-out) können sie mit sich selbst und mit anderen besser umgehen. Sie werden damit umgänglicher! Ein bisher unglücklicher geschlechtsdysporischer Jugendlicher, der sich nur noch zurückgezogen hat, der ständig innerlich angespannt und emotional unzugänglich war, öffnet sich. Er kommt aus seinem Zimmer und aus sich heraus. So kann sie oder er erst umgänglicher werden. So wie die transidentischen Jugendlichen nach ihrem Aus-Sich-Herauskommen mit ihren Mitmenschen besser umgehen können, so können auch die Mitmenschen besser mit ihnen umgehen. Der Umgang miteinander wird leichter und das Mit-einander-Sprechen stimmiger.

Transidentische Jugendliche und Erwachsene passen besser in die Welt, wenn sie in der Geschlechtsrolle leben können, die mit ihrem Geschlechtsidentitätsempfinden übereinstimmt. Auch für ihre Mitmenschen passen sie dann besser in die Welt.

So wie transidentische Menschen nach ihrem Rollenwechsel besser in die Welt passen, so erleben sie ihren Körper passender, nachdem er hormonell oder operativ dem Geschlecht angeglichen ist, der ihrem Geschlechtszugehörigkeitsempfinden entspricht. Erst dann kann der Körper, der bisher nur Unbehagen bereitet und nicht gepasst hat, zu einem eigenen Leib werden, der sich mit mehr Behagen bewohnen lässt.

8.6   Zukünftige Herausforderungen für Kinder- und Jugendpsychiater und -psychotherapeuten

Psychotherapeuten und Gender-Spezialisten, die mit Kindern und Jugendlichen arbeiten, können nur Katalysatoren sein, die ihre Identitätsentwicklung unterstützen, fördern und begleiten. Als Katalysatoren dieses Prozesses können sie nichts wegnehmen und nichts hinzutun. Einerseits können sie ihren Patienten helfen, im geschützen Raum des Therapie-Settings ihr Inneres weiter zu erkunden und anzunehmen. Andererseits können sie ihre Patienten ermutigen, sich im Austausch mit ihrer menschlichen Umwelt bzw. ihrer jeweiligen Indentitätsmatrix als lebendige und sexuelle Menschenwesen zu entfalten, sich mit ihrer besonderen Geschlechtsidentität zu behaupten, und ihre je einmalige Persönlichkeit als Frauen, Männer oder Angehörige anderer Geschlechtsidentitäten zum Ausdruck zu bringen und weiterzuentwickeln.

Kinder- und Jugendpsychiater und —psychotherapeuten müssen sich der Herausforderung von zwei widersprüchlich erscheinenden Aufgaben stellen. Zum einen sollten sie ihren Teil an der Entpathologisierung geschlechtsvarianter Kinder und transidentischer Jugendlicher in der Gesellschaft beitragen, gleichzeitig aber sollten sie sich bemühen, die Qualität ihrer diagnostischen und therapeutischen Fertigkeiten ständig zu verbessern.

Bei der derzeitig noch laufenden Entwicklung der neuen Leitlinien zur Diagnostik, Beratung und Behandlung bei Geschlechtsdysphorie werden entsprechend den AWMF-Richtlinien im Sinne der Partizipation Selbsthilfe-Organisationen beteiligt (Nieder / Strauss 2015).

Es wäre zu wünschen, dass bei der ebenfalls laufenden Ausarbeitung entsprechender Leitlinien für die Behandlung geschlechtsdysphorischer Kinder und Jugendlicher geeignete Formen gefunden werden könnten, transsexuelle oder Trans*-Jugendliche einschließlich von Vertretern ihrer Eltern oder auch jungerwachsene transsexuelle oder Trans*-Menschen aus Selbsthilfe-Gruppen zu beteiligen.

8.7   Die Jugendkultur der Trans*- und Queer-Communities

Alle Gesellschaften erwarten von ihren Adoleszenten nicht nur, dass sie den „Fuhrpark der Zivilisation" (Peter Sloterdijk) und tradierte Wertvorstellungen übernehmen, sondern, dass sie etwas Neues in die Welt bringen.

Die Konturen einer neuen Trans*- und gender-queeren Jugendkultur beginnen sich abzuzeichnen. Sehr unterschiedlich ausgerichtete Peer- und Selbsthilfe-Gruppen von Jugendlichen, die die Funktion von Initiationsgruppen übernommen haben, finden sich heute in den sozialen Medien des Internets in speziellen Foren zusammen. Trans-Jugendliche stellen sich selbstbewusst auf eigenen Web-Seiten oder Blogs dar. Auf YouTube finden sich zahlreiche Filme, in denen Trans-Jugendliche ihre Erfahrungen mit ihrem Coming-Out, ihrer Hormonbehandlung und frühzeitig durchgeführten geschlechtsangleichenden Operation veröffentlichen. Auch dort wird deutlich, dass sich einige Jugendliche, die etwa gleich weit mit ihrer Transition sind, zu kleinen Transitionsgruppen zusammenschließen.

Junge Intellektuelle — nicht nur aus akademischen Kreisen — aus der Gender-Queer-Bewegung, diskutieren ihre Kritik an den vorherrschenden Gender-Verhältnissen und an den einengenden Aspekten der medizinischen und psychotherapeutischen Versorgung von transidentischen und intersexuellen Menschen im Gesundheitssystem.

In San Francisco, Amsterdam, Berlin, München und andernorts gibt es besondere Feiern für Trans-Jugendliche, wenn sie wieder eine Hürde im Verlauf ihrer Transition geschafft haben. Der Film „Mein Sohn Helen" über das schwierige aber schließlich gelingende Coming-Out einer Jugendlichen wurde Anfang 2015 im frühen Abendprogramm der ARD ausgestrahlt. In dem Film war ein Happy-End zu sehen, das die Trans-Jugendlichen zusammen mit ihren Eltern und ihren Transitions-Begleitern auf einer Garten-Party feierten. Mehr solche Transitionsfeiern für Jugendliche wären wünschenswert. Transidentische Jugendliche wie Erwachsene dürfen sich von der Gesellschaft dafür feiern lassen, dass sie den Mut haben und es schaffen, aus sich herauszukommen. Das kann für alle nur bereichernd sein.

9 Rechtliche und ethische Fragen

9.1 Die Vornamens- und Personenstandsänderung nach dem Transsexuellengesetz (TSG)

Auch wenn Therapeuten für Kinder und Jugendliche sich auf die Psychotherapie geschlechtsdysphorischer Kinder und transsexueller Jugendlicher beschränken und selbst nicht gutachterlich tätig werden wollen, sollten sie doch über die Möglichkeiten der Vornamens- und Personenstandsänderung nach dem Transsexuellengesetz (TSG) und die Begutachtungspraxis informiert sein. Arbeitet ein Kinder- und Jugendtherapeut schon mit einem Gender-Spezialisten zusammen, so kann er diesem die genauere Aufklärung des Patienten und seiner Eltern überlassen, was die Möglichkeiten, die das TSG bietet, angeht. Ist dies jedoch nicht der Fall, sollte der Therapeut in der Lage sein, den Patienten und die Eltern in groben Zügen über die Vornamens- und Personenstandsänderung zu informieren.

Zur Vertiefung seien folgende Fachbuchartikel empfohlen: Briken, P. (2015) Paraphile Störungen und Sexualdelinquenz – Geschlechtsinkongruenz/-dysphorie – sexuelle Funktionsstörungen. In: Venzlaff et al. Dreßing, H. und Habermeyer, E. (Hrsg.)(2015) Psychiatrische Begutachtung: ein praktisches Handbuch für Ärzte und Juristen. 6. Auflage. Urban & Fischer, München, S. 308–330. In früheren Ausgaben von Venzlaff et al. kann das entsprechende Kapitel von Pfäfflin empfohlen werden.

9.2 Das so genannte Transsexuellengesetz – (TSG)

Am 01.01.1981 trat das „Gesetz über die Änderung von Vornamen und die Feststellung der Geschlechtszugehörigkeit in besonderen Fällen (Transsexuellengesetz – TSG)" in Kraft, das am 10.09.1980 erlassen worden war (Bundesgesetzblatt. I, S. 1654). Dieses Gesetz, das unter seiner Kurzbezeichnung als „Transsexuellengesetz" und der sich darauf beziehenden Abkürzung TSG bekannt ist, hat bis heute trotz wesentlicher Abstriche Geltung (siehe unten). Es war speziell für transsexuelle Menschen geschaffen worden und sollte als *Rechtswohltat* ihre gesellschaftliche Anerkennung und Akzeptanz sichern. Unbestritten hat das Transsexuellengesetz seit seinem Bestehen ganz wesentlich zur Verbesserung der Lebensverhältnisse und zur gesellschaftlichen Integration transsexueller Frauen und Männer beigetragen. Durch eine Reihe von Änderungen wurden Einschränkungen abgeschafft, sodass das TSG derzeit von einigen Rechtsexperten als Rumpfgesetz bezeichnet wird. Die Aushöhlung des ursprünglichen Gesetzes „wie ein Schweizer Käse", hat jedoch die Betroffenen begünstigt und dazu geführt, dass nun auch Minderjährige unter das TSG fallen.

Zwei wesentliche Änderungen am Transsexuellengesetz, die nach Entscheidungen des Bundesverfassungsgerichts vorgenommen werden mussten, haben dazu geführt, dass Vornamens- und Personenstandsänderungen auch für Minderjährige möglich geworden sind. Früher setzte eine Personenstandsänderung nach TSG voraus, dass neben der chirurgischen körperlichen Angleichung an das „Erscheinungsbild des anderen Geschlechts", die „Fortpflanzungsunfähigkeit" als Voraussetzung für eine Personenstandsänderung gefordert war. Das hieß, dass eine geschlechtsangleichende Operation mit Entfernung beider Keimdrüsen (Eierstöcke; Hoden) erfolgt sein musste. Dagegen wurde vor dem Verfassungsgericht erfolgreich geklagt. Hinzu kamen Klagen gegen die bis dato im TSG geltenden Altersgrenzen, die vom Bundesverfassungsgericht aufgehoben wurden. So können nach dem jetzt geltenden TSG schon Minderjährige mit Unterstützung ihrer Eltern bzw. ihrer Rechtsvertreter ihren Vornamen und darüber hinaus auch den Personenstand im Sinne der Geschlechtszugehörigkeit ändern, sofern zwei voneinander unabhängige Gutachter zum Schluss kommen, dass eine „transsexuelle Prägung" vorliegt und „mit hoher Wahr-

scheinlichkeit anzunehmen ist, dass sich ihr Zugehörigkeits-
empfinden zum anderen Geschlecht nicht mehr ändern wird".
Gemäß § 1 Abs. 1 Nr. 1 bis 3 TSG müssen folgende Voraus-
setzungen für eine Vornamensänderung gegeben sein, die auf
Antrag und ohne das Vorliegen weiterer Kriterien auch eine
Personenstandsänderung erlaubt:

1. Die antragstellende Person empfindet sich auf Grund ihrer
   transsexuellen Prägung nicht mehr dem in ihrem Geburts-
   eintrag angegebenen Geschlecht, sondern dem anderen
   Geschlecht als zugehörig und steht seit mindestens drei
   Jahren unter dem Zwang, ihren Vorstellungen entsprechend zu leben.
2. Es ist mit hoher Wahrscheinlichkeit anzunehmen, dass sich
   ihr Zugehörigkeitsempfinden zum anderen Geschlecht
   nicht mehr ändern wird.
3. Die antragstellende Person ist
   a) Deutscher im Sinne des Grundgesetzes,
   b) hat als Staatenloser oder heimatloser Ausländer ihren
      gewöhnlichen Aufenthalt im Inland,
   c) hat als Asylberechtigter oder ausländischer Flüchtling
      ihren Wohnsitz im Inland oder
   d) besitzt als Ausländer, dessen Heimatrecht keine diesem
      Gesetz vergleichbare Regelung kennt,
      aa) ein unbefristetes Aufenthaltsrecht oder
      bb) eine verlängerbare Aufenthaltserlaubnis und hält
          sich dauernd rechtmäßig im Inland auf.

Nach der aktuellen Rechtslage erlauben diese Voraussetzungen
auch eine Personenstandsänderung.

Nach Meinung vieler Betroffener und zahlreicher Gender-
Spezialisten im Erwachsenenbereich könnte das ohnehin
schon „ausgehöhlte" Transsexuellengesetz (siehe oben) ganz
abgeschafft werden. Allerdings gibt es Stimmen – sowohl unter transidentischen Mitbürgerinnen und Mitbürgern als auch
unter Gender-Spezialisten, insbesondere Gender-Spezialisten
für Kinder und Jugendliche – die anderer Meinung sind. Als
gewichtige Gegenargumente werden vorgebracht, dass gerade
der erreichte Status Quo des derzeit gültigen TSG den Antrag-
stellern ein sehr hohes Maß an Freiheiten ermöglicht und zugleich einen wichtigen rechtlichen Schutz gewährt. Ein neues
Gesetz könnte diesen erreichten Status Quo, mit dem sich gut
leben ließe, nur wieder gefährden.

**Abschaffung
des TSG?**

Für die Abschaffung des TSG werden im Wesentlichen zwei Argumente vorgebracht. Zum einen sei das Gesetzt aus normativen Gründen nicht mehr nötig. Dabei wird auf die gesellschaftlich-kulturelle Entwicklung verwiesen, die mehr und mehr von einer binären oder polaren Auffassung der Geschlechter loskomme und der geschlechtlichen Vielfalt Raum gebe. Zum anderen handle es sich beim TSG nur noch um eine Gesetzeshülle, die den damit verbundenen Aufwand an Zeit, Geld, Mühe und leider oft quälend langen Wartezeiten für die Betroffenen nicht mehr lohne. Dabei wird auf die Tatsache verwiesen, dass die Zahl der Ablehnungen von Anträgen zur Vornamens- und Personenstandsänderungen nach Überblicksschätzungen zahlreicher Gutachter zwischen 1 % − 3 % liege. Diese Prozentsätze gelten sowohl für Antragsteller über 18 Jahren als auch für Antragsteller unter 18 Jahren (Meyenburg et al. 2015).

Befürworter einer ersatzlosen Abschaffung des Transsexuellengesetzes schlagen z.B. vor, dass stattdessen Vornamensänderungen und Personenstandsänderungen nach einfacher Antragstellung durch die Standesämter vollzogen werden sollten. Die aufwendigen Begutachtungen und der an ihnen hängende große Verwaltungsaufwand könnten somit entfallen. Im Grunde vertreten die Befürworter einer Abschaffung des TSG die Auffassung, dass die Selbstbestimmung der Geschlechtszugehörigkeit im juristischen Sinn (unter Beachtung der Vielfalt der Geschlechter) zu den Menschenrechten gehören sollte. Auch zu dieser Frage gibt es bedenkenswerte Differenzierungen und Einwände, z.B. von Pfäfflin (2010).

9.3 Die Gutachtenerstellung

Im Folgenden halte ich mich eng an die Standards zur Begutachtung und Behandlung Transsexueller (Becker et al. 2015), an denen ich selbst mitgewirkt habe. Ich habe den Original-Text nur leicht sprachlich verändert, um ihn lesefreundlicher zu machen. Darüber hinaus habe ich einige Ergänzungen vorgenommen, die sich auf die Begutachtung von Antragsstellern im Kindes- und Jugendalter beziehen, die erst nach der Erarbeitung der Standards, die sich nur auf Erwachsene bezogen haben, möglich geworden ist.

Im Gutachten soll die individuelle Geschlechtsidentitätsentwicklung im psycho-sozialen Umfeld mit seinen jeweiligen

Einflussfaktoren in den aufeinanderfolgenden Lebensphasen nachgezeichnet werden. Wenn erforderlich, sollen zusätzliche Informationen, wie fremdanamnestische Angaben von Bezugspersonen, eingeholt werden. Bei Kindern und Jugendlichen ist eine Fremdanamnese über beide Elternteile zu erheben. Kinder- und jugendpsychiatrische sowie kinderärztliche Befundberichte, die beschafft werden sollten, sind im Hinblick auf Entwicklungsauffälligkeiten und eventuelle Komorbiditäten von ganz besonderer Bedeutung. Falls es Komorbiditäten und Entwicklungs-besonderheiten gibt, sollte begründet werden, warum diese keinen Einfluss auf eine dauerhafte Konstanz des Zugehörigkeitsempfindens zum anderen Geschlecht haben; oder dazu führen, dass eine Konstanz des Zugehörigkeitsempfindens zum anderen Geschlecht auf Dauer nicht oder noch nicht prognostiziert werden kann.

Das Gutachten sollte sich an den Standards der Diagnostik und Differentialdiagnostik orientieren und diese zur Darstellung bringen. Im Kapitel 6 „Diagnostik" (siehe oben) werden diese ausführlich aufgeführt. Die Beurteilung soll wissenschaftlich begründet sein und eine kritische informationsverarbeitende Diskussion einschließen. Eine Zusammenfassung der Angaben des Probanden über sein subjektives Empfinden oder die Wiedergabe der Selbstinterpretation seines Lebenslaufes allein reicht als gutachterliche Urteilsbildung nicht aus. Ebenso wichtig wie die Einfühlung in das Geschlechtsidentitätsempfinden und die „transsexuelle Überzeugung" ist eine kritische Aufmerksamkeit für die objektivierbaren Aspekte des Verhaltens und Auftretens.

Das Vorliegen der gesetzlich aktuellen Voraussetzungen zur Vornamens- und Personenstandsänderung muss aus der Beurteilung schlüssig hervorgehen. Die im TSG genannten Voraussetzungen sind folgendermaßen zu interpretieren: Der Begriff „Transsexuelle Prägung" ist nicht verhaltensbiologisch zu verstehen, sondern als schrittweise und mehrfaktorielle Entwicklung der Transsexualität, die rekonstruierend bewertet werden muss. Der mindestens dreijährige „Zwang" bedeutet die Unmöglichkeit, sich mit dem Geburtsgeschlecht zu versöhnen, und die anhaltende innere Gewissheit, dem anderen Geschlecht anzugehören. „Zwang" wird hier nicht im klinischen Sinn als psychiatrische Symptomatik verstanden. Die Konstanz der gemeinten Gewissheit ist möglichst aus dem Verlauf der sogenannten Alltagserprobung zu bewerten. Die „hohe" Wahrscheinlichkeit der Unveränderbarkeit des Zugehörigkeitsempfindens zum anderen Geschlecht ist aus den diagnostischen, anamnestischen und lebenssituativen Belegen für eine irreversible transsexuelle Entwicklung zu prognostizieren, wobei der derzeitige medizinische Wissensstand zu berücksichtigen ist. Wenn die Begutachtung zu dem Ergebnis führt, dass die Voraussetzungen nicht erfüllt sind, soll dies benannt und ggf. eine Nachbegutachtung vorgeschlagen werden.

Die gutachterliche Empfehlung, dem Antrag auf Vornamensänderung und Personenstandsänderung gemäß des aktuell geltenden TSG zu entsprechen, darf nicht als Indikation für eine somatische Behandlung verstanden werden. Dies soll in der Beurteilung klar und deutlich erwähnt werden. Allerdings eröffnet § 4 TSG die Möglichkeit, im Rahmen prognostischer Erwägungen zur Indikation bzw. Kontraindikation somatischer geschlechtsangleichender Maßnahmen Stellung zu nehmen.

Nach dem Transsexuellengesetz können der Vorname bzw. die Vornamen und der Geschlechtseintrag im Geburtenregister nachträglich mit zukünftiger Wirkung geändert werden. Die ursprünglichen Einträge (z. B. die Geburtsurkunde) dürfen von den standesamtlichen Behörden nur unter ganz bestimmten Umständen an Dritte weitergegeben werden.

Die Verfahren zur Vornamens- und Personenstandsänderung nach TSG und die damit verbundenen Begutachtungen sind vom Bereich der klinischen Behandlung formal streng zu trennen. Weder begründet eine Vornamens- und Personenstandsänderung mit zwei positiven TSG-Gutachten einen automatischen Anspruch auf Behandlung, z. B. auf eine geschlechts-angleichende Operation, noch darf als Voraussetzung für die Kostenübernahme einer geschlechtsangleichenden Operation von der zuständigen Krankenversicherung eine Vornamens- oder Personenstandsänderung als Voraussetzung gefordert werden.

Gleichwohl ist es für die Betroffenen sehr wichtig, dass ihre Vornamens- und/oder Personenstandsänderung in den therapeutischen Prozess eingebettet bleibt.

9.4 Die Einbettung der Begutachtungen zur Vornamens- und Personenstandsänderung in den psychotherapeutischen Prozess

Die Patienten sollten zu Beginn ihrer Behandlung dahingehend beraten werden, dass es sinnvoll ist, die Antragstellung auf eine Vornamens- und Personenstandsänderung mit ihrem behandelnden Gender-Spezialisten abzustimmen. Die Patienten müssen dabei auch darüber aufgeklärt werden, dass sie als Staatsbürger – auch wenn sie wegen ihre Minderjährigkeit von ihren Eltern vertreten werden – den Zeitpunkt der Antragstellung selbst bestimmen können. Die allermeisten Patienten und ihre Eltern folgen dem Rat ihrer Gender-Spezialisten, die Vornamens- und Personenstandsänderung erst dann zu beantragen, wenn sie im Transitionsprozess am sinnvollsten ist. In der Regel empfiehlt es sich, dass der Patient seinen Antrag auf eine Vornamens- und Personenstandsänderung erst nach einem erfolgreichen Rollenwechsel und nach Beginn der gegengeschlechtlichen Hormonbehandlung stellt. Es muss klar geworden sein, dass sich der Patient nach einem Rollenwechsel durchgängig stimmiger und sicherer fühlt, und sich in der passenden Geschlechtsrolle ohne Probleme behaupten kann.

Eine kritische Sicht auf die Begutachtbarkeit von minderjährigen Personen unter 16 Jahren vertritt Bosinski (2015). Er ist der Auffassung, dass sich bei Jugendlichen unter 16 Jahren die Voraussetzungen des TSG („transsexuelle Prägung", §1 TSG, „hohe Wahrscheinlichkeit, dass sich das Zugehörigkeitsempfinden zum anderen Geschlecht nicht mehr ändern wird" (§4 TSG)) nicht beurteilen ließen. Dabei setzt er den Begriff der „transsexuellen Prägung" mit dem Diagnose-Begriff der ICD-10 „Transsexualismus F64.0" gleich, der tatsächlich nur für Jugendliche und Erwachsene gilt. Versteht man „Kinder" als Personen unter 14 Jahren, so trifft für sie F64.0 nicht zu. Im Sinne der ICD-10 kann es tatsächlich keine „transsexuellen Kinder" geben, wie Bosinski zutreffend anmerkt. Er schreibt: „Die massenmediale ‚Aufbereitung' der Berichte über angeblich ‚transsexuelle' Kinder (diese Diagnose gibt es nicht!) führt im Verein mit der Tatsache, dass durch höchstrichterliche Rechtsprechung die ursprünglich im TSG enthaltene Altersgrenze schon in den 1990er Jahren aufgehoben wurde, dazu, dass die

Eltern für ihre präpuberalen Kinder (die unzweifelhaft eine Geschlechtsidentitätsstörung haben) nicht nur eine „Umwandlungsbehandlung" fordern, sondern auch beim zuständigen Amtsgericht einen Antrag auf Vornamensänderung gemäß §§ 1 und 4 TSG stellen. Die notwendigen Kriterien (Diagnose einer „transsexuellen Prägung" und insbesondere Feststellung, „dass mit hoher Wahrscheinlichkeit anzunehmen ist, dass sich das Zugehörigkeitsempfinden zum anderen Geschlecht nicht mehr ändern wird") können in diesem Alter nicht erfüllt (und damit auch nicht gutachterlich festgestellt) werden können."

Von Gutachtern, die auf der Basis dieser Auffassung begutachten, können Kinder und Jugendliche unter 16 Jahren mit ihren Eltern kein positives Gutachten erwarten, selbst wenn diese Kinder oder Jugendlichen schon mehrere Jahre in der anderen Geschlechtsrolle leben und als Trans-Mädchen oder als Trans-Junge allseits akzeptiert werden. Ihnen würde die vom Gesetzgeber gewollte „Rechtswohltat" der rechtlichen Anerkennung eines zu ihnen passenden Vornamens, das zu ihrem Geschlechtsempfinden und zu einem entsprechenden Auftreten passt, verwehrt werden. Dabei bietet die vom Gesetzgeber klug gewählte Formulierung der „transsexuellen Prägung" genug Spielraum für gutachterliche Einschätzungen, die zu einer Bejahung der von den Amtsgerichten gestellten Frage führen kann, vorausgesetzt dass die entsprechende Prognose gestellt werden kann. So ließe sich bei Jugendlichen unter 16 Jahren und ggf. bei Kindern unter 14 Jahren z. B. ein begründeter „Verdacht auf eine transsexuelle Entwicklung" unter dem Begriff der „transsexuellen Prägung" subsumieren. Auf dieser Basis ließe sich die Prognose stellen, dass sich bei der antragstellenden minderjährigen Person „das Zugehörigkeitsempfinden zum anderen Geschlecht mit großer Wahrscheinlichkeit nicht mehr ändern wird". Die Formulierung „mit großer Wahrscheinlichkeit" räumt Fehlbarkeit bei Antragsteller und Gutachter ein, d. h. die Auswirkungen eines falsch positiven Gutachtens stehen in keinem Verhältnis zu einem Gutachten, das von vornherein negativ beschieden wird, nur weil der Antragsteller das 16. Lebensjahr noch nicht erreicht hat. Ein falsch negatives Gutachten kann verheerende Folgen für die betroffenen Kinder oder Jugendlichen haben. Sie können erheblich verunsicherter, belasteter, verängstigter und psychisch kränker werden, als sie es schon sind. Analog zum Grundsatz „in dubio pro reo" sollte im gegebenen Kontext der Grundsatz „in dubio pro Antragsteller" beachtet werden.

In Einzelfällen verlangen Schulleitungen, dass ein Rollenwechsel an der Schule nur zusammen mit einer gerichtlich entschiedenen Vornamensänderung ermöglicht wird. Manche Patienten können sich darauf einlassen; andere ziehen es vor, an eine Schule zu wechseln, die ihnen das Leben in der für sie passenden Geschlechtsrolle auch schon vor der amtlichen Vornamens- und Personenstandsänderung erlaubt. Die ist meiner Erfahrung nach bei der Mehrzahl der Schulen in Hamburg und im weiteren Umkreis der Fall.

Die Begutachtung im Rahmen des TSG sollte bei Kindern und Jugendlichen in der Regel parallel zum Behandlungsprozess stattfinden. Wie oben schon erwähnt handelt es sich um zwei getrennte Bereiche, die aus der Perspektive der Patienten, die zugleich Antragsteller sind, und aus der Perspektive der Gender-Spezialisten, die zugleich Gutachter sein können, möglichst scharf zu trennen sind.

Hält man sich an die Standards of Care (SOC 7, 2012), so besteht eine wichtige Aufgabe der Gender-Spezialisten darin, ihren Patienten mit ihrer Expertise gegenüber Ämtern und Behörden, d.h. auch in den zivilrechtlichen Gerichtsverfahren zu Vornamens- und Personenstandsänderungen, d.h. auch als TSG-Gutachter, behilflich zu sein. Der behandelnde Gender-Spezialist kann demnach eines der beiden Gutachten erstellen, das im TSG gefordert wird. Ein Vorteil der Personalunion von Gender-Spezialist und Gerichts-Gutachter besteht darin, dass der Gender-Spezialist den Patienten und den Behandlungsverlauf sehr gut kennt. Deshalb kann der behandelnde Gender-Spezialist auch die Fragestellung, ob sich der Antragsteller mit großer Wahrscheinlichkeit dem anderen Geschlecht zugehörig fühlen wird, besser beantworten, als ein Gutachter, der den Probanden nur einmal für ein bis zwei Stunden exploriert.

Ein Nachteil der „Personalunion von Gender-Spezialist und Gerichts-Gutachter" besteht darin, dass der Proband in seiner Eigenschaft als Patient nicht nur im Hinblick auf die Indikation geschlechtsangleichender Maßnahmen von ihrem/seinem Gender-Spezialisten abhängig ist, sondern zusätzlich im Hinblick auf die Erwartung eines positiven Vornamens- und Personenstandsgutachtens.

In manchen Konstellationen kann es durchaus sinnvoll sein, wenn der behandelnde Gender-Spezialist sich ganz auf seine gender-therapeutischen Aufgaben konzentriert und die Begutachtung nach TSG einem anderen Gutachter überlässt. Aus der Perspektive des Antragstellers ist diese Verteilung der Begutachtungsarbeit mit zusätzlichem zeitlichen und finanziellen Aufwand verbunden, der auch psychisch sehr belastend werden kann. Dies ist besonders bei denjenigen jugendlichen Patienten der Fall, denen es auf Grund starker Schamgefühle schwerfällt, sich zu öffnen. Gender-Spezialisten hören dann z.B. die Klage: „Jetzt muss ich schon wieder meine ganze Geschichte einem Fremden ganz von vorn erzählen. Vielleicht glaubt er mir nicht oder schreibt ein negatives Gutachten über mich!"

Jenseits der rechtlichen Möglichkeiten, dass bei einem Sorgerechtsstreit der Eltern eine rechtliche Betreuung eingerichtet werden kann, die den Minderjährigen an Stelle der bisher Erziehungsberechtigten vertritt, vertrete ich die Auffassung, dass bei elterlicher Uneinigkeit über die Behandlung und über den rechtlichen Status eines transsexuellen Jugendlichen therapeutische Lösungen gefunden werden sollten, die einen Rechtsstreit der Eltern verhindern sollten. Dies könnte z.B. bedeuten, den Jugendliche Patienten zu unterstützen, sein Coming-Out in der Öffentlichkeit bis zur Volljährigkeit zurückzustellen. Dies setzt voraus, dass transsexuelle Jugendliche in dieser Situation besonders gut und in ausreichender Frequenz (z.B. wöchentlich oder zweiwöchentlich) psychotherapeutisch unterstützt werden, damit sie ihre transsexuelle Identität „innerlich" ausbauen und sichern können. In Einzelfällen sind transsexuelle Jugendliche verständig genug, von sich aus einen solchen Weg der Anpassung zu wählen und auf ein Coming-Out vorerst zu verzichten. Sie entscheiden sich damit, ihre Geschlechtsdysphorie ohne Hormonbehandlung zu ertragen, um nicht in einen Allianzkonflikt mit ihren Eltern zu geraten. Ein Beispiel für eine solche Lösung bietet die Fallgeschichte von Hartmut (Kapitel 2.2).

9.5 Wichtige rechtliche Begriffe zum Selbstbestimmungsrecht Minderjähriger

9.5.1 Einwilligungsfähigkeit

Taupitz und Weis (in Venzlaff et al. 2015) definieren Einwilligungsfähigkeit als

„die Fähigkeit zu rechtlich wirksamen personenrechtlichen Gestaltungen, etwa zu einem körperlichen Eingriff durch einen Arzt. Zweck des Erfordernisses der Einwilligungsfähigkeit ist es, zu vermeiden, dass die Beeinträchtigungen eines personenbezogenen Rechtsgutes auf die Entscheidung einer Person gestützt wird, die den Schaden oder Nutzen für ihr eigenes Rechtsgut nicht erfassen kann." (Taupitz/Weis in Venzlaff et al. 2015,449)

Bei Volljährigen wird Einwilligungsfähigkeit vorausgesetzt, sofern keine schweren psychischen Störungen vorliegen. Dagegen ist die Einwilligungsfähigkeit nach Taupitz und Weis bei Minderjährigen positiv zu bestimmen.

„Soweit es bei der Einwilligung um die Disposition über ein höchstpersönliches Rechtsgut geht, kommt es nicht auf die (Altersgrenzen der) Geschäftsfähigkeit, sondern auf die natürliche Einsichts-, Urteils- und Steuerungsfähigkeit an. […] Rechtsprechung und Literatur beschreiben die Einwilligungsfähigkeit als die Fähigkeit, ‚Wesen, Bedeutung und Tragweite der Maßnahme jedenfalls in groben Zügen zu erfassen und das Für und Wider der Maßnahme abzuwägen.“(Taupitz/Weis in Venzlaff et al. 2015, 449)

Diesen Grundsätzen wird in verschiedenen Spezialgesetzen gefolgt (wie z. B. dem Kastrationsgesetz (KastrG), das bei freiwilligen Kastrationen anzuwenden ist). Taupitz und Weis heben hervor, dass in diesen Spezialgesetzen zusätzlich zu den kognitiven Fähigkeiten richtigerweise das voluntative Vermögen verlangt, sich nach der gewonnen Einsicht „bestimmen" zu können.

9.5.2 Geschäftsfähigkeit

„Geschäftsfähigkeit ist die Fähigkeit des Einzelnen, allgemein zulässige Rechtsgeschäfte selbstständig wirksam vorzunehmen." (Taupitz/Weis in Venzlaff et al. 2015, 459)

Die Geschäftsfähigkeit bezieht sich also auf die Fähigkeit, selbstbestimmt Rechtsgeschäfte (Willenserklärungen, z.B. in Verträgen) vorzunehmen. Kinder unter sieben Jahren gelten als nicht geschäftsfähig bzw. als geschäftsunfähig. Kinder und Jugendliche zwischen dem vollendeten 7. und dem 18. Lebensjahr sind beschränkt geschäftsfähig.

„Voll geschäftsfähig ist nur, wer die zur Vornahme von Rechtsgeschäften erforderliche Einsichts- und Urteilsfähigkeit besitzt." (Musielak 2013, Rn. 341)

Vor diesem rechtlichen Hintergrund sollten Antragstellungen auf Personen- und Vornamensänderung von Minderjährigen mit Unterstützung der Erziehungsberechtigten erfolgen.

9.5.3 Ethisch-rechtliche Aspekte

Wenn es um die Selbstbestimmung Minderjähriger hinsichtlich einer gewünschten körperlich eingreifenden medizinischen Maßnahme geht, erscheinen mir aus ärztlicher Sicht die von der Zentralen Ethikkommission der Bundesärztekammer 1997 formulierten Grundsätze hilfreich. In jedem Fall sollte diesen Empfehlungen nach geklärt sein

„ob die Person fähig ist, einen bestimmten Sachverhalt zu verstehen (und zwar insbesondere im Hinblick auf das Ziel des Vorhabens, das Verfahren, Beeinträchtigungen, Risiken und Alternativen), diese Informationen in angemessener Weise zu verarbeiten, sie nachvollziehbar (nicht etwa „vernünftig") und nicht durch Krankheit oder geistige Unreife verzerrt zu bewerten und auf dieser Grundlage von Verständnis, Verarbeitung und Bewertung den eigenen Willen zu bilden und zu äußern." (Taupitz / Weis in Venzlaff et al. 2015, 449)

10 Ausbildung und Weiterbildung

Im Spannungsfeld kontroverser Laien- und „Experten"-Meinungen tun Gender-Spezialisten für Kinder und Jugendliche gut daran, Positionen und Auffassungen zu rezipieren, die sich mit konstruktiv kritischen Argumenten gegen eine frühe hormonelle Behandlung transsexueller Jugendlicher wenden.

Die Auseinandersetzung mit konstruktiv kritischen Positionen erscheint mir notwendig, um das eigene therapeutische Tun ständig selbstkritisch zu überdenken, und um den differentialdiagnostischen Blick weiter zu schärfen.

Die Rezeption tendenziöser und irrationaler Stimmen erscheint mir wichtig, um zu erfahren, auf welche negativen Einstellungen transsexuelle Jugendliche in ihrer sozialen und kulturellen Umwelt treffen können. Leider ergreifen Fehlauffassungen zur Transsexualität auch Kolleginnen und Kollegen in kinder- und jugendpsychiatrischen, psychiatrischen und psychotherapeutischen Versorgungseinrichtungen. Deshalb ist es nur folgerichtig, die jugendlichen Patienten darauf hinzuweisen, dass sie hin und wieder auf Therapeuten oder Ärzte treffen, denen ein Verständnis für transsexuelle Patienten (noch) fehlt. Meistens schaffen es die Patienten ganz allein, sich *transkompetente* Therapeuten und/oder Ärzte zu suchen.

Im Rahmen einer neu geordneten Weiterbildung für Sexualtherapeuten der Deutschen Gesellschaft für Sexualforschung wird — aufbauend auf einen sexualtherapeutischen Basiskurs — voraussichtlich ab 2017 ein Vertiefungskurs für Gender-Spezialisten angeboten werden, der auch die Behandlung von geschlechtsdysphorischen Kindern und Jugendlichen berücksichtigen wird. Ein vergleichbares Angebot für KJP-Gender-Spezialisten, das von Erwachsenen-Gender-Spezialisten zusammen mit Kinder- und Jugendpsychiatern und Psychotherapeuten ausgearbeitet werden müsste, sollte möglichst bald auf den Weg gebracht werden. Wünschenswert sind integrierte Fort- und Weiterbildungsangebote, die sowohl die Arbeit mit geschlechtsdysphorischen Kindern und transsexuellen Jugendlichen als auch die Arbeit mit geschlechtsdysphorischen und transsexuellen Erwachsenen beinhalten.

Anhang

Informationsquellen

Videos

Videos über Vorträge

Folgende Vorträge, die auf YouTube zu finden sind, erscheinen mir fundiert und für Kinder- und Jugendpsychotherapeuten und -psychoanalytiker informativ. Diese Vorträge auf Englisch können z. B. zusammen mit Kolleginnen und Kollegen angesehen und diskutiert werden:

Alessandra Lemma — „Understanding the transsexual's need to be seen". Vortrag (08) „Sandler Conference 2013" Sigmund-Freud-Institut Frankfurt. https://youtube.com/watch?v=6iZXAZOkVWQ; 25.01.2016

Kontroverse um die Behandlung von Kindern mit geschlechtsuntypischem Verhalten aus dem Jahr 2009:

„Controversial gender identity specialist Dr. Kenneth J. Zucker discusses 2009 typical and atypical gender behavior and identity in children on a panel with a mother whose daughter exhibits some dissatisfaction with her gender and Hershel Russell, a female-to-male-trans-man and psychotherapist, Toronto. https://www.youtube.com/watch?v=JHuEpcmXvG0; 25.01.2016

Kenneth J. Zucker, Ph.D., C. Psych.: Gender Identity and Sexual Orientation: Lessons Learned from Life-Course Research. In der Vortragsreihe: Whom You Love 2012. https://youtube.com/watch?v=Sv326HzqJFA; 25.01.2016

Videos von Trans-Mädchen und-Jungen

Deutschsprachig:

„Ein Junge namens Nina — Jugendliche im falschen Körper." Fernseh-Reportage von Ulf Eberle und Katharina Gugel in der ZDF-Reihe „37 Grad" (2004). Abrufbar unter: www.youtube.com/watch?v=O0dLUwC1t6o (einjungenamensnina1) und www.youtube.com/watch?v=OPYzQrrQyQA (einjungenamensnina2), 31.1.2016.

„Geboren im falschen Körper — Wenn Kinder das Geschlecht wechseln." TV-Dokumentation RTL2 am 07.12.09. Dt. Version der Reportage: „Transgender Children Großbritannien" (2009). www.youtube.com/ watch?v=Zhk3D7TbZMA (2012; Teile 1—5). Im Teil 3 äußert sich Richard Green zur Problematik eines Rollenwechsels vor der Pubertät. Kim Petras ist auf YouTube unter „Transsexuell, 11.3.2011, NDR-Fernsehen." zu finden. Laut Wikipedia ist Kim Petras (geb. 1992) eine deutsche Sängerin, die aufgrund ihrer früh diagnostizierten Transsexualität weltweiter bekannt wurde. Seit ihrem 13. Lebensjahr trat sie mehrmals bei Stern TV auf. Kim Petras hat auch eine eigene Web-Site. Balian Buschbaum wird hier deshalb erwähnt, weil er für viele junge Trans-Männer (und Cis-Männer!) zu einem wichtigen Vorbild wurde. Als Trans-Mann veröffentlichte Balian Buschbaum, früher Stab-Hoch-Springerin, seine Biografie. Buschbaum, B. (2010). Blaue Augen bleiben blau. Krüger, Frankfurt. Auf YouTube ist er z. B. unter „Balian Buschbaum — Von der Frau zum Mann" zu sehen. www.youtube.com/ watch?v=7JZET5-dJTI; 25.01.2016

Englischsprachig:
Transgender Children (FULL) documentary — BBC News (www.youtube. com/watch?v=mWSAdWhB6yM; 07.04.2015) Dieses Porträt eines Trans-Mädchens enthält komprimiert alle Themen, die auch für Gender-Therapeuten für Kinder und Jugendliche wichtig sind.
„Transgender Kids" BBC-Dokumentation von L. Theroux (2015) http://artvod.com/filmtv/louis-theroux-transgender-kids/; 31.1.2016
Nat, ein Vertreter non-binärer Geschlechtsidentitäten, Asexualität etc. (2012). TransCamp. Childhood: Nat in Nottingham. www.youtube. com/watch?v=RbpIA9pc9xk; 31.12016

Spielfilme

„Mein Sohn Helen" (Deutschland, 2015; Buch: Sarah Schnier. Regie: Gregor Schnitzler). *Sehr aktueller deutscher Fernseh-Film, ernst und unterhaltsam zugleich, bemerkenswert auch deshalb, weil er im frühen Abendprogramm des Ersten Deutschen Fernsehens ausgestrahlt wurde. Ein nichtsahnender Vater wird damit konfrontiert, dass sein 17-jähriger Sohn als Trans-Mädchen aus den USA zurückkommt. Er muss sich erst daran gewöhnen, nun eine Tochter, Helen, zu haben. Nach dem kürzlichen Tod der Ehefrau bzw. der Mutter, haben es Vater und Tochter miteinander zuerst nicht leicht. Es gibt jedoch ein Happy-End. Der Film zeichnet ein realistisches Bild von den Problemen einer transidentischen Jugendlichen, ihrer Angehörigen und ihrer sozialen Umwelt.*
„Tomboy" (Frankreich, 2011; Regie: Céline Sciamma). *Der Spielfilm erzählt die Geschichte des zehnjährigen Mädchens Laure, welches sich nach einem Umzug als Junge ausgibt. Der Film ist gerade deshalb zu empfehlen, weil die Regisseurin vieles offen lässt.*

Internet-Seiten

Fachgesellschaften

World Professional Association for Transgender Health WPATH
www.wpath.org; 25.01.2016
European Professional Association for Transgender Health EPATH
www.epath.eu; 25.01.2016
Deutsche Gesellschaft für Sexualforschung
www.dgfs.info/category/aktuelles/; 25.01.2016
Deutsche Gesellschaft für Kinder- und Jugendpsychiatrie, Psychosomatik
und Psychotherapie e. V.
http://www.dgkjp.de/; 25.01.2016

Internet-Seiten für Trans*-Kinder und Trans*-Jugendliche und ihre Eltern

http://www.meingeschlecht.de/
Aktuelles Portal für Inter* , Trans* und gender-queere Jugendliche.
http://www.trans-kinder-netz.de/; 25.01.2016
Web-Seite von TRAKINE. Verein von Eltern von Trans*-Kindern. Eltern-
initiative, die Trans*-Kindern und Trans*-Jugendlichen und deren Eltern und Angehörigen Mut machen und mit Informationen und Rat
zur Seite stehen will. Ihr Anliegen ist: „unseren Kindern ein glückliches Leben frei von Stigmatisierung und Ausgrenzung zu ermöglichen
und ihnen das Gefühl zu geben, geliebt zu werden und unendlich
wertvoll zu sein." Hier finden sich zum Thema zahlreiche Hinweise
auf Kinderbücher und Ratgeber für Eltern, aber auch interessante
Links, z. B. auf die deutsche Version der Serie aus der Sendung „2020"
„My Secret Self" — Mein geheimes Ich — 1 bis 5, in der erstmals 2004
im amerikanischen Fernsehen im größeren Umfang über Trans-Kinder
und ihre Eltern berichtet wurde.
http://www.trans-eltern.de/; 25.01.2016
Seite für Trans-Eltern und Eltern von Trans-Kindern.
www.transfamily.de/; 25.01.2016
Infoseite für Trans*-Menschen.
http://www.lambda-bb.de/; 25.01.2016
Web-Seite des Queeren Jugendhauses in Berlin.
http://www.dgti.org/; 25.01.2016
Deutsche Gesellschaft für Transidentität und Intersexualität e. V. Bietet
nützlichen Ersatzausweis, der allgemeine Anerkennung gefunden hat,
sowie Musterbriefe für Schulen.
http://www.schlau-nrw.de/index.php; 25.01.2016
Schulaufklärungsprojekt des Bundeslandes Nord-Rhein-Westfalen.
http://www.courage-beratung.at/gruppen; 25.01.2016
Selbsthilfe-Gruppen für junge Trans*-Menschen in Österreich.
http://www.transgender-network.ch/; 25.01.2016
Transgender Network Switzerland (TGNS) 8000 Zürich.

http://www.mermaidsuk.org.uk/; 25.01.2016 (engl.)
Unterstützung für Kinder und Teenager mit ihren Familien zu Fragen zur Geschlechtsidentität ihrer Familien. Bringt sehr viele interessante Informationen und Querverweise zum Thema.

http://www.transkidspurplerainbow.org; 25.01.2016 (engl.)
Web-Site der Trans-Kids-Purple-Rain-Foundation mit interessanten Verweisen auf andere Web-Sites zum Thema und auf bekannt gewordene ehemalige Trans-Kinder, die jetzt erwachsen sind.

Regionale Beispiele für Selbsthilfe-Angebote für Trans-Jugendliche und ihre Familien

Trans*normal: Gruppe für Trans*-Jugendliche und junge Trans*-Menschen bis 26 Jahre zum Kennenlernen, Fragen stellen, sich ausprobieren, Freundinnen und Freunde finden und Spaß haben. Magnus-Hirschfeld-Centrum, Hamburg.
E-Mail: franzi@mhc-hamburg.de
frienTS: Gruppe für Trans*-Jugendliche, bietet Begegnung, Austausch und Freizeitgestaltung, insbesondre gemeinsame Sommer-Freizeiten. LesBiSchwules Jugendzentrum. Blumenstr. 11, 80331 München.
E-Mail: info@diversity-muenchen.de
TRAKINE, Berlin, (siehe oben) organisiert gemeinsame Aktivitäten für Trans-Jugendliche und ihre Familien und führt jährlich zwei dreitägige Eltern-Kind-Fahrten durch. E-Mail: info@trans-kinder-netz.de

Ratgeber-Literatur

Brill, S. & Pepper, R. (2016). Wenn Kinder anders fühlen – Identität im anderen Geschlecht: Ein Ratgeber für Eltern. Ernst Reinhardt Verlag, München / Basel. *Ein überaus wichtiger Meilenstein für die Aufklärung von Eltern, Lehrern, Sozialarbeitern und allen Professionen, die mit geschlechtsdysphorischen Kindern und transidentischen Jugendlichen zu tun haben.*
Keins, P. (2015). Trans*Kinder: Eine kleine Fibel. *Über den elektronischen Buchhandel oder über den Verfasser erhältlich. Peter Keins, Berlin, hat eine eigene Web-Site:* http://www.peterkeins.de/; 25.01.2016
Mell, T. (Hrsg.) (2014). Das Innere entscheidet. Transidentität begreifbar machen. Querverlag, Berlin. Mit Unterstützung des Hessischen Ministeriums für Soziales und Integration.
Licht, M. (2012). TM-Brevier: Das Handbuch für Transmänner. tredition 2012. *Über den elektronischen Buchhandel oder über den Verfasser erhältlich.*
Rauchfleisch, U. (2013). Anne wird Tom – Klaus wird Lara. Transidentität – Transsexualität verstehen. Patmos Verlag, Düsseldorf.

Tanner-Stadien der pubertären körperlichen Veränderungen bei Mädchen und Jungen

Entwicklung der weiblichen Brust

Tanner I: Präpubertär. Keine fühlbare Brustdrüse, der Warzenhof folgt den Hautkonturen der umgebenden Brust.

Tanner II: Die Brustknospe entwickelt sich, Brustdrüsengewebe beginnt tastbar zu werden; der Warzenhof ist leicht vergrößert.

Tanner III: Die Brust beginnt sich zu wölben, das Drüsengewebe ist größer als die Grenzen des Warzenhofes. Dieser vergrößert sich weiter, bleibt aber in einer Ebene mit dem umgebenden Gewebe.

Tanner IV: Brustgröße und Erhebung nehmen zu, die Brustwarze und der Warzenhof heben sich von der Brustkontur ab.

Tanner V: Die Brust erreicht ihre Endgröße, der Warzenhof bildet wieder eine Ebene mit der Brustkontur, aus der nur die Brustwarze hervorsteht.

Entwicklung der männlichen Genitalien

Tanner I: Präpubertär. Das Hodenvolumen ist kleiner als 1,5 ml; der Penis ist klein.

Tanner II: Das Hodenvolumen wächst auf 1,6 bis 6 ml; die Haut des Hodensackes verdünnt sich, wird rötlicher und erweitert sich; unveränderte Penislänge.

Tanner III: Weitere Vergrößerung des Hodens (6 – 12 ml); der Hodensack vergrößert sich weiter; die Penislänge nimmt zu.

Tanner IV: Hodenvolumen zwischen 12 und 20 ml; der Hodensack wird größer und dunkler; die Penisgröße nimmt in Umfang und Länge zu.

Tanner V: Erwachsen. Hodenvolumen ist größer als 20 ml; Hodensack und Penis ausgewachsen.

Nach: Marshall, W. A., & Tanner, J. M. (1969). Variations in pattern of pubertal changes in girls. Archives of Disease in Childhood, 44(235), 291 – 303; Marshall, W. A., & Tanner, J. M. (1970). Variations in the Pattern of Pubertal Changes in Boys. Archives of Disease in Childhood, 45(239), 13 – 23; und Wikipedia.

Literatur

Achenbach, T. M. (1991). Manual for the Child Behavior Checklist/4−18 and 1991 Profile. University of Vermont, Department of Psychiatry. Burlington, Vermont.

Achenbach, T. M., Edelbrock, C. (1983). Manual for the Child Behavior Checklist and Revised Child Behavior Profile. University of Vermont, Department of Psychiatry, Burlington, Vermont.

Agate, R. J., Grisham W., Wade, J., Mann, S., Wingfield, J., Schanen, C., Palotie, A., Arnold, A. P. (2003). Neural, not Gonadal, Origin of Brain Sex Differences in a Gynandromorphic Finch. Proceedings of the National Academy of Sciences USA 100: 4873−4878.

Ainsworth, M. D. S., Blehar, M. C, Waters, E., Wall, S. (1978). Patterns of Attachment: A Psychological Study of the Strange Situation. Erlbaum, Hillsdale, New York.

Aitken, M., Steensma, T. D., Blanchard, R., Van der Laan, D. P., Wood, H., Fuentes, A., Spegg, C., Wasserman, L., Ames, M., Fitzsimmons, C. L., Leef, J. H., Lishak, V., Reim, E., Takagi, A., Vinik, J., Wreford, J., Cohen-Kettenis, P. T., de Vries, A. L. C., Kreukels, B. P. C. and Zucker, K. J. (2015). Evidence for an Altered Sex Ratio in Clinic-Referred Adolescents with Gender Dysphoria. Journal of Sexual Medicine 12(3): 756−763.

Amodeo, A. L., Vitelli, R., Scandurra, C., Picariello, S., Valerio, P. (2015). Adult Attachment and Transgender Identity in the Italian Context: Clinical Implications and Suggestions for Further Research. International Journal of Transgenderism 16 (1): 49−61.

APA (American Psychiatric Association) (2013). Diagnostic and Statistical Manual of Mental Disorders. 5th ed. American Psychiatric Association, Washington.

Arcelus, J., Bouman, W. P., Van Den Noortgate, W., Claes, L., Witcomb, G., Fernandez-Aranda, F. (2015). Systematic Review and Meta-Analysis of Prevalence Studies in Transsexualism. European Psychiatry 30(6): 807−15.

Arnold, A. P., Rissman, E. F., De Vries, G. J. (2003). Two Perspectives on the Origin of Sex Differences in the Brain. Annals of the New York Academy of Sciences. 1007: 176−188.

Auyeung, B., Baron-Cohen, S., Ashwin, E., Knickmeyer, R., Taylor, K., Hackett, G., (2009). Fetal Testosterone Predicts Sexually Differentiated Childhood Behavior in Girls and in Boys. Psychological Science 20: 144−8.

Baus, I., Holterhus, P.-M. (2013). Vorzeitige und verzögerte Pubertät beim Mädchen. Gynäkologische Endokrinologie 11 (1): 11−18.

Becker, H., Gast, U., Hartmann, U., Weiß-Plumeyer, M. (1999). Zum Zusammenhang von transsexuellem Empfinden und Dissoziativer Identitätsstörung. Diagnostische Überlegungen anhand eines Fallberichts. Sexuologie 6 (3): 129−145.

Becker, I., Richter-Appelt, H., Möller, B. (2015). Körpererleben geschlechtsvarianter Jugendlicher. Präsentation EPATH-Kongress, 2015, Gent.

Becker, I., Gjergji-Lama, V., Romer, G., Möller, B. (2014). Merkmale von Kindern und Jugendlichen mit Geschlechtsdysphorie in der Hamburger Spezialsprechstunde. Praxis der Kinderpsychologie und Kinderpsychiatrie. 63: 486−509.

Becker, I., Nieder, T.O., Cerwenka, S., Briken, P., Kreukels, B.P., Cohen-Kettenis, P.T., Cuypere, G., Haraldsen, I.R., Richter-Appelt, H. (2015). Body Image in Young Gender Dysphoric Adults: A European Multi-center Study. Archives of Sexual Behavior. Advance online publication. PMID: 25836027

Becker, S. (2012). Transsexualität – Geschlechtsidentitätsstörung – Geschlechtsdysphorie. Diagnostik, Psychotherapie und Indikation zur somatischen Behandlung. http://www.hivandmore.de/archiv/2012–2/transsexualitaet-geschlechtsidentitaetsstoerung-geschlechtsdysphorie.shtml; 31.12.2015

Becker, S., Bosinski, H.A.G., Clement, U., Eicher, W., Goerlich, T.M., Hartmann, U., Kockott, G., Langer, D., Preuss, W. F., Schmidt, G., Springer, A., Wille, R. (1997). Standards der Behandlung und Begutachtung von Transsexuellen der Deutschen Gesellschaft für Sexualforschung, der Akademie für Sexualmedizin und der Gesellschaft für Sexualwissenschaft. Zeitschrift für Sexualforschung 10: 147–156.

Beijsterveldt, C.E.M, v. Hudziak, J.J., Boomsma, D.I. (2006). Genetic and Environmental Influences on Cross-Gender Behavior and Relation to Behavior Problems: A Study of Dutch Twins at Ages 7 and 10 Years. Archives of Sexual Behavior 35: 647–58.

Bentz, E.-K., Hefler, L.A., Kaufmann, U., Huber, J.C., Kolbus, A., Tempfer, C.B. (2008). A Polymorphism of the CYP17 Gene Related to Sex Steroid Metabolism is Associated with Female-to-Male but not Male-to-Female Transsexualism. Fertilisation and Sterilisation. 90: 56–59.

Bentz, E.K., Schneeberger, C., Hefler, L.A., van Trotsenburg, M., Kaufmann, U., Huber, J.C., Tempfer, C.B. (2007). A Common Polymorphism of the SRD5A2 Gene and Transsexualism. Reproductive Science 14: 705–709.

Berenbaum, S.A., Bailey, J.M. (2003). Effects on Gender Identity of Prenatal Androgens and Genital Appearance: Evidence from Girls with Congenital Adrenal Hyperplasia. Journal of Clinical Endocrinolical Metabolism. 88: 1102–1106.

Berglund, H., Lindström, P., Dhejne-Helmy, C., Savic, I. (2008). Male-to-female Transsexuals Show Sex-atypical Hypothalamus Activation when Smelling Odorous Steroids. Cerebral Cortex. Aug;18(8): 1900–8. Epub 2007 Dec 3.

Berner, W., Preuss, W.F., Lehmann, E. (2008). Sexualität und Bindung. In: Strauß, B. (Hrsg.). Bindung und Psychopathologie. Klett-Cotta Verlag, Stuttgart: 282–304.

Bischof-Köhler, D. (2011). Von Natur aus anders. Die Psychologie der Geschlechtsunterschiede. 4. überarbeitete und erweiterte Auflage. Kohlhammer, Stuttgart.

Bischof-Köhler, D. (2010): Von Natur aus anders. Zur Entstehung der Unterschiede zwischen den Geschlechtern. In Fischer, E.-P., Wiegandt, K. (Hrsg.). Evolution und Kultur des Menschen. Fischer, Frankfurt/Main: 304–339.

Bischof-Köhler, D. (2010). Evolutionäre Grundlagen geschlechtstypischen Verhaltens. In Steins, G. (Hrsg.). Handbuch Psychologie und Geschlechterforschung. VS Verlag für Sozialwissenschaften, Wiesbaden: 153–172.

Bockting, W.O. (2008). Psychotherapy and the Real-life Experience: from Gender Dichotomy to Gender Identity. Sexologies 17, 211–224.

Borkenhagen, A., Stirn, A., Brähler, E. (Hrsg.) (2013). Handbuch Körpermodifikationen. Praktischer Leitfaden für Ärzte, Psychologen, Betreuer und Berater. Medizinisch Wissenschaftliche Verlagsgesellschaft, München.

Bosinski, H. A.G. (2015). Geschlechtsidentitätsstörungen, Geschlechtsdysphorie, Transsexualität − Begutachtungen nach dem Transsexuellengesetz. In Häßler, F., Kinze, W., Nedopil, N. (Hrsg.). Praxishandbuch Forensische Psychiatrie. Grundlagen, Begutachtungen, Interventionen im Erwachsenen-, Jugendlichen- und Kindesalter. Medizinisch Wissenschaftliche Verlagsgesellschaft, Berlin: 661−679.

Bosinski, H. A.G. (2013). Geschlechtsidentitätsstörung / Geschlechtsdysphorie im Kindesalter. Forum der Kinder- und Jugendpsychiatrie, Psychosomatik und Psychotherapie 23: 2−2013.

Bowlby, J. (1973). Attachment and loss. Vol II: Separation, Anxiety and Anger. Hogarth, London. Deutsche Ausgabe (2006). Trennung. Ernst Reinhardt Verlag, München/Basel.

Bowlby, J. (1969). Attachment and Loss. Vol I: Attachment. Hogarth, London. Deutsche Ausgabe (2006). Bindung. Ernst Reinhardt Verlag, München/Basel.

Brähler, E., Decker, O., Stirn, A. (Hrsg.) (2004). Körperkunst und Körpermodifikationen. Zeitschrift: psychosozial. 26. Jg., Nr. 94, 2003, Heft IV.

Briken, P. (2015). Paraphile Störungen und Sexualdelinquenz − Geschlechtsinkongruenz /-dysphorie − sexuelle Funktionsstörungen. In: Venzlaff, Foerster, Dreßing, Habermeyer, Dreßing, H. und Habermeyer, E. (Hrsg.) (2015) Psychiatrische Begutachtung : ein praktisches Handbuch für Ärzte und Juristen. 6. Auflage. Urban & Fischer, München: 308−330.

Briken, P., Berner, (Hrsg.) (2013). Praxisbuch sexuelle Störungen. Sexuelle Gesundheit, Sexualmedizin, Psychotherapie sexueller Störungen. Thieme, Stuttgart.

Brockmann, J., Kirsch, H. (2010). Konzept der Mentalisierung. Relevanz für die psychotherapeutische Behandlung. Psychotherapeut. 55:279−290.

Brunner, F., Fliegner, M., Krupp, K., Rall, K., Brucker , S., Richter-Appelt, H. (2015). Gender Role, Gender Identity and Sexual Orientation in CAIS ("XY-Women") Compared With Subfertile and Infertile 46,XX Women. Journal of Sex Research 0(0): 1−16.

Brunner, F., Handford, C., Schweizer, K. (2014). Geschlechtervielfalt und Intersexualität. In: Schweizer, K. ,Brunner, F., Cerwenka, S., Nieder, T. O., Briken, P. (Hrsg.) (2014). Sexualität und Geschlecht. Psychosoziale, kultur- und sexualwissenschaftliche Perspektiven. Psychosozial-Verlag, Gießen.

Campbell, A., Shirley, L., Heywood, C., Crook, C. (2000). Infants' Visual Preference for Sex-Congruent Babies, Children, Toys and Activities: A longitudinal study. British Journal of Developmental Psychology 18: 479−498.

Cierpka, M. (2008). Handbuch der Familiendiagnostik. Springer, Heidelberg.

Clark, T. C., Lucassen, M. F., Bullen, P., et al. (2014). The Health and Welleing of Transgender High School Students: Results from the New Zealand Adolescent Health Survey (Youth'12). Journal of Adolescence Health 55: 93−99.

Clinical Guidelines for the Management of Disorders of Sex Development (2006). Consortium on the Management of Disorders of Sex Development. Intersex Society of North America. Auch unter: www.isna.org, 31.12.2015

Cohen-Bendahan, C. C., van de Beek, C., Berenbaum, S. A. (2005). Prenatal Sex-Hormone Effect on Child and Adult Sex-Typed Behavior: Methods and Findings. Neuroscience and Biobehavioral Revie. 29: 353−384.

Cohen-Kettenis, P. T. (2010). Psychosocial and Psychosexual Aspects of Disorders of Sex Development. Best Practice and Research Clinical Endocrinology and Metabolism 24: 325−334.

Cohen-Kettenis, P. T. (2007). Das transsexuelle Gehirn. In: Lautenbacher, S., Güntürkün, O., Hausmann, M. (Hrsg.). Gehirn und Geschlecht. Neurowissenschaft des kleinen Unterschieds zwischen Frau und Mann. Springer, Heidelberg.

Cohen-Kettenis, P. T., Klink, D. (2015). Adolescents with Gender Dysphoria Best Practice & Research: Clinical Endocrinology and Metabolism 29(3): 485−496

Cohen-Kettenis, P. T. & Pfäfflin, F. (2003). Transgenderism and Intersexuality in Childhood and Adolescence. Developmental Clinical Psychology and Psychiatry 46. Sage Publications. Thoausand Oaks, London, New Delhi.

Cohen-Kettenis, P. T., Van Goozen, S. H.M. (1997). Sex Reassignment of Adolescent Transsexuals: A follow-up Study. Journal of the American Academy of Child & Adolescent Psychiatry, 36(2), 263−271.

Colizzi, M., Costa, R., Pace, V., Todarello, O. (2013). Hormonal Treatment Reduces Psychobiological Distress in Gender Identity Disorder, Independently of the Attachment Style. Journal of Sexual Medicine 10 (12): 3049−58

Coolidge, F. L., Thede, L. L., Young, S. E. (2002). The Heritability of Gender Identity Disorder in A Child and Adolescent Twin Sample. Behav Genet 34 (4): 251−257.

de Levita, D. J. (1965, 2002). Der Begriff der Identität. Psychosozial-Verlag, Gießen.

de Vries, A. L., McGuire, J. K., Steensma, T. D., Doreleijers, T. A.H., Cohen-Kettenis, P. T., Wagenaar, E. C.F. (2014). Young Adult Psychological Outcome After Puberty Suppression and Gender Reassignment. Pediatrics; originally published online September 8, 2014.

de Vries A. L., Noens, I. L., Cohen-Kettenis, P. T., van Berckelaer-Onnes, I. A., Doreleijers T. A. (2010). Autism Spectrum Disorders in Gender Dysphoric Children and Adolescents. Journal of Autism Development Disorders 40 (8): 930−6.

de Vries, A. L., Steensma, T. D., Cohen-Kettenis, P. T. , Van der Laan, D. P.,Zucker, K. J. (2015). Poor Peer Relations Predict Parent-and Self-Reported Behavioral and Emotional Problems of Adolescents with Gender Dysphoria: A Cross-National, Cross-Clinic Comparative Analysis. European Child and Adolescent Psychiatry. DOI 10.1007/s00787-015-0764-7.

de Vries, A. L., Thomas, D., Steensma, T. D., Doreleijers, T. A.H., Cohen-Kettenis, P. T. (2011). Puberty Suppression in Adolescents With Gender Identity Disorder: A Prospective Follow-Up Study. Journal of Sexual Medicine 8: 2276−2283.

Dhejne, C., Öberg, K., Arver, S., Landén, M. (2014). An Analysis of All Applications for Sex Reassignment Surgery in Sweden, 1960−2010: Prevalence,

Incidence, and Regrets. Archive of Sexual Behavior 43 (8): 1535−45.

Di Ceglie, D. (2009). Engaging Young People with Atypical Gender Identity Development in Therapeutic Work: A Developmental Approach. Journal of Child Psychotherapy 35, 1: 3−12.

Di Ceglie, D. & Freedman, D. (eds.) (1998). A Stranger In My Own Body − Atypical Gender Identity Development and Mental Health. Karnac Books, London.

Diamond, M. (2011). Gender Identity Concordance Among Monozygotic and Dizygotic Twin Pairs. Vortrag gehalten auf der Tagung der World Professional Association of Transgender Health (WPATH). Atlanta, USA.

Diamond, M. (2010). Intersexuality. URL http://www.hawaii. edu/PCSS/biblio/articles/2010to2014/2010-intersexuality.html, 31.12.2015

Diamond, M., Hawk S.T. (2004). Concordance for Gender Identity Among Monozygotic and Dizygotic Twin Pairs. Vortrag gehalten auf der Tagung der American Psychological Association (APA) Honolulu, USA.

Dilling, H., Mombur, W., Schmidt, M.H. (Hrsg.) (2009). Internationale Klassifikation psychischer Störungen. ICD-10 Kapitel V (F). Klinisch-diagnostische Leitlinien der Weltgesundheitsorganisation WHO. Verlag Hans Huber. Göttingen / Bern.

Drescher, J., Byne, W. (Eds.) (2013). Treating Transgender Children and Adolescents. An Interdisciplinary Discussion. Routledge, Oxford.

Dumontheil, I., Apperly, I.A. & Blakemore, S.J. (2010). Online Usage of Theory of Mind Continues to Develop in Late Adolescence. Dev Sci 13: 331−338.

Erikson, E.H. (1968, 1970). Jugend und Krise. Die Psychodynamik im sozialen Wandel. Klett-Cotta, Stuttgart: 284−284.

Fonagy, P. & Luyten, P. (2011). Die entwicklungspsychologischen Wurzeln der Borderline-Persönlichkeitsstörung in Kindheit und Adoleszenz: Ein Forschungsbericht unter dem Blickwinkel der Mentalisierungstheorie. Psyche 65: 900−952.

Fonagy, P., Krause, R., Leuzinger-Bohleber, M. (Eds.) (2006). Identity, Gender and Sexuality. 150 Years after Freud. Controversies in Psychoanalysis. International Psychoanalytical Association, London.

Freitag, C.M. (2008). Autismus-Spektrum-Störungen. Ernst Reinhardt Verlag, München.

Freud,S. (1923). Das Ich und das Es. Sigmund Freud Studienausgabe Band III. Fischer, Frankfurt / Main.

Fuss, J., Auer, M.K., Briken, P. (2005). Gender-Dysphoria in Children and Adolescents: A Review of Recent Research. Current Opinion Psychiatry 28: 430−434.

Fuss, J., Hellweg, R., Van Caenegem, E., et al. (2015). Cross-Sex Hormone Treatment in Male-to-Female Transsexual Persons Reduces Serum-brain-derived Neurotrophic Factor (BDNF). European Neuropsychopharmacology 25: 95−99.

Garcia-Falgueras, A., Swaab, D.F. (2008). A Sex Difference in the Hypothalamic Uncinate Nucleus: Relationship to Gender Identity. Brain 131: 3132−3146.

Garrels, L., Kockott, G., Michael, N., Preuss, W.F., Renter, K., Schmidt, G., Sigusch, V., Windgassen, K. (2000). Sex Ratio of Transsexuals in Germany: The Development over three Decades. Acta Psychiatrica Scandinavia102 (6): 445−8.

Geschlechtsidentität und sexuelle Orientierung (2015) FORUM Sexualaufklärung Heft 1–2015. Bestellnummer bei der Bundeszentrale für gesundheitliche Aufklärung BZGA: 13329226. http://publikationen. sexualaufklaerung.de/index.php?docid=, 31.12.2015

Goy, R. W., Bercovitch, F. B., McBrair, M. C. (1988). Behavioral Masculinization is Independent of Genital Masculinization in Prenatally Androgenized Female Rhesus Macaques. Hormones and Behaviour. 22: 552–571.3472

Green, R. (1987). The „Sissy-boy-syndrome" and the Development of Homosexuality. Yale University Press, New Haven, CT.

Gubbay, J., Collignon, J., Koopman, P., Capel, B., Economou, A., Munsterberg, A., Vivian, N., Goodfellow, P., Lovell-Badge, R. (1990). A Gene Mapping to the Sex-Determining Region of the Mouse Y Chromosome is a Member of a Novel Family of Embryonically Expressed Genes. Nature. 346: 245–250.

Hare, L., Bernard, P., Sánchez, F. J., Baird, P. N., Vilain, E., Kennedy, T., & Harley, V. R. (2009). Androgen Receptor Repeat Length Polymorphism Associated with Male-to-Female Transsexualism. Biological Psychiatry 65 (1): 93–96.

Hartmann, M. (1956). Die Sexualität. G. Fscher, Stuttgart.

Hellemans, H., Colson, K., Verbraeken, C., Vermeiren, R., & Deboutte, D. (2007). Sexual Behavior in high-functioning Male Adolescents and Young Adults with Autism Spectrum Disorder. Journal of Autism and Developmental Disorders 37 (2): 260–269.

Hengstschlager, M., van Trotsenburg, M., Repa, C., Marton, E., Huber, J. C., Bernaschek, G. (2003). Sex Chromosome Aberrations and Transsexualism. Fertilisation and Sterilisation 79: 639–640.

Henningson, S., Westberg, L., Nilsson, S., Lundstrom, B., Ekselius, L., Bodlund, O., Lindstrom, E., Hellstrand, M., Rosmond, R., Eriksson, E., Landen, M. (2005). Sex Steroid-Related Genes and Male-to-Female-Transsexualism. Psychoneuroendocrinolgy 30: 657–664.

Herpertz-Dahlmann, B. (Hrsg.) (2007). Entwicklungspsychiatrie: Biopsychologische Grundlagen und die Entwicklung psychischer Störungen. Schattauer, Stuttgart.

Heylens, G., Elaut, E., Kreukels, B. P. et al. (2014). Psychiatric Characteristics in Transsexual Individuals: Multicentre Study in four European Countries. British Journal of Psychiatry 204: 151–156.

Hines, M. (2009). Gonadal Hormones and Sexual Differentiation of Human Brain and Behavior. In: Pfaff, D. W., Arnold, A. P., Etgen, A. M., Fahrbach, S. E., Rubin, R. T., (Hrsg). Hormones, Brain and Behavior. Academic Press, New York.

Hiort, O., Holterhus, P. M. (2000). The Molecular Basis of Male Sexual Differentiation. European Journal of Endocrinology. 142: 101–110.

Hoekzema E., Schagen, S. E., Kreukels, B. P., Veltman, D. J., Cohen-Kettenis, P. T., Delemarre-van de Waal, H., Bakker, J. (2015). Regional Volumes and Spatial Volumetric Distribution of Grey Matter in the Gender Dysphoric Brain. Psychoneuroendocrinology55: 59–71.

Holterhus, P. M. (2004). Vom Gen zum Körper – Molekulare und zelluläre Biologie der Geschlechtsentwicklung. In: Richter-Appelt, H., Hill, A. (Hrsg.) Geschlecht zwischen Spiel und Zwang. Psychosozial-Verlag. Gießen: 77–91.

Horn, H. (2003). Zur Einbeziehung der Eltern in die analytische Kinderpsychotherapie. Praxis der Kinderpsychologie und Kinderpsychiatrie 52 (10): 766–776.

Hoyenga, K. B. und Hoyenga, K. T. (1993). Gender-related Differences. Allyn and Bacon, Boston. https://www.gov.uk/government/uploads/system/uploads/attachment_data/file/412635/Trans_suicide_Prevention_Toolkit_Final.pdf, 31.12.2015

Imperato-McGinley, J., Peterson Gautier, T. & Sturla, E. (1979). Androgens and the Evolution of Male Gender-Identity in Male Pseudohermaphrodites with 5-alpha-reductase Deficiency. The New England Journal of Medicine 300: 1233–1237. Instrument zur Suizid-Prävention bei Trans-Kindern und Jugendlichen

Joela, D., Berman, Z., Tavorc, I., Wexlerd, N., Gabera, O., Stein, Y., Shefia, N., Poole, J., Urchse, S., Marguliese, D. S., Lieme, F., Hänggif, J., Jäncke, L., Assaf, Y. (2015). Sex beyond the genitalia: The human brain mosaic. PNAS Early Ed. www.pnas.org/cgi/doi/10.1073/pnas.150965411, 31.12.2015

Johnson, M. (2015). Embodied understanding. Frontiers in Psychology, 6, 875. http://doi.org/10.3389/fpsyg.2015.00875

Johnson, L. L., Bradley, S. J., Birkenfeld-Adams, A. S., Kuskis, M. A., Maing, D. M., Mitchell, J. N., Zucker, K. J. (2004). A Parent-Report Gender Identity Questionnaire for Children. Archives of Sexual Behavior 33 (2): 105–16.

Kaltiala-Heino, R., Sumia, M., Työläjärvi, M., & Lindberg, N. (2015). Two years of gender identity service for minors: overrepresentation of natal girls with severe problems in adolescent development. Child and Adolescent Psychiatry and Mental Health. 9. http://doi.org/10.1186/s13034-015-0042-y

Katzer, M., Wagner, S., Fornara, P. (2011). Abweichende Befunde bei Transsexualismus. Poster. 22. Jahrestagung der Deutschen Gesellschaft für Andrologie e. V., 29.-31.10.2011 in Hamburg.

Kestenberg, J. S. (1993). Außen und Innen, Männlich und Weiblich, Jahrbuch der Psychoanalyse. Teil I. Bd. 31 (1993):151–188. Teil II. Bd. 32 (1994): 40–73.

Kestenberg, J. S. (1968). Outside and Inside, Male and Female. Journal of the American Psychoanalytical Association 16: 456–520.

Kestenberg, J. S. und Kestenberg-Amighi, J. (1993). Kinder zeigen, was sie brauchen. Wie Eltern kindliche Signale richtig deuten. Herder, Freiburg im Breisgau.

Kienbaum, J. & Schuhrke, B. (2010). Entwicklungspsychologie der Kindheit. Von der Geburt bis zum 12. Lebensjahr. Stuttgart, Kohlhammer.

Knafo, A., Spinath, F. M. (2011). Genetic and Environmental Influences on Girls'and Boys' Gender-Typed and Gender-Neutral values. Developmental Psychology 47 (3): 726–731.

Knickmeyer, R. C., Wheelwright, S., Taylor, K., Raggatt, P., Hackett, G., Baron-Cohen, S. (2005). Gender-typed play and amniotic testosterone. Developmental Psychology. 41(3):517–28.

Kohlberg, L. (1966). A Cognitive-Developmental Analysis of Children's Sex-Role Concepts and Attitudes. In: Maccody, E. E. (Ed.). The Development of Sex Differences. Stanford University Press, Stanford, CA.

Korte, A. & Wüsthof, A. (2014). Geschlechtsdysphorie und Störungen der Geschlechtsidentität bei Kindern und Jugendlichen. In: Oppelt, P. G. &

Dörr, H.-G. (Hrsg.) (2014). Kinder- und Jugendgynäkologie: 452–470. Georg Thieme Verlag, Stuttgart.

Kranz, G. S., Hahn, A., Baldinger, P. Haeusler, D., Philippe, C., Kaufmann, K., Wadsak, W., Savli, M., Hoeflich, A, Kraus, C., Vanicek, T., Mitterhauser, M., Kasper, S., Lanzenberger, R. (2014). Cerebral Serotonin Transporter Asymmetry in Females, Males and Male-to-Female Transsexuals Measured by PET in vivo. Brain Structure and Function 219: 171–183.

Kraus, W., Mitzscherlich, B. (1995). Identitätsdiffusion als kulturelle Anpassungsleistung. Psychologie in Erziehung und Unterricht, 42, 65–67.

Kruijver, F. P.M., Zhou, J.-N., Pool, C. W., Hofman, M. A., Gooren, L. J.G., Swaab, D. F. (2000). Male-to-Female Transsexuals Have Female Neuron Numbers in A Limbic Nucleus. Journal of Clinical Endocrinology and Metabolism 85 (5): 2034–2041.

Küchenhoff, J. (2004). Sehen und Gesehen-Werden: Identität und Beziehung im Blick. Plenarvortrag 28. April 2004 bei den 54. Lindauer Psychotherapiewochen.

Lamminmäki, A., Hines, M., Kuiri-Hänninen, T., Kilpeläinen. L., Dunkel, L., Sankilampi, U. (2012). Testosterone Measured in Infancy Predicts Subsequent Sex-Typed Behavior in Boys and in Girls. Hormonal Behavior61 (4):611–6.

Lang, S. (1995). Two Spirit People: Geschlechterkonstruktionen und homosexuelle Identitäten in indigenen Kulturen Nordamerikas: Zeitschrift für Sexualforschung 8: 295–328.

Langer, D. (1985). Der Transsexuelle: Eine Herausforderung für die Kooperation zwischen psychologischer und chirurgischer Medizin. Fortschritte der Neurologie, Psychiatrie. 53: 67–85.

Lemma, A. (2013). The Body One Has and the Body One Is: Understanding the Transsexual's Need to Be Seen. The International Journal of Psychoanalysis 94 (2): 277–292.

Lentini, E., Kasahara, M., Arver, S., Savic, I. (2013). Sex Differences in the Human Brain and the Impact of Sex Chromosomes and Sex Hormones. Cerebral Cortex 23 (10): 2322–2336.

Leuzinger-Bohleber, M., Emde,R. N., Pfeifer, R. (Hrsg.) (2013). Embodiment – ein innovatives Konzept für Entwicklungsforschung und Psychoanalyse. Vandenhoeck & Ruprecht. Göttingen.

Lewis, M. & Brooks-Gunn, J. (1979). Social Cognition and the Aquisition of Self. Plenum Press. New York.

Lim, H. N., Hawkins, J. R. (1998). Genetic Control of Gonadal Differentiation. Baillieres Clinical Endocrinological Metabolism. 12: 1–16.

Loehlin, J. C., Jonsson, E. G., Gustavsson, J. P., Schalling, M., Medland, S. E., Montgomery, G. W., Martin, N. G. (2004). Gender Diagnosticity and Androgen Receptor Gene CAG Repeat Sequence. Twin Research 7: 456–461.

Lohaus, A., Vierhaus, M. (2013). Entwicklungspsychologie des Kindes- und Jugendalters. 2. Auflage. Springer, Berlin, Heidelberg.

Marcia, J. E. (1989). Identity Diffusion Differentiated. In: Luszcz, M. A. & Netterbeck, T. (Eds.). Psychological Development across the Life-Span (pp. 289–295). Elsevier, North-Holland.

Marcia, J. E. (1980). Identity in Adolescence. Handbook of Adolescent Psychology, 9: 159–187.

Märker, V. (2015). Sexualität bei heranwachsenden Frauen und Männern mit Autismus-Spektrum-Störungen. XXXIV. DGKJP-Kongress 2015. Symposium: Diagnostik und Therapie bei Kindern und Jugendlichen mit Geschlechtsidentitätsstörungen (Geschlechtsdysphorie).

Martin, C. L., Ruble, D. N., Szkrybalo, J. (2002).Cognitive Theories of Early Gender Development. Psychological Bulletin 128: 903 – 933.

Mathers, M. J., Sperling, H., Rübben, H., Roth, S. (2009). Hodenhochstand: Diagnostik, Therapie und langfristige Konsequenzen. Deutsches Ärzteblatt Jg. 106 Heft 33.

McCarthy, M. M., Auger, A. P., Bale, T. L., De Vries, G. J., Dunn, G. A., Forger, N. G., Murray, E. K., Nugent, B. M., Schwarz, J. M., Wilson, M. E. (2009). The Epigenetics of Sex Differences in the Brain. Journal of Neuroscience. 29: 12815 – 12823.

MDS-Richtlinien (2009). Begutachtungsanleitung „Geschlechtsangleichende Maßnahmen" des Medizinischen Dienstes des Spitzenverbandes Bund der Krankenkassen e. V. (MDS) vom 19.05.2009 als Richtlinie nach § 282 Abs. 2 Satz 3 SGB V.

Meyenburg, B. (2014). Geschlechtsdyphorie im Jugendalter. Schwierige Behandlungsverläufe. Praxis der Kinderpsychologie und Kinderpsychiatrie 63: 510 – 522.

Meyenburg, B. (2013). Sexuelle und Geschlechtsdysphorie bei Kindern und Jugendlichen. In: Briken, P., W. Berner (Hrsg.). Praxisbuch sexuelle Störungen. Thieme, Stuttgart: 230 – 239.

Meyenburg, B. (2001). Geschlechtsidentitätsstörungen im Kindes- und Jugendalter. In: Sigusch, V. (Hrsg.). Sexuelle Störungen und ihre Behandlung. Stuttgart, New York: Thieme: 538 – 553

Meyenburg, B., Korte, A., Möller. B., Romer, G. (2013). AWMF-Leitlinien Störungen der Geschlechtsidentität im Kindes- und Jugendalter (F64.2). Überarbeitung 08/2013. Deutsche Gesellschaft für Kinder- und Jugendpsychiatrie, Psychosomatik und Psychotherapie. http.//www.awmf.org, 31.12.2015

Meyenburg, B., Kröger, A., Neugebauer, R. (2015a). Transidentität im Kindes- und Jugendalter. Behandlungsrichtlinien und Ergebnisse einer Katamneseuntersuchung. Zeitschrift für Kinder- und Jugendpsychiatrie und Psychotherapie 43 (1): 47 – 55.

Meyenburg, B., Renter-Schmidt, K., Schmidt, G. (2015b). Begutachtung nach dem Transsexuellengesetz. Zeitschrift für Sexualforschung 28:107 – 120.

Meyer zu Hoberge, S. (2009). Prävalenz, Inzidenz und Geschlechterverhältnis der Transsexualität anhand der bundesweit getroffenen Entscheidungen nach dem Transsexuellengesetz in der Zeit von 1991 bis 2000. Dissertation Universität Kiel.

Meyer-Bahlburg, H. F. (2013). Sex Steroids and Variants of Gender Identity. Endocrinology and Metabolism Clinics of North America 42 (3): 435 – 452.

Meyer-Bahlburg, H. F. (2011). Transsexualism („Gender Identity Disorder") – A CNS-Limited Form of Inter¬sexuality? Adv Exp Med Biol 707: 75 – 79.

Meyer-Bahlburg, H. F.L. (2010). Gender outcome in 46,XY complete androgen insensitivity syndrome: Comment on T'Sjoen et al. (2010). Archives of Sexual Behavior, 39, 1221 – 1224.

Möller, B., Nieder, T. O., Preuss, W. F., Becker, I., Fahrenkrug, S., Wüsthof, A., Briken, P., Romer, G., Richter-Appelt, H. (2014). Versorgung von

Kindern und Jugendlichen mit Geschlechtsdysphorie im Rahmen einer interdisziplinären Spezialsprechstunde. Praxis der Kinderpsychologie und Kinderpsychiatrie 63: 465−485.

Morey, R. A., Gold, A. L., LaBar, K. S., Beall, S. K., Brown, V. M., Haswell, C. C., Nasser, J. D., Wagner, H. R., McCarthy, G. (2012). Amygdala volume changes in posttraumatic stress disorder in a large case-controlled veterans group. Archives of Genetic Psychiatry.69(11): 1169−1178.

Musielak, H. J. (2013). Zivilprozessordnung, Kommentar. 10. Aufl. Beck, München.

Nieder, T. O., Cerwenka, S. (2015). Geschlechtsidentität. In: Geschlechtsidentität und sexuelle Orientierung (2015). FORUM Sexualaufklärung Heft 1-2015. Bestellnummer bei der BZGA: 13329226 http://publikationen.sexualaufklaerung.de/index.php?docid=3472, 31.12.2015

Nieder, T. O., Jordan K., Richter-Appelt, H. (2011). Zur Neurobiologie transsexueller Entwicklungen. Eine Diskussion der Befunde zur Sexualdifferenzierung, zu geschlechtsatypischen Verhaltensweisen und zur Geschlechtsidentität. Zeitschrift für Sexualforschung 3 (24): 199−308.

Nieder, T. O., Strauss , B. (2015). Transgender Health Care in Germany: Participatory Approaches and the Development of a Guideline. International Review of Psychiatry. Early Online: 1−11.

Nieder, T. O., Strauss, B. (2014). Leitlinie zur Diagnostik, Beratung und Behandlung bei Geschlechtsdysphorie. Stand der aktuellen Entwicklungen. Zeitschrift für Sexualforschung 27: 59 −76.

Parkinson, J. (2014). Gender Dysphoria in Aspergers's Syndrome: a Caution. Australasian Psychiatry 22(1): 84−85.

Pasterski, V., Gilligan, L., Curtis, R. (2014). Traits of Autism Spectrum Disorders in Adults with Gender Dysphoria. Archives of Sexual Behavior 43(2): 387−393.

Person, E., Ovesey, L. (1993). Psychoanalytische Theorie der Geschlechtsidentität. Psyche. 47: 505−529.

Person, E., Ovesey, L. (1974a). The Transsexual Syndrome im Males. I. Primary Transsexualism. American Journal of Psychotherapy. 28: 4−20.

Person, E., Ovesey, L. (1974b). The Transsexual Syndrome im Males. II. Secondary Transsexualism. American Journal of Psychotherapy. 28: 174−193.

Pfäfflin, F. (2004). Begutachtung der Transsexualität. In: Foerster, K. (Hrsg.). Psychiatrische Begutachtung. Elsevier, München: 525−538.

Preuss, W. F. (2005). Kasuistik I: Transsexualität. In: Resch, F. & Schulte-Markwort, M. (Hrsg.). Kursbuch für integrative Kinder- und Jugendpsychotherapie. Schwerpunkt: Sexualität. Beltz PVU, Weinheim: 109−117.

Preuss, W. F. (1999). Die Aufgabe der Psychotherapie bei der Behandlung der Transsexualität. Psychotherapeut 5: 300−306.

Reiche, R. (1997). Gender ohne Sex. Geschichte, Funktion und Funktionswandel des Begriffes Gender. Psyche 51(9−10), 926−957.

Reiche, R. (1990). Geschlechterspannung − Eine psychoanalytische Untersuchung, Frankfurt a. M. (Fischer TB). Neuausgabe: Gießen (Psychosozial-Verlag) 2000.

Reiche, R. (1986). Mann und Frau. Psyche 09(40): 780−818.

Reucher, T. (2014). Transidentität und Pubertät. In: Schneider, E., Baltes-Löhr, C. (Hrsg.). Normierte Kinder. Effekte der Geschlechternormativität auf Kindheit und Adoleszenz. transcript-Verlag, Bielefeld: 367−377

Richter-Appelt, H., Nieder, T. O. (Hrsg.) (2014). Transgender-Gesundheits-versorgung. Eine kommentierte Herausgabe der Standards of Care der World Professionals Association for Transgender Health. Psychosozial-Verlag, Gießen.

Roiphe, H., Galenson, E. (1981). Infantile Origins of Sexual Identity. International Universities Press, New York.

Rose, H. A., Rodgers, K. B., & Small, S. A. (2006). Sexual Identity Confusion and Problem Behaviors in Adolescents: A Risk and Resilience Approach. Marriage and Family Review 40(2−3): 131−150.

Rutzen, K. M., Nieder, T. O.,Schreier, H., Möller, B. (2014): Die Versorgung von Kindern und Jugendlichen mit Geschlechtsdysphorie aus der Sicht internationaler Expertise. Praxis der Kinderpsychologie und Kinderpsychiatrie. 63: 449−464.

Pfäfflin, F. (2010). Sexuelle Identität ins Grundgesetz? Recht & Psychiatrie 28: 123−131.

Pfäfflin, F. (1994). Zur transsexuellen Abwehr. Psyche 48: 904−931.

Pfäfflin, F. (1993). Transsexualität: Beiträge zur Psychopathologie, Psychodynamik und zum Verlauf. Enke, Stuttgart.

Ruppin, U., Pfäfflin, F. (2015). Long-term Follow-up of Adults with Gender Identity Disorder. Archives of Sexual Behavior 44: 1321−1329.

Schmidt, G. (2012). Kindersexualität, Konturen eines dunklen Kontinents. In: Quindeau, I., Brumlik, M. (Hrsg.). Kindersexualität. Beltz Juventa, Weinheim und Basel: 60−70.

Schuhrke, B. (2015). Kindliche Ausdrucksformen von Sexualität. Zum aktuellen Wissensstand und dessen Relevanz für Eltern und Institutionen bei der Sexualaufklärung. Zeitschrift für Sexualforschung 28: 161−170.

Schuhrke, B. [unter Mitarbeit von Rank, A., Stadler, A., Pinz, D. & Hildner, B.] (2003). Kindliche Körperscham und familiale Schamregeln. Eine Studie im Auftrag der BZgA/Bundeszentrale für gesundheitliche Aufklärung (7., unveränd. Aufl.) BZgA, Köln

Schwartz, D. (2012). Listening to Childern Imagining Gender: Observing the Inflation of an Idea. Journal of Homosexuality 59: 460−479.

Schweizer, K., Richter-Appelt, H. (Hrsg.) (2012). Intersexualität kontrovers. Grundlagen, Erfahrungen, Positionen. Psychosozial-Verlag, Gießen.

Seyed, R. (2015). Hijras: India's Third Gender and 2500 Years of Discrimination and Exclusion. Handout of the Lecture Presented at the Indo-German International Conference "Gender and Violence", Jawaharlal Nehru University, New Delhi, September 22−24, 2015.

Sielert, U., Jaeneke, K., Lamp, F., Selle, U. (2009). Kompetenztraining »Pädagogik der Vielfalt«: Grundlagen und Praxismaterialien zu Differenzverhältnissen, Selbstreflexion und Anerkennung (Pädagogisches Training) Loseblattsammlung. Juventa, Weinheim und München.

Sies, C. (1996). „Doktorspiele." In Buchheim, P., Cierpka, M. (Hrsg.). Spiel und Zusammenspiel in der Psychotherapie—Erinnern und Entwerfen im psychotherapeutischen Handeln—Operationalisierte Psychodynamische Diagnostik—Qualitätssicherung. Springer, Berlin, Heidelberg: 98−107.

Sinclair, A. H. (1998). Human Sex Determination. Journal Exp Zoological. 281: 501−505.

Sinclair, A. H., Berta, P., Palmer, M. S., Hawkins, J. R., Griffiths, B. L., Smith, M. J., Foster, J. W., Frischauf, A.-M.,Lovell-Badge, R., Goodfellow, P. N. (1990). A Gene From the Human Sex-Determining Region Encodes a Protein with Homology to a Conserved DNA-Binding Motif. Nature; 346: 240–244.

Sohni, H. (2011). Geschwisterdynamik. Psychosozial-Verlag, Gießen.

Sohni, H. (1994). Geschwisterbeziehungen: Die Einführung der horizontalen Beziehungsdynamik in ein psychoanalytisches Konzept „Familie". Praxis der Kinderpsychologie und Kinderpsychiatrie 43 (8): 284–295.

Standards of Care for the Health of Transsexual, Transgender, and Gender Non-Conforming People, SOC 7 (2012). The World Professional Association for Transgender Health. www.wpath.org, 31.12.2015

Staphorsius, A. S., Kreukels, B. P., Cohen-Kettenis, P. T., Veltman, D. J., Burke, S. M., Schagen, S. E.E., Wouters, F. M., Delemarre-van de Waal, H. A., Bakker, J. (2015). Puberty Suppression and Executive Functioning: An fMRI-study in Adolescents with Gender Dysphoria. Psychoneuroendocrinology 56: 190–199.

Stark, D. (1957). Embryologie. Ein Lehrbuch auf allgemein biologischer Grundlage. Thieme, Stuttgart.

Steensma, T. D., Biemond, R., de Boer, F., & Cohen-Kettenis, P. T. (2011a). Desisting and Persisting Gender Dysphoria After Childhood: A Qualitative Follow-up Study. Clinical Child Psychology and Psychiatry. doi:10.1177/1359104510378303.

Steensma, T. D., Cohen-Kettenis, P. T. (2011b). Transitioning before Puberty? Letter to the editor. Arch Sex Behav 40: 649–650.

Steensma, T. D., Kreukels, B.P, de Vries, A. L., Cohen-Kettenis, P. T. (2013a). Gender Identity Development in Adolescence. Review. Hormones and Behavior July 2013

Steensma, T. D., McGuire, J. K., Kreukels, B. P., Beekman, A. J., Cohen-Kettenis, P. T. (2013b). Factors Associated with Desistence and Persistence of Childhood Gender Dysphoria: A Quantitative Follow-up Study. Journal of the American Academy of Child and Adolesccent Psychiatry 52 (6): 582–590.

Steensma, T. D., van der Ende, J., Verhulst, F. C., Cohen-Kettenis, P. T. (2013c). Gender Variance in Childhood and Sexual Orientation in Adulthood: A Prospective Study. Journal of Sexual Medicine. 10(11): 2723–2733

Stern, D. (2003). Die Lebenserfahrung des Säuglings. Klett-Cotta, Stuttgart.

Stoller, R. (1968). Sex and Gender: On the Development of Masculinity and Femininity. Science House, New York City.

Strauß, B., Richter-Appelt, H. (1996). Fragebogen zur Beurteilung des eigenen Körpers (FBeK). Hogrefe, Göttingen.

Swaab, D. (2013). Wir sind unser Gehirn. Wie wir denken, leiden und lieben. Knaur, München.

Swaab, D. F. (2004). The Human Hypothalamus. Basis and Clinical Aspects. Part II: Neuropathology of the Hypothalamus and Adjacent Brain Structures. In: Aminoff, M. J., Boller, F., Swaab, D. F., Hrsg. Handbook of Clinical Neurology. Amsterdam: Elsevier.

Taupitz, J. und Weis, F. (2015). Juristische Grundlagen. In: Venzlaff, Foerster, Dreßing, Habermeyer, hrsg. v. Dreßing, H., Habermeyer, E. (2015).

Psychiatrische Begutachtung: ein praktisches Handbuch für Ärzte und Juristen. 6. Auflage. Urban & Fischer, München: 429–496.

ten Brummelhuis, H. (1999). Transformations of Transgender. The Case of the Thai Kathoey Journal of Gay & Lesbian Social Services 9(2–3): 121–139.

Ujike, H., Otani, K., Nakatsuka, M., Ishii, K., Sasaki, A., Oishi, T., Sato, T., Okahisa, Y., Matsumoto, Y., Namba, Y., Kimata, Y., Kuroda, S. Association Study of Gender Identity Disorder and Sex Hormone-Related Genes. (2009). Progress in Neuro-Psychopharmacology & Biological Psychiatry. 33: 1241–1244.

Tiedemann, J.L. (2013). Scham. Psychosozial-Verlag, Gießen.

Turner, P.J. (1991). Relations between Attachment, Gender, and Behavior with Peers in Preschool. Child Development. Vol. 62, No. 6, 1475–1488.

van de Beek, C., van Goozen, S.H., Buitelaar, J.K., Cohen-Kettenis, P.T. (2009). Prenatal Sex Hormones (Maternal and Amniotic Fluid) and Gender-Related Play Behavior in 13-month-old Infants. Arch Sex Behav. 38 (1):6–15.

van der Laan, D.P., Leef, J.H., Wood, H., et al. (2015a). Autism Spectrum Disorder Risk Factors and Autistic Traits in Gender Dysphoric Children. Journal of Autism Development Disorders 45: 1742–1750.

van der Laan, D.P., Postema, L., Wood, H. et al. (2015b). Do Children with Gender Dysphoria Have Intense/Obsessional Interests? Journal of Sex Reserach 52: 213–219.

van Schalkwyk, G.I., Klingensmith, K., Volkmar, F.R. (2015). Gender Identity and Autism Spectrum Disorders. Yale Journal of Biological Medicine 88(1): 81–83.

Vanderschueren, D., Vandenput, L., Boonen, S. et al. (2004). Androgens and Bone. Endocr. Rev 25: 389–425.

Vápenka, A. (2011). Geschlechterstereotype und Geschlechtsidentität von Männern mit unterschiedlichem Verlauf der psychosexuellen Entwicklung. Dissertationsschrift (Dr. phil.). Online-Veröffentlichung der Universität Potsdam: http://opus.kobv.de/ubp/volltexte/2011/5317/, 31.12.2015

Veer, I.M., Oei, N.Y., van Buchem, M.A., Spinhoven, P., Elzinga, B.M., Rombouts, S.A., (2015). Evidence for smaller right amygdala volumes in posttraumatic stress disorder following childhood trauma.Psychiatry Research. 2015 Sep 30; 233(3): 436–442.

Venzlaff, Foerster, Dreßing, Habermeyer, hrsg. v. Dreßing, H., Habermeyer, E. (2015). Psychiatrische Begutachtung: ein praktisches Handbuch für Ärzte und Juristen. 6. Auflage. Urban & Fischer, München.

Vilain, E. (2000). Genetics of Sexual Development. Annual Review of Sex Research 2000. 11: 1–25.

Vogt, R. (2010). Ekel als Folge traumatischer Erfahrungen: Psychodynamische Grundlagen und Studien, psychotherapeutische Settings, Fallbeispiele (Therapie & Beratung). Psychosozial Verlag, Gießen.

Vrouenraets, L.J., Fredriks, A.M., Hannema, S.E., Cohen-Kettenis, P.T., de Vries, M.C. (2015). Early Medical Treatment of Children and Adolescents With Gender Dysphoria: An Empirical Ethical Study. Journal of Adolescent Health 57: 367–373.

Walker, D.L., Toufexis, D.J., Davis, M. (2003). Role of the Bed Nucleus of the Stria Terminalis versus the Amygdala in Fear, Stress, and Anxiety.

European Journal of Pharmacology 463: 199–216.

Wallien, M.S. & Cohen-Kettenis, P.T. (2008). Psychosexual Outcome of Gender-Dysphoric Children. Journal of the American Academy of Child and Adolescent Psychiatry 47: 1413–1423.

Wallien, M.S., Quilty, L.C., Steensma, T.D., Singh, D., Lambert, S.L., Leroux, A., Owen-Anderson, A., Kibblewhite, S.J., Bradley, S.J., Cohen-Kettenis, P.T., Zucker, K.J. (2009). Cross-national Replication of the Gender Identity Interview for Children. Journal of Personality Assessment, 91(6): 545–552.

Wassersug, R.J., Gray, R. (2011). The Health and Well-being of Prostate Cancer Patients and Male-to-female Transsexuals on Androgen Deprivation Therapy: A Qualitative Study with Comments on Expectations and Estrogen. Psychology, Health & Medicine. Vol. 16, No. 1, 39–52.

Weitze, C., Osburg, S. (1996). Transsexualism in Germany: Empirical data on epidemiology and application of the German Transsexuals‹ Act during its first ten years. Archives of Sexual Behavior 25: 409–425.

WPATH World Professionals Association for Transgender-Health (2016). Publications: „Standards of Care der World Professionals Association for Transgender Health." www.wpath.org, 31.1.2016

Xu, C., Li, C., Wu, H., Wu, Y., Hu, S., Zhu, Y., Zhang, X. (2015). Gender Differences in Cerebral Regional Homogeneity of Adult Healthy Volunteers: A Resting-State fMRI Study. BioMed Research International, 2015, 183074. http://doi.org/10.1155/2015/183074.

Zhou J.N., Hofman, M.A., Gooren, L.J., Swaab, D.F. (1995). A sex difference in the human brain and its relation to transsexuality. Nature. Nov 2;378(6552): 68–70.

Zubiaurre-Elorza, L., Junque, C., Gomez-Gil, E., Guillamon, A. (2014). Effects of Cross-Sex Hormone Treatment on Cortical Thickness in Transsexual Individuals. Journal of Sexual Medicine 11: 1248–1261.

Zucker, K.J. (2008). Children with Gender Identity Disorder: Is there a Best Practice? Neuropsychiatrie de l'Enfance et de l'Adolescence 56: 358–364.

Zucker, K.J. (2005). Gender Identity Disorders in Children and Adolescents. Annual Review of Clinical Psychology 1: 467–492.

Zucker, K.J. & Bradley, S.J. (1995). Gender Identity Disorder and Psychosexual Problems in Children and Adolescents. Guilford Press, New York.

Zucker, K.J., Bradley, S.J., Sanikhani, M. (1997). Sex Differences in Referral Rates of Children with Gender Identity Disorder: Some Hypotheses. Journal of Abnormal Child Psychology. 25: 217–227.

Zucker, K.J., Bradley, S.J., Sullivan, C.B., Kuskis, M., Birkenfeld-Adams, A., Mitchell, J.N. (1993). A Gender Identity Interview for Children. Journal of Personality Assessment, 61(3): 443–456.

Register